国家社科基金项目"健康中国视域下失能老人长期照护体系协同治理研究"（项目编号：18BGL243）

南京医科大学学术著作出版资助项目

中国老年长期照护服务体系协同治理研究

王中华 著

A Study on the Collaborative Governance of China's
Long-Term Care Service System for the Elderly

中国社会科学出版社

图书在版编目（CIP）数据

中国老年长期照护服务体系协同治理研究/王中华著.
—北京：中国社会科学出版社，2023.12
ISBN 978-7-5227-3084-4

Ⅰ.①中… Ⅱ.①王… Ⅲ.①老年人—护理—社会
服务—研究 Ⅳ.①R473.59②D669.6

中国国家版本馆 CIP 数据核字(2024)第 037575 号

出 版 人	赵剑英
责任编辑	刘晓红
责任校对	周晓东
责任印制	戴 宽

出 版	中国社会科学出版社
社 址	北京鼓楼西大街甲 158 号
邮 编	100720
网 址	http://www.csspw.cn
发 行 部	010-84083685
门 市 部	010-84029450
经 销	新华书店及其他书店
印 刷	北京君升印刷有限公司
装 订	廊坊市广阳区广增装订厂
版 次	2023 年 12 月第 1 版
印 次	2023 年 12 月第 1 次印刷
开 本	710×1000 1/16
印 张	16.5
字 数	264 千字
定 价	89.00 元

前　　言

　　本书基于协同治理理论，以老年人长期照护服务体系协同条件、过程以及协同效果理论框架为指引，研究不同利益相关者、不同服务协同发生、运行以及评估机制。首先，以长期照护服务体系协同治理过程为主线，设计了具有一般性的协同治理研究框架，完善协同治理理论研究，为研究长期照护服务体系协同治理提供理论依据和框架思路。其次，通过案例深度分析，提出长期照护服务体系协同治理的关键因素和可行路径，为中国长期照护服务行业协同发展提供实践依据。最后，为实现不同服务机构的协同合作、不同专业服务的有机整合，完善老年人长期照护服务体系提出了政策建议与策略集。

　　主要结论与观点有：

　　第一，明确了长期照护服务模式协同治理过程中的关键因素。通过案例深度分析长期照护服务体系协同治理过程，我们明确了四个关键因素：一是长期照护协同治理过程中领导者或发起人主导作用的发挥。主导作用包括两个方面：①领导者的作用，如我们的案例在政府的倡议下，由江苏省 A 医院主导模式设计，联合民政、卫生等相关部门协同合作。②协调者的作用，即协调政府民政和卫生行政部门共同推动解决相关问题。二是长期照护服务协同体系参与主体的包容性与开放性。参与主体的包容性与开放性是协同治理成功的重要制度保障。三是医疗保健护理专业人才资源保障。通过长期照护服务融合模式创新，一方面，向长期照护机构直接注入专业医疗保健护理人才；另一方面，通过培训和再教育的方式不断提升机构原有照护服务人员的专业素质。四是医疗保健与日常照料服务跨部门协同整合有效机制的形成。这种跨部门的协同整合机制包含两层含义：①多元主体明确各自权责范围，形成长期照护服务协同过程的共同承诺，建立跨部门共识的良性循环。②在驱动引擎的作用下，产生有效的长期照护服务有机整合的协同行动。

第二，探索了长期照护服务体系协同过程多元利益主体的分工与矛盾。总体上表现为医疗保健和日常照料服务行政分割的多头管理体制困境，两者融合动力不足，医疗机构融入养老机构资源矛盾等。具体集中在两个方面：一是专业人力资源的矛盾。二是政府规划协调与资金资源的矛盾。此外，长期照护服务供给与传输阶段，则存在顶层设计不完善、跨部门协同不畅、专业服务人才和资金不足、服务质量有待规范和监督的问题。

第三，协同治理实现了长期照护服务体系公共利益协调优化和服务质量提升。长期照护服务体系协同治理的效果之一是协同目标的达成、公共利益的协调与优化。另外，协同整合模式提升长期照护服务的科学性和规范性的同时，改进缩小了服务提供者与接受服务的老年人质量期望值之间的差距，有效降低了服务质量承诺与老年人实际获得服务之间的差距，提升老年人满意度。但是，在生活照料专职人员服务绩效激励方面还需要进一步加强。

结合理论与实证分析结果，从系统、机构、服务整合以及专业人才培养层面，提出促进老年人长期照护服务整合协同发展的对策与建议。

目　　录

第一章　绪论 ……………………………………………………… 1

　　第一节　选题背景与意义 …………………………………… 1

　　第二节　主要概念的界定 …………………………………… 4

　　第三节　研究思路、方法与内容结构 …………………………… 8

第二章　协同治理与长期照护研究进展及政策制度演变 …………… 12

　　第一节　协同治理理论研究进展 ……………………………… 12

　　第二节　协同治理在公共政策领域中的应用 ………………… 20

　　第三节　国内外长期照护研究现状 …………………………… 30

　　第四节　中国长期照护政策演变 ……………………………… 40

第三章　老年长期照护服务体系协同治理理论框架 ……………… 49

　　第一节　协同治理的理论基础 ………………………………… 49

　　第二节　基于 SFIC 模型的长期照护服务体系协同
　　　　　　治理基本框架 ………………………………………… 59

　　第三节　长期照护服务体系协同治理综合一体化模型构建 …… 71

第四章　老年长期照护服务体系协同治理的发生条件 …………… 83

　　第一节　长期照护服务体系协同的政策环境与制度条件 ……… 83

　　第二节　长期照护服务体系协同的资源条件 ………………… 93

　　第三节　城市社区老年人长期照护服务需求状况分析 ……… 101

第五章　老年长期照护服务体系协同治理过程……………………… 126

　　第一节　长期照护协同治理典型案例研究对象选择与概况…… 126

　　第二节　江苏省 A 医院长期照护服务模式探索与实践历程 …… 138

　　第三节　案例剖析：长期照护服务体系协同治理的发起与

　　　　　　关键促动因素………………………………………… 143

　　第四节　案例剖析：长期照护体系医疗保健和日常照料

　　　　　　服务有机整合的协同过程……………………………… 152

第六章　老年长期照护服务体系协同治理效果的评估……………… 167

　　第一节　长期照护服务体系协同过程对政府部门利益协调的

　　　　　　影响分析…………………………………………………… 167

　　第二节　协同整合模式下长期照护服务质量评价的理论模型与

　　　　　　量表编制………………………………………………… 174

　　第三节　协同整合模式下长期照护服务质量评估结果………… 184

第七章　促进老年长期照护服务整合协同发展的对策与建议……… 201

　　第一节　强化长期照护服务体系顶层设计与协同

　　　　　　治理的政策驱动力……………………………………… 201

　　第二节　强化多元主体协同治理框架下的长期照护

　　　　　　服务供给能力…………………………………………… 207

　　第三节　完善专业人才培养与激励，提升长期照护

　　　　　　服务质量………………………………………………… 213

附　录………………………………………………………………… 220

参考文献……………………………………………………………… 243

第一章

绪　论

第一节　选题背景与意义

一　选题的背景

中国目前已经进入人口快速老龄化阶段。国家统计局《国民经济和社会发展统计公报》显示，2022 年年底，中国 60 周岁以上老年人口已超过 2.8 亿人，占总人口比例达到 19.8%；65 岁及以上老年人口为 2.1 亿人，占比 14.9%。预计 2050 年达到峰值 4.8 亿人，占比 35%，进入重度老龄化社会[①]。党的二十大报告明确提出"实施积极应对人口老龄化国家战略"[②]，构建养老、孝老、敬老政策体系和社会环境，发展养老事业和养老产业，推动实现全体老年人享有基本康养服务。

当前老年康养支持体系建设主要包括以下几个方面：一是进一步完善老年医养融合制度，推动医疗保健机构与养老机构合作机制。通过推进长期照护机构的医疗保健服务和专业医疗机构的双向合作，提供康复护理、诊疗、日常生活照料和安宁疗护等连续型照护服务。促进医生多点执业，为长期照护体系提供疾病诊治、康复营养等医疗保健服务。同时也鼓励一般性养老机构内部开办医疗保健服务部门，例如开办护理

[①]　国家统计局：《2022 年国民经济和社会发展统计公报》，http：//www.gov.cn/xinwen/2023-02/28/content_5743623.htm。

[②]　习近平：《高举中国特色社会主义伟大旗帜为全面建设社会主义现代化国家而团结奋斗——在中国共产党第二十次全国代表大会上的报告》，http：//www.news.cn/politics/cpc20/2022-10/25/c_1129079429.htm。

院、医务室等。医疗保险全面覆盖长期照护部门的医疗保健服务等。二是加强老年健康保健教育内容，强化主动健康理念，推进健康保健知识的广泛宣传，提升老年人主动健康意识。优化疾病的预防保健体系，通过健康建档、跟踪和推进社区慢性病管理，加强慢性病及合理用药指导，形成有效干预策略等。在基层医疗和照护机构完善老年病防治适宜技术体系，筛查健康风险因素，加强老年病预防。三是改善基层老龄化卫生康复服务。发展的重点在于为失能程度高、残疾程度高，以及高龄的老年人提供具有可及性的、一体化的卫生保健和照护服务。老龄化卫生康复服务要融合家庭医生制度，同时增加基层康复与护理相关的床位数。推动老年人康复、护理、安宁服务的整合，老龄康复应当重点放到针对失能老年人的功能锻炼，针对失智老年人的认知功能训练等。同时加强康复相关人才培养和配套器具的生产供给。四是老年人健身锻炼体系建设。引导老年人相关运动方法，拓展相关体育项目的研究。为老年人健身提供适当的设施和区域，推广适宜的老年人体育运动。

长期照护主要是为存在失能、失智的老年群体提供的康复医疗护理与生活照料一体化服务集。《健康中国行动（2019—2030 年）》明确了长期照护发展的具体目标，到 2030 年，65—74 岁老年人失能发生率有所下降，65 岁及以上老年期痴呆患病率增速下降①。鼓励老年人定期体检，丰富老年人精神生活，开办老年大学，充分发挥社区组织功能，开展多种老年人健康活动。推动社会资源融入社区居家照护服务，鼓励开办社区居家照护机构。实现家庭医生签约服务与社区居家照护有机整合。构建家庭照护政策支持体系，强化子女亲人等家庭照护资源基础。完善长期照护机构服务规划，实现医疗保健服务和日常照料服务的有机融合，医疗机构与长期照护机构医疗服务的上下融通。

随着中国步入快速老龄化时代，深化当前医疗服务和养老服务体系改革，健全失能老年人长期照护服务体系是建设"健康中国"的应有之义。协同治理是为了制定与执行公共政策，一个或多个公共机构连同非政府利益相关者直接参与制定正式的、目标一致的、审慎的共同决策

---

① 健康中国行动推进委员会：《健康中国行动（2019—2030）》，http：//www. gov. cn/xinwen/2019-07/15/content_5409694. htm。

过程①。协同治理主体具有多元化的特征，不同主体形成平等合作的良善关系，共同推动多元主体在协同治理框架下共同目标的达成。协同治理是一种有效地实现共同善治目标的方式，其实现共同目标的过程往往是积极的，而且能够产生更好的组织效能并降低成本。长期照护服务体系表现为医疗保健和日常照料服务的结合模式，本质上体现了不同服务机构、不同专业服务的有机整合，着力于卫生、民政等政府部门以及其他社会、市场组织的跨界协同治理。协同治理模型以利益相关者的参与、决策与行动为核心，主要由协同条件、协同过程以及协同效果三大部分组成。协同条件是指利益相关者在进行协同前所面临的起始条件和制度条件。协同过程是指参与者平等协商、建立信任与行动准则、达成共识与共同行动计划等。协同效果表现为目标的达成、公共利益的增加，协同对参与者价值观及社会环境的影响等②。

长期照护服务体系的发展是一个多元利益主体的协同治理过程。因此，协同治理理论可为该问题的研究提供可行的理论指导和实施框架。本研究基于协同治理框架研究中国老年人长期照护服务体系，探讨多元利益相关者协同治理路径下长期照护体系的发展策略，为中国老年人健康事业发展提供依据。

二 选题的意义

医疗保健与生活照料服务构成的长期照护体系服务在中国处于碎片化管理状态，医疗保健归卫生部门管理，一般生活养老服务归民政社保等部门管辖，服务欠缺连续性和整体性。长期照护服务体系涉及医疗卫生、民政以及社保等系统，卫生机构、居家、社区或综合性照护服务机构，正式照护者与非正式照护者、家庭以及接受服务的失能老人。健全长期照护服务体系需要这些利益相关者的积极参与和跨界协同合作。因此，本质上长期照护服务体系的构建是一个多元利益主体协同治理过程。

纵观国内外老年人长期照护体系发展历程，国内当前正处于起步阶段，当前研究与发展的侧重点在于长期照护服务供给模式的比较及需求

---

① 张康之：《合作治理是社会治理变革的归宿》，《社会科学研究》2022 年第 3 期。

② Ansell, et al., "Collaborative Governance in Theory and Practice", *Journal of Public Administration Research and Theory*, Vol. 18, No. 4, 2008, pp. 543−571.

因素的分析，缺乏对医疗保健和日常照料服务有机整合过程的深入细致研究和分析。国外的研究虽然更为宽泛和深入，从照护服务需求差异性、公平性分析到长期照护保险制度优化，但是缺乏对不同类型服务之间的协同机制研究。就研究范式而言，国内外的研究重结果轻过程、重个案经验轻理论升华，特别对长期照护服务过程的协同机制研究不足，使得研究结果缺乏普遍性和应用性。人口迅速老龄化以及市场经济的发展推动了中国老龄化事业的快速发展，构建养老、孝老、敬老的政策体系已成为健康中国战略的重要组成部分。就当前中国长期照护服务而言，无论是作为一个社会服务体系，还是作为一个产业，其发展还处于起步阶段，存在诸多问题。相关研究也多集中于现状描述或者对长期照护服务需求以及机构建设等进行简单、孤立的分析。

基于协同治理视角系统地研究老年长期照护服务体系的协同发生、运行以及评估机制，刻画其协同治理过程，研究意义主要体现在：第一，深层次分析不同服务机构、不同专业服务有机整合过程及其影响因素，探索长期照护协同治理机制，构建长期照护服务体系优化策略集，为中国当前的医疗服务和养老服务体系改革，为健康中国战略及健康中国行动计划的实践创新提供实证依据。第二，为长期照护体系协同治理研究建立一个理论框架，是协同治理理论研究领域的一种拓展，可以进一步丰富和完善协同治理理论相关研究，具有重要理论意义。

第二节　主要概念的界定

一　失能老人

失能是指丧失生活自理能力。一般来说，广义的失能老年人可分为失能和失智两类。对于失能评估，通常运用日常生活自理能力指标体系（ADLs），也是评估老年人照护需求的主要参考指标。ADL 可以分为基本日常活动指标（BADL）和工具性日常活动指标（IADL）两大类[①]。

---

① 陆杰华、刘柯琪：《长寿时代我国百岁老人健康指标变化趋势探究——基于 CLHLS 数据的验证》，《人口与社会》2019 年第 3 期。

其中，BADL 主要指平地和上下楼梯行走、穿衣服、吃饭洗澡、大便小便的控制能力以及转移能力等 10 项具体活动情况。IADL 则主要包括外出行动、家务活动、做饭洗衣、药物服用情况、家庭财务处理、电话等电器使用情况以及购物能力等 8 项具体活动情况。国内的研究大多通过 BADL 来反映老年人的失能状况，其中，如果有 8 项以上活动不能顺利完成属于重度失能，有 5 项以下不能正常完成属于中度失能，有 2 项及以下不能正常完成属于轻度失能。关于失智评估，经常采用临床失智评估（CDR）、蒙特利尔认知评估（MoCA）、认知状态评估（MMSE）等。本研究所定义的失能老人将主要是根据 BADL 和 IADL 指标进行分类，按照得分情况分为重度失能、中度失能和轻度失能三种状态。

二 长期照护与长期照护服务项目

长期照护主要是指为了保障失能失智老年人获得高质量的生活状况，最大可能性地保持老年人自主性、独立性，享有个人尊严。由正式照料者，如医疗保健、生活家政工作人员和非正式照料人员，如子女家人、亲戚朋友等提供的系列化照料活动[1]。长期照护具体服务内容主要包括一般性的生活照料、心理健康、医疗保健康复、护理、社会活动以及安宁疗护等，概括起来表现为医疗保健与日常照料整合型服务体系。日常生活照料主要包括户外活动、物质代管、购物助引、个人卫生、房间打扫、如厕、餐饮服务等；医疗护理主要是依据老年人生活能力和疾病健康状况为其提供的专业规范的医疗护理服务；精神慰藉主要指对老年人进行心理安慰，使他们获得外部的支持，帮助他们建立生活信心，提升心理健康水平；社会交往主要包括与家庭成员之间的交往和与其他社会成员间的交往。安宁疗护是指在重度失能或疾病末期，为老年人在生命临终状态提供的照料服务，包括身体照料、精神慰藉等，辅助老年人有尊严、安详地度过生命最后阶段。

三 长期照护服务机构

长期照护机构主要可以划分成基层社区照护机构、居家照护机构以及专业照护机构三种。居家照护服务的对象是在家里长期居住的老年人群，是指子女、亲戚、朋友等或者其他社会专业部门在居住家庭提供的

---

① 杨团：《中国长期照护的政策选择》，《中国社会科学》2016 年第 11 期。

长期照护服务，内容包括日常照料、医疗服务、社会工作服务、访视护理服务等。居家照护可以保持老年人在家庭中的长期照护，减少公共依赖，降低长期照护的成本。社区照护机构指在社区设立的具有托老和日间照料等功能的小型照护机构，主要提供日间照料、短期托养、居家服务等。对于这类机构，在中国统称日间照料中心，一般没有住宿的功能，由于功能定位不够明确，并没有实现医疗、保健、护理、照料等系统化服务，多沦为老年娱乐活动中心。社区和居家照护服务机构（有时两者有交叉，难以明确区分）是长期照护的主体服务机构，不少国家将这两类机构提供的服务合并统计，两者共承担了80%以上的失能老年人的照护①。专业照护机构在中国主要是指老年公寓、养老敬老院、护理院等机构，即能够提供常年住宿照护的专业照护机构。国际上的"机构服务"、中国的"机构养老"通常是指入住这些机构接受照护服务。同时，中国由卫生部门登记及管理的护理院，以及近期新增设的安宁疗护（临终关怀）机构，主要接收需长期照护的重度失能老年人和终末期的老年人，也应属于这类照护机构。

四　长期照护服务的人力资源

世界卫生组织对长期照护人力资源给出了定义，主要包括正式与非正式照护人员。正式照护人员，即各类专业照护人员，这是照护服务的主体。在发达国家，正式照护服务一般都是以注册护士（具有处方权、可独立开业的护士）为核心，由护士、护工、康复理疗人员、营养康复人员以及社会工作者等形成的照护团队。团队成员分为两类：一类为专业素质较高的成员，如护士、医生、营养康复人员、社会工作者等；另一类为专业性不那么强的，被称为一线工作者，主要是护士助理（护工）、家政服务员等。中国长期照护服务人才资源较为匮乏，由于是分割化管理模式，在现行体制下，长期照护体系中的医疗保健护理和日常生活照料服务，分别是由不同的部门管理、不同的机构提供的。生活照料包括在养老服务中，由民政部门管理，财政承担"三无""五保"等困难群体的照料支出，其他群体由个人或家

---

① 李明、李士雪：《中国失能老年人口长期照护服务体系的发展策略》，《山东社会科学》2014年第5期。

庭承担；医疗护理由卫生机构承担，其费用由医保或个人承担。中国的正式照护尚未形成一个独立的、被社会公认的行业，也没有一个合理的、规范的人力资源发展体系。学历教育中尚无针对长期照护的专业。职业培训中唯一的国家职业资格"养老护理员"，也是列在家庭服务业当中的。非正式照护者主要是指照护失能者的家庭成员（配偶、子女等）、自聘的家政服务员、志愿者等。由中国传统的孝道文化及养儿防老的观念所决定，中国在相当长的一个时期内，以家庭成员为主的非正式照护，要比其他老龄化国家占更大的比重。另外，利用政策引导和制度保障，鼓励志愿者积极参与照护服务，是各国弥补非正式照护服务人力资源不足的普遍做法①。

五 长期照护服务体系协同治理

协同治理是多元主体参与，包括政府和非政府机构共同决策，制定目标一致的利益方案的过程。在多元主体的共同决策过程中，协同治理条件、过程和效果构成了协同治理主体要素②。长期照护服务体系的协同治理主要包括：第一，协同条件。卫生、民政、社保系统相关医疗保健及老年日常照料服务的协同政策与制度条件；卫生机构、居家、社区或综合性照护服务机构协同的相关资源条件；接受服务的老年人长期照护服务需求变化以及供给的协同促动条件等。第二，协同过程。主要是指协同发起、驱动引擎、协商方式、建立信任与行动准则、达成共识与完成协同行动计划的过程，涉及长期照护服务体系医疗保健和日常照料有机整合的服务规划与提供，能力提升及服务评价的协同；长期照护服务过程不同专业人员的协同分工等。第三，协同效果。长期照护服务体系协同过程对卫生、民政和社保等政府部门利益协调的影响；长期照护体系医疗保健和日常照料服务有机整合对服务质量的影响效应，包括服务有机整合过程中管理者、服务提供者以及接受服务的老年人等多元化主体的质量评价等。

---

① 徐宏等：《PPP 视阈下老年残疾人长期照护服务供给模式创新研究》，《齐鲁师范学院学报》2017 年第 1 期。

② Ansell，et al.，"Collaborative Governance in Theory and Practice"，*Journal of Public Administration Research and Theory*，Vol. 18，No. 4，2008，pp. 543-571.

第三节 研究思路、方法与内容结构

一 研究思路与分析方法

本研究对老年人长期照护体系协同治理背景、过程、模式与影响因素进行分析。研究思路与方法选择如图1-1所示。

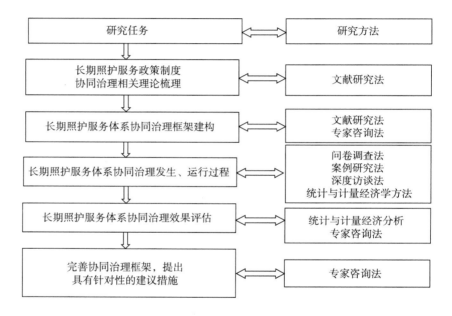

图1-1 研究思路与框架

（1）采用文献研究法、问卷调查法、专家咨询法梳理协同治理理论与模型框架，研究老年人长期照护服务协同条件。文献法用于梳理协同治理理论、研究进展与国内长期照护相关的政策制度。问卷调查法结合专家咨询法用于调查长期照护服务需求变化及影响因素，供给协同因素。

（2）运用案例研究法，研究老年人长期照护服务协同过程。选择典型案例，通过深度访谈、观察法考察长期照护体系机构层面建立行动准则、达成共识与行动计划的过程，分析医疗保健和日常照料有机整合的服务提供与协同过程，探索长期照护服务过程不同专业人员的协同分工与矛盾解决策略。

（3）采用问卷调查法、深度访谈法以及统计与计量经济学方法分析老年人长期照护服务体系协同效果与影响。问卷法、统计与计量经济学方法用于调查和分析长期照护体系医疗保健和日常照料服务不同整合模式下的服务质量、可及性以及满意度等。深度访谈法用于调查长期照护服务体系协同过程对卫生、民政和社保等政府部门利益协调的影响。

（4）定性资料分析。结合实证分析结果，进一步完善长期照护服务体系协同治理框架，形成具有针对性的建议措施。

本研究的样本选择。根据经济发展状况，本研究社区调研将选择中国东北地区、长江三角洲地区以及闽南地区三个区域的城市地区。案例分析的对象主要选择长三角地区。长三角地区是中国经济社会发展的重要引擎，也是中国老龄化水平较高的区域，人口高龄化问题突出。该地区在医养结合、长期照护服务体系建设、老年人健康管理等方面经验突出。因此，以该地区的长期照护发展实例作为案例研究对象具有较好的参考价值。本书研究调查对象的选择包括两个层面：一是老年人长期照护服务需求与供给状况社区调查，本研究将采用多级抽样法在上述三个区域的城市地区抽取若干城市社区，其中每个社区运用立意抽样法抽取60—100位、55岁以上的老年人作为调查对象，进行入户问卷调研。二是通过专家咨询与关键知情人推荐，考察长期照护体系医疗保健和日常照料服务整合模式，在长三角地区城市区域选择典型案例进行深入调查研究。问卷调查和访谈对象主要涉及长期照护服务体系的关键利益相关者，包括医疗卫生、民政部门的决策者、照护机构管理者以及接受服务的老年人与家庭等。

二 研究目标与内容

主要研究目标包括：第一，为实现不同服务机构的协同合作、不同专业服务的有机整合，完善老年人长期照护服务体系提供政策建议与方式的策略集。第二，以长期照护服务体系协同治理过程为主线，设计具有一般性的协同治理研究框架，完善协同治理理论研究，为健康中国战略的实践创新提供理论参考与借鉴。

基于协同治理理论，本书研究的对象确定为：以老年人长期照护服务协同条件、过程以及协同效果框架体系为指引，研究不同利益相关者、不同服务协同发生、运行以及评估机制。具体研究内容如下：

（1）老年人长期照护服务体系协同治理的理论框架构建。首先，回顾协同治理的理论基础，分析协同治理产生的理论背景。其次，基于Ansell 与 Gash[1] 的协同治理框架进行扩展，通过引入长期照护服务体系内外部关键要素，构建长期照护服务体系协同治理的基本框架。最后，拓展 Emerson 等[2]提出的协同治理理论框架，进一步完善和构建老年人长期照护服务体系协同治理综合一体化模型，为后续的实证分析奠定理论基础。

（2）老年人长期照护服务体系的协同发生条件。首先，系统层面的政策制度条件，主要考察卫生、民政、社保系统相关医疗保健及老年人日常照料的政策与制度对长期照护的影响。其次，长期照护体系的资源条件，主要涉及长期照护服务资源存量、资源分配情况以及社会文化资源等方面的影响等。最后，老年人长期照护服务的需求条件，主要包括接受服务的老年人长期照护服务需求变化及相关因素的影响，供给的协同促动因素等。

（3）老年人长期照护服务协同治理过程的案例分析。首先，分析长期照护服务体系的发起方式和过程、协商方式、建立信任与行动准则、达成共识与共同行动计划的过程与相关影响因素。其次，研究医疗保健和日常照料有机整合的服务规划、服务提供及能力提升的协同过程。最后，长期照护服务过程不同专业人员的协同分工，包括内容、过程与协同影响因素，揭示协同过程产生的主要矛盾与解决策略。

（4）老年人长期照护服务体系协同效果的评估。一是采用深度访谈分析长期照护服务体系协同过程对卫生、民政和社保等政府部门利益协调的影响。二是从管理者、服务提供者以及接受服务的老年人多元视角评估长期照护体系医疗保健和日常照料服务有机协同整合对服务质量、服务满意度的影响等。

（5）促进老年人长期照护服务体系整合协同发展的策略集。基于

[1] Ansell, et al., "Collaborative Governance in Theory and Practice", *Journal of Public Administration Research and Theory*, Vol. 18, No. 4, 2008, pp. 543-571.

[2] K. Emerson, et al., "An Integrative Framework for Collaborative Governance", *Journal of Public Administration Research and Theory*, Vol. 22, No. 1, 2012, pp. 1-29.

长期照护体系协同发生、运行以及评估机制，进一步修正失能老年人长期照护服务协同治理框架。结合理论与实证分析结果，从系统、机构、服务整合以及关键利益相关者层面，提出促进老年人长期照护服务体系整合协同发展的策略集。

三 研究重点与可能的创新

系统、机构、服务以及关键利益相关者层面提出老年人长期照护服务协同发展策略集是本研究的一个重点。理论联系实际，构建失能老年人长期照护服务协同治理的理论框架是本研究的另一个重点。协同过程的影响因素较为庞杂，因此长期照护服务体系协同治理实证分析应当避免过度繁复——无法刻画本质，或者过度抽象——无法反应现实，不利于推广运用的弊端。这也是本研究的一个难点所在。本研究期望通过采用典型案例分析与专家咨询相结合的方式，力求获得符合实际特征的实证研究体系。

人口迅速老龄化以及市场经济的发展推动了老龄化事业的快速发展，构建养老、孝老、敬老的政策体系已成为健康中国战略的重要组成部分。就当前中国长期照护服务而言，无论是作为一个社会服务体系，还是作为一个产业，其发展还处于起步阶段，存在诸多问题。相关研究也多集中于现状描述，或者对长期照护服务需求以及机构建设等进行简单、孤立的分析。本研究从协同治理理论入手，系统地研究老年人长期照护服务体系的协同发生、运行以及评估机制，刻画其协同治理过程，在研究思路和内容上具有创新性。

当前国内有关协同治理的研究大多集中于理论分析或者对具体个案的协同治理效果的研究，缺乏协同治理过程的深入分析。本课题以长期照护服务体系为例，设计具有一般性的协同治理研究框架，为健康中国战略及健康中国行动计划的实践创新提供理论依据，具有鲜明的理论创新性。

第二章

协同治理与长期照护研究进展
及政策制度演变

第一节　协同治理理论研究进展

近年来，为了应对日益复杂的社会问题和全球化的挑战，政府与非政府组织、公众开展了多种跨越部门的协作。这种跨部门的协作有众多的相近词汇可以定义，如"协作性公共管理""多主体协作治理""网络式协作治理"。然而，众多学者最后都倾向于将这种协作最终定义为"协同治理"（Collaborative Governance），用来刻画多部门联合实践。这一新型理论范式引发了现代公共管理研究和实践的热潮。中国对协同理论的研究从 21 世纪才逐步开始，本章从协同治理的内涵、要素与机制、模型框架方面回顾了国内外关于该理论的研究文献。

一　协同治理的起源与基本内涵

国内外学者对"协同治理"的研究在概念界定上不尽相同。20 世纪 90 年代初，Barbara Gray[①] 对"协同"（collaboration）进行了概念界定，认为协同是"一个过程"，通过该过程，看到问题不同方面的各方可以建设性地探索他们的差异，并寻找解决方案，这些解决方案超出了他们各自的有限视野。该理论启发了多个领域思想流派的学者和实践

---

① Gray Barbara, *Collaborating: Finding Common Ground for Multi - party Problems*, New York: Jossey-Bass, 1989, pp. 134-136.

者，将重点转移到了协同研究上，而在后续许多学者在研究中也认为"协同治理"概念的出现正是源于 Gray 对协同这一"新的社会规范"的描述①。Ansell 与 Gash 在该思想基础上，对国内外 137 个协同治理案例做了分析与比较后，构建了"协同治理"的内涵，即采用协商沟通方式，政府和非政府机构、多元利益关系人通过集体决策在公共管理与公共政策问题上达成共识，并且按照共识方案采取行动，实现共同目标的治理机制。该定义被公认为"协同治理"最具代表性的定义之一，也被多位学者引用在自己的研究中②。2012 年，K. Emerson 提出了一个更为广泛的定义：协同治理需要多元主体跨越不同部门间的边界，共同参与公共管理问题相关决策的架构和进程，才能实现共同的目标和公共利益的增加。多元主体的范围很广，既包括公共机构、市场组织、非政府机构，也包括个人和一般民众等③。

国内相关研究主要参考了西方学者的概念界定，基于协同论和治理说两个视角研究协同治理理论。协同学实际上也是舶来品，主要来自德国学者赫尔曼·哈肯的研究。他在自然科学研究中提出了协同论，就是指在一个开放系统中各子系统从无序到有序的过程，子系统形成的总体效应高于子系统自身加总之和，即"1+1>2"的效果。而治理理论的起源则较为复杂和久远。治理是一个现代性的概念，源于"统治"又发展于"统治"。人类进入民主时代后，经济全球化和信息技术革命对传统行政管理造成冲击，以国家权力统治社会的方法已经不再适用于社会发展的需要，因而"治理"概念逐渐应用于社会管理活动中④。国内学者俞可平认为治理是一种治理机制和方式，运用权威和规则意识保持秩序，实现公众愿望。它是一个公共管理领域的活动或过程，需要政府或

---

① Gash, A., "Cohering Collaborative Governance", *Journal of Public Administration Research and Theory*, Vol. 27, No. 1, 2017, pp. 213–216.

② Ansell, et al., "Collaborative Governance in Theory and Practice", *Journal of Public Administration Research and Theory*, Vol. 18, No. 4, 2008, pp. 543–571.

③ K. Emerson, et al., "An Integrative Framework for Collaborative Governance", *Journal of Public Administration Research and Theory*, Vol. 22, No. 1, 2012, pp. 1–29.

④ 陆世宏：《协同治理与和谐社会的构建》，《广西民族大学学报》（哲学社会科学版）2006 年第 6 期。

非政府的民间组织参与完成①。Gerry Stoker 就"治理"提出了五要素：一是主体多元化，政府与非政府均可。二是治理相关的边界不够清晰。三是多元主体并非孤立，存在相互依赖的权利。四是治理的核心是多元主体治理网络。五是除了官方全权威，权力的来源可以多元化②。李汉卿、徐润雅指出协同治理来源于协同论和治理说的融合，具体来说应当是采用偏自然科学的协同论为基础重新构建治理学说，两者可以互为补充、相辅相成③④。刘光容通过对"治理"诸多研究的梳理发现，治理已经包含了"多元"的协同思想⑤。鹿斌认为在理论内涵上，"协同""治理"存在诸多相似性，表现在：主体多元、权威分散、主体关系平等、有共同目标、有公共权力、网络式的权力运行以及合作价值导向⑥。

　　从历史演进视角来看，协同治理作为一个新兴的现代治理理念，必然不是一蹴而就，而是在社会的革新下产生的。协同治理是民主社会发展的必然趋势。"协同治理"概念最早产生于各类企业治理实践中。第二次世界大战之后，各国经济发展带动着人们的生活水平上升，对公共服务的需求也越来越高，政府在财政和公共事物管理上开始倍感压力，社会问题和社会矛盾的大量增加，靠政府强化管理权力变得不现实。需要政府部门的职能创新性的改革。有鉴于此，20 世纪 80 年代，西方国家开始倡导所谓的"新公共管理"模式，许多国家采用新公共管理以摆脱困境，这种模式注重消除官僚主义，强调在政府管理中运用类似企业的运行规则，使得权利分化⑦。然而在实践中，这种创新管理方式忽略了政府、其他机构以及公众的共同参与协作，更多的公众当作客户

　　① 俞可平：《治理与善治》，社会科学文献出版社 2000 年版，第 35 页。

　　② Stoker，G.，"Governance as Theory：Five Propositions"，*International Social Science Journal*，Vol. 50，No. 155，2002，pp. 17–28.

　　③ 李汉卿：《协同治理理论探析》，《理论月刊》2014 年第 1 期。

　　④ 徐润雅：《我国城市社区协同治理模型与运行机制研究》，硕士学位论文，中国科学技术大学，2016 年。

　　⑤ 刘光容：《政府协同治理：机制、实施与效率分析》，博士学位论文，华中师范大学，2008 年。

　　⑥ 鹿斌：《关于现阶段我国协同治理研究的反思》，《四川行政学院学报》2014 年第 4 期。

　　⑦ 郁建兴、任泽涛：《当代中国社会建设中的协同治理——一个分析框架》，《学术月刊》2012 年第 8 期。

来看待，在很多方面有失偏颇。同时，信息化时代对公共行政体系责任与能力的要求日益复杂，推动着政府职能转变，信息的快速传播激发了民众参与政治生活的热情，民主观念的加深以及多元文化的冲击，对非政府组织和公众参与治理的需求越来越凸显出来，这一系列因素催生了"协同治理"这一有效治理模式的诞生。田培杰指出，协同治理与西方民主思想及人文主义观念的推广密切相关，与其企业管理理念的历史变迁和可持续发展的出现也素有渊源①。由此来看，对协同治理理论的研究不仅是理论自身发展的结果，也是历史现实需要的体现。需要说明的是，由于"协同治理"起源的复杂性和应用的广泛性，存在着许多同义词和近义术语，国内外部分学者都在研究中通过对"协同治理"与其近义词的辨析以明确和统一协同治理的内涵与特征②③。

二 协同治理的要素与机制研究

通过对文献的整理，国内学者不仅研究了协同治理的渊源、内涵和特征以及相关理论的拓展和意义，还对协同治理机制的要素和制度建立等方面做了深入探讨。中国大多数关于协同治理的研究多聚焦于"社会协同治理"，以促进实现"政府主导，社会协同，共商共建"的目标。刘卫平清晰地阐述了社会协同治理的基本要素：主体、客体、程序、动力、目的④。葛玮钰等则总结了社会协同治理的 4 个实现原则（广泛参与、开放包容、合理规划、动态平衡），以及通过多元参与者的积极互动推动取得公共目标和利益的现实可行路径，明确以协商民主实现包容性社会和谐共生⑤。胡钒源在对中国社会协同治理的现状研究进行评价时提出要倡导公共精神，通过合理定位政府、非政府组织和公众各自的功能，发展多样化的社会市场组织，从而为实现多元主体协同治理，解决公共政策问题奠定基础⑥。

① 田培杰：《协同治理概念考辨》，《上海大学学报》（社会科学版）2014 年第 1 期。
② 闫亭豫：《国外协同治理研究及对我国的启示》，《江西社会科学》2015 年第 7 期。
③ 李妮：《"协同治理"的产生与范式竞争综述》，《云南行政学院学报》2015 年第 3 期。
④ 刘卫平：《论社会治理协同机制的基本要素、实现形态与构建原则》，《邵阳学院学报》（社会科学版）2015 年第 3 期。
⑤ 葛玮钰、郝飞飞：《社会多元协同治理的构建原则及其实现路径探析》，《山西高等学校社会科学学报》2019 年第 4 期。
⑥ 胡钒源：《我国社会协同治理理论研究现状与评价》，《领导科学》2014 年第 8 期。

张天勇等认为构架核心体系是协同治理成功的关键要素①。多数文章中都指出主体多元是协同治理的核心特征，但是协同治理理论研究的核心和要义在于厘清复杂的主体关系，而这正是协同治理理论着力关键②。于飞从主体角度探析了协同治理机制，多元治理主体应当完善信息化配置，强化工作与网络连接，实现多元参与者的联动。通过有效推进利益主体的自身完善，如政府自身职能创新，其他非政府组织结构的健全等，从而实现整个协同治理机制的成熟完善③。杨颖指出，协同治理的高效运行依赖于制度规范化，政府自身能力的提升，甚至不同媒体的有效介入。政府在整个系统中主要发挥提供有效资源、制定相关规则以及发挥协同组织功能，监管协同机制运行等④。欧黎明明确了社会关系中的信任会对协同治理机制产生重要影响，主要通过相互信任影响多元主体间的协同。协同主体基于此形成的共同协作意愿，是建构社会协同治理的心理基础和关键支撑⑤。孙萍和闫亭豫在对中国协同治理研究评述中发现，多数协同治理中政府都是治理主体中固定存在的一方，然而事实上，协同治理的主体格局是变化多样的，协同治理体系中并不一定要有政府的参与，要根据具体问题和关键利益者的不同而决定⑥。Kettle认为协同主体和治理机制的建立都是协同治理框架的重要一环，基于协同治理的跨界性质，并不必将协同治理局限于政府发起的努力⑦。

一些学者从不同角度构建了社会协同治理框架。如徐艳红和伍小乐设计了所谓的主体机制与目标的协同治理分析构架，运用大数据技术研究多元主体间的互动关系。将政府、社会和公众纳入社会协同治理重要主体，还提出创新社会治理协同机制的 4 个重要方面，分别是诉求表

---

① 张天勇、韩璞庚：《多元协同：走向现代治理的主体建构》，《学习与探索》2014 年第 12 期。
② 鹿斌、周定财：《国内协同治理问题研究述评与展望》，《行政论坛》2014 年第 1 期。
③ 于飞：《多主体协同治理机制探析》，《学理论》2015 年第 1 期。
④ 杨颖：《地方治理：协同治理机制探究》，《山东行政学院学报》2013 年第 1 期。
⑤ 欧黎明、朱秦：《社会协同治理：信任关系与平台建设》，《中国行政管理》2009 年第 5 期。
⑥ 孙萍、闫亭豫：《我国协同治理理论研究述评》，《理论月刊》2013 年第 3 期。
⑦ Kettle, D. F., "Managing Boundaries in American Administration: The Collaboration Imperative", *Public Administration Review*, Vol. 66, No. s1, December 2006, pp. 10-19.

达、心理干预、矛盾调解和权益保障①。郁建兴和任泽涛构架了一个政府主导与组织协同共生的协同治理模型，具体来说是在政府主导下，通过建立正规化的交流平台和参与途径，采用行政手段与社会组织自治以及法律工具，强化组织平台培养，建立一种社会自发治理融合政府主导管理的协同治理体系。政府与社会组织和公民形成相互尊重的合作格局，政府对社会组织和公众的权益提供保障，最终形成一种全社会良性互动，共建共享的新型协同治理机制和体系②。

三　协同治理基本框架与模型研究

考察协同治理的模型框架不仅有利于形成系统性的协同治理理论，更有利于为协同治理实践提供依据和进行效果评估。Bryson 等以一系列关于协同的文献综述为基础，从初始条件（Initial conditions）、结构和治理（Structures and Governance）、过程（Process）、突发事件（Contingencies）、限制条件（Constraints）、后果和责任（Accountabilities and Outcomes）一系列关键条件着手，形成协同治理研究结构框架③。该模型涵盖了协同治理从起因到结果的全部过程，但是它对协同过程的阐述过于简单。Ansell④ 等通过对 137 例国内外各领域的协同治理案例做了整理比较，不仅提出了具有代表性的协同治理定义，还对这些案例进行了 Meta 分析，构建了所谓 SFIC 框架，该框架包含了影响协同治理的关键要素，如以前合作历史、参与者动机、资源配置、领导者才能和协作制度的构建等。设计了从对话、确立信任、作出承诺到明确共同方案的可行协同治理的实施过程。最后将此过程上升到理论逻辑高度，提出了初始状况（Starting conditions）、促进性领导力（Facilitative leadership）、制度构建（Institutional design）以及实施过程（Collaborative process）四个子系统构成的理论模型。Kric Emerson 等为了规范协同治理研究，

---

① 徐艳红、伍小乐：《大数据时代的社会协同治理框架再造——基于"主体—机制—目标"的分析》，《理论导刊》2018 年第 1 期。

② 郁建兴、任泽涛：《当代中国社会建设中的协同治理——一个分析框架》，《学术月刊》2012 年第 8 期。

③ Bryson, et al., "The Design and Implementation of Cross-sector Collaborations: Propositions from the Literature", *Public Administration Review*, Vol. 66, No. s1, December 2006, pp. 44-55.

④ Ansell, et al., "Collaborative Governance in Theory and Practice", *Journal of Public Administration Research and Theory*, Vol. 18, No. 4, 2008, pp. 543-571.

对这一领域做了更为系统的研究。他们提出了一个更为宽泛的协同治理概念，用于探索跨边界治理系统的各个组成部分，范围从基于政策或计划的政府间合作，到与非政府利益相关者的基于地域的区域合作，再到公私伙伴关系。将一组概念与研究结果、基于实践的结论相结合，构建了一个用于协同治理的整体框架①。该框架构建了一组嵌套的维度，包括系统背景（System context）、协同治理机制（Collaborative governance regime）及其内部协同动力和行动（Internal collaborative dynamics and actions），这些动力和行动可以在整个系统中产生影响和适应性调整。该模型是一个可以应用在不同范围、各政策领域、不同复杂程度协同治理的通用框架。

　　Emerson 又着重研究了协作治理体制框架中的制度适应（Institutional adaptation）。协同能力（Collaborative capacities）会产生相关的适应能力（Adaptive capacities），从而在协同治理体制（Collaborative governance regime）内实现制度适应②。通过一个案例研究，他们阐明了协同能力和适应能力之间的区别和联系。在这些研究的基础上，Emerson 和 Nabatchi 对协同启动（系统环境、驱动力、体制形式），协同引擎和结果的影响效应，包括协同产生的内外部环境的适应性调整等进行了详细的刻画和分析③。此外，还探讨了协同治理研究中最有挑战性的问题：如何评估协同治理体制的绩效。他们利用既定的概念方法，将三个绩效水平（行动/产出、结果和适应性）与三个分析单元（参与组织、协同管理体制和目标计划）构建生产力绩效矩阵以评估协同治理效果。Kossmann 等在对协同治理的行动与协同惰性的研究中，采用了 Emerson 框架中社会协同动力模块部分，包括约定性原则、动机分享、行动联合能力这三个概念分析了协同治理过程的惰性问题，以及这些协同惰性与

　　① K. Emerson, et al., "An Integrative Framework for Collaborative Governance", *Journal of Public Administration Research and Theory*, Vol. 22, No. 1, 2012, pp. 1–29.

　　② Kirk, Emerson, "Collaborative Governance of Public Health in Low-and Middle-income Countries: Lessons from Research in Public Administration", *BMJ Global Health*, Vol. 3, October 2018, p. e000381.

　　③ Emerson K., Nabatchi T., *Collaborative Governance Regimes*, Georgetown University Press, 2015, pp. 25–27.

协同过程、协作行为（Collaborative action）的关系[1]。Emerson 等将协同治理框架应用于实践，进一步总结了有关协同治理绩效的一些实证研究结果，并针对中低收入国家的公共卫生协作治理做了一些思考和改进[3]。

国内学者对于协同治理框架和模型的研究也有所涉猎。田培杰对已有的协同治理典型模型进行了总结，包括 Bryson 模型和 Ansell 的权变模型、公私协力运作模型和六维协同模型。通过总结各种模型，结合现实问题构建了一个基于多元维度的协同治理分析构架[2]。整个构架包括多元参与主体、多方协作以及参与者身份的复杂性等。将主体框架置于宏观大环境之中，考察复杂环境对协同治理的状态、过程等的影响。通过对协同治理结果的分析，明确协同对多元参与主体的影响机制，估计相关影响效应，特别是对宏观环境的反向影响和作用等。任泽涛认为协同治理机制构建的关键是正规化和制度化的多方沟通平台和参与激励机制的搭建，特别是协同治理过程中的制度和法律保障基础。通过协同治理平台的建立可以实现政府与其他社会组织、个人等多元参与者的良性互动，这对于构建和谐社会，促进治理体系现代化具有重要意义[3]。徐润雅在对中国城市社区的协同治理的研究中，构建了一个包含五序参量的五星模型。序参量的概念来自于协同学理论。模型主要突出了协同治理框架中共享信息、自治意识、协同信任与效率以及共同愿景等五个序参量。这个模型主要分析社区协同治理体系构建，通过社区协同治理五星模型可以实现社区治理能力提升[4]。冯振伟在对体医融合领域的协同治理探索中，选取了 7 个主体相关重要变量，并假设这些变量对体医融合协同效应有直接影响，基于利益相关者理论以及协同论，从社会、公众两大影响因素出发，以体医融合的制度设计及机制构建作为中介变量，假设各主体行为通过制度设计影响体医融合协同效应，构建了一个

---

① Kossmann, et al., "Action and Inertia in Collaborative Governance", *Marine policy*, Vol. 72, October 2016, pp. 21-30.

② 田培杰：《协同治理：理论研究框架与分析模型》，博士学位论文，上海交通大学，2013 年。

③ 任泽涛：《社会协同治理中的社会成长、实现机制及制度保障》，博士学位论文，浙江大学，2013 年。

④ 徐润雅：《我国城市社区协同治理模型与运行机制研究》，硕士学位论文，中国科学技术大学，2016 年。

多主体协同治理模型①。

从协同治理的其他构成要件入手构建模型框架的还有 Purdy，他们提供了一种评估权力的框架，该框架将权威（Authority）、资源（Resources）和话语合法性（Discursive legitimacy）视为权力的来源，并将参与者（Participants）、流程设计（Process）和协同治理流程的内容（Content）视为使用权力的场所②。该框架描述了协作过程中参与者所拥有的权力的种类，并从结构和关系上揭示了如何在协作过程中行使权力，认为对权力进行评估有利于揭示可能存在的错误的信念和隐藏的权力来源，这将减少协作过程中的过度自信，防御或暴政专制行为。综上所述，我们发现国内外学者在协同治理理论研究角度、深度、完备程度上都大有差异。对协同治理这一理论的应用需要建立在寻求国内外理论研究共性的前提下，借鉴通用典型分析框架，结合所需分析的协同治理实践案例，同时适应中国国情和治理现况来开展。

第二节　协同治理在公共政策领域中的应用

一　协同治理在政治决策领域的应用

政治决策中的协同治理主要体现在为了实现某一目标，政府、政党、社会组织、个人等主体，通过一种有组织、有计划的方式共同参与到政治制度的设计、机制的运转以及措施的安排等方面，并在政治理念、行动以及目标上表现出协同一致③。政治决策协同是经济协同发展强有力的体制保障，它包括行政立法的协同、行政管理机构的协同等。

地方政府具有一定的行政立法权，但地方的行政法规具有地方的保护主义，各地与各地之间相对隔离，而区域的协同合作发展必须以区域内共同制定的符合区域范围内各地经济发展的规章制度、法律法规为依

① 冯振伟：《体医融合的多元主体协同治理研究》，博士学位论文，山东大学，2019 年。
② Purdy, J. M., "A Framework for Assessing Power in Collaborative Governance Processes", *Public Administration Review*, Vol. 73, No. 3, 2012, pp. 409-417.
③ 钱文华：《新型政党制度两大主体政治协同的意蕴探析》，《上海市社会主义学院学报》2019 年第 2 期。

据①。由此可见，行政立法协同的关键在于"协同"，也就是将该区域作为一个整体，实行区域立法的一体化，这依赖于一套科学、顺畅的机制和程序②。近年来，中国在立法协同方面也取得了一些成绩。比如说，为加强区域内法制工作的交流与合作，提高执法效率并实现法制一体化，北京、天津等五地政府在 2009 年共同签署了《环渤海区域政府法制工作交流协作框架协议》，并初步建立起环渤海区域政府法制工作的协作机制③。京津冀地区自 2015 年起先后召开了五次立法协同座谈会，搭建起三地人大沟通平台，明确了协同立法的机制，形成了详细合理的协同立法的程序。此外，长三角地区也主动将区域的协调发展与立法工作相结合，建立了"地方立法工作联席会议制度"，为立法协同奠定了基本的制度框架④。

行政管理机构的协同强调的是政府部门跨界的协同治理。这里的"协同"既包含中央和地方上下级政府之间的"纵向合作"，中央或地方同一级别政府之间的"横向合作"，还包含同一行政机构内部不同部门之间的合作⑤。政府间的协同治理是"协同治理"这个大框架下的重点和关键，在整体政府跨界协同的背景下，政府需要加强信息、管理、决策方面的协调，注重跨界的合作和多元共治，从而用来应对国家治理过程中的分权化、部门化和碎片化的问题。主要包括整体政府治理和横向治理两种模式⑥。整体治理的重点在于发挥中央政府的作用，强调宏观、中观以及微观的有机整合。澳大利亚就是一个典型的例子。具体而言，在宏观层面，澳大利亚建立了政府理事会（GOAG）来负责宏观层

① 沈其新、王明安：《区域经济一体化背景下的区域政治协同发展》，《中州学刊》2016年第 5 期。
② 梁平、律磊：《京津冀协同立法：立法技术、机制构建与模式创新》，《河北大学学报》（哲学社会科学版）2019 年第 2 期。
③ 杨晖、贾海丽：《京津冀协同立法存在的问题及对策思考——以环境立法为视角》，《河北法学》2017 年第 7 期。
④ 虞浔：《立法协同推动区域协调发展》，《浙江人大》2019 年第 Z1 期。
⑤ 孙迎春：《现代政府治理新趋势：整体政府跨界协同治理》，《中国发展观察》2014年第 9 期。
⑥ Christensen, T., P. Legrid, "Rebalancing the State: Reregulation and the Reassertion of the Centre", *Autonomy and Regulation*, Coping with Agencies in the Modern State, Edward Elgar, 2016, pp. 145-148.

面的政策设计、决策以及国家整体的运行与监督，该理事会由总理、州长、地区部长（首长）共同组成；中观层面，澳大利亚成立了卫生与医院改革委员会（NHHRC）用来强调跨部门的决策协调与合作的重要性和必要性①；微观层面，澳大利亚将一个综合性部门重组为人类服务部（DHS），一方面，便于公共服务的提供；另一方面，用以满足行政改革需求，推动政府之间的协调配合并进行决策执行。横向治理强调的是各级政府的一种平等协作关系，其核心内容是责任机制的建设和绩效的监督。就以加拿大为例，其跨部门横向协同主要包含以下四点：一是理事会协调机构的普遍运用，这些协调机构一般设置常设机构。二是决策和利益的共识和协调，这是加拿大政府跨部门协同的基础。各部门以"协商一致"的方式达成共识②，每个成员都拥有很大的自主权，可以在此基础上决定是否需要采取相关行动。三是在政府间和政府自身内部之间的协同合作之外，加拿大也鼓励很多非政府组织参与其中。四是所有的跨部门合作都必须以协议为依托，各个部门主体都必须明确自己的责任义务，以协议来约束自己的行为。

改革开放 40 多年来，中国不断深化"服务型政府"的认知和定位，加速推进自身职能转变。"大部制"改革之后，中共中央将一个或多个相关职责的部委重新整合，组建了 33 个议事协同机构。党的十六届四中全会之后，中央更是多次提出要建设现代化的社会管理格局，即"党委领导、政府负责、社会协同以及公众参与、法制保障"。目前，中国的部门协同治理机制不仅在形式上由单一转为了多元，而且在主体上，也由中央内部扩展到了地方政府，与之相关的法律法规也逐步健全，整个协同治理机制都在走向规范化、制度化与程序化。但是，与发达国家相比，中国政府常态跨部门协同机制应用的范围还过于窄小，其运行尚不健全，需要进一步调整优化。

二　协同治理在生态环境政策领域的应用

在社会经济高速发展的背景下，环境污染的问题越发严重，并不断

---

① 孙迎春：《澳大利亚整体政府改革与跨部门协同机制》，《中国行政管理》2013 年第 11 期。

② 李海峰：《论加拿大政府部门间协作的经验及其启示》，《经济与社会发展》2011 年第 9 期。

呈现出不确定性、复杂性和交叉性的特征，再加上区域一体化的不断深入，跨域界的趋势也更加明显，这些都促使传统的单边行政治理逐渐向跨部门协同治理转化①。目前，协同治理已成为解决环境问题的重要方式。

首先，从法律的角度来看，要应对当代环境问题，单靠环境法这一个部门法是远远不够的，它需要不同的法律部门在互动与交流的基础上进行协同②。在中国，民法和环境法就多次出现过"对话"的热潮。其中，《物权法》中就有指出物的生态性问题（其具有环境保护功能）。而《民法典》则提到了特殊环境的侵权以及相关的救济问题。此外，越来越多的国家也将环境保护问题纳入宪法当中。如南非政府颁布的《南非共和国宪法权利法案》就明确地指出了保护环境的重要性和必要性，法案中还对公民的环境权利做了完善的解释和规定。法国在2005年也将《环境宪章》并入《宪法》，其中规定：制定公共政策时要利用社会发展、进步与环境的关系，从而推动协调保护，实现可持续发展③。除了各部门法的协同之外，"协同"理念在环境立法和环境政策制定方面也有很好的体现。根据1978—2018年中国环境保护政策的相关数据，可以发现，中国参与联合行文的部门数量以及联合行文的环境政策数量都在逐步增加。而如果具体到国务院机构改革的各个阶段，我们则发现两部门联合行文的政策数量整体呈现下降的趋势，而两个以上部门联合行文的比重则有所提升，这说明随着改革的深入与推进，越来越多的部门需要履行保护环境的职能并参与到环境政策的制定当中④。

其次，从生态环境治理主体的角度来看，在治理环境问题时，越来越注重政府内部各部门之间的协同关系。就中国而言，除了专门的环保部，国务院还设立了负责为节约资源和保护环境等提出战略性意见的资

---

① 操小娟、李佳维：《环境治理跨部门协同的演进——基于政策文献量化的分析》，《社会主义研究》2019年第3期。
② 柯坚：《当代环境问题的法律回应——从部门性反应、部门化应对到跨部门协同的演进》，《中国地质大学学报》（社会科学版）2011年第11期。
③ 尼科·斯赫雷弗：《可持续发展在国际法中的演进：起源、涵义及地位》，社会科学文献出版社2010年版，第63页。
④ 姬翠梅：《协同学视野下环境治理主体建设》，《山西大同大学学报》（社会科学版）2018年第3期。

源节约和环境保护司②，便于与环保部之间的协同治理。宏观来说，随着改革不断深入，中国环境治理的主体也从单一走向多元，并逐渐建立起政府—市场—社会联合治理机制，形成了政府引导并融合企业、社会组织、公众等主体的多元协同格局①。各个城市化区域也积极地探索各具特色的区域环境协同治理模式，在不同程度上助推区域环境协同治理。以长三角地区为例，根据区域环境协同治理的目标要求，长三角地区成立了长三角区域的水污染防治协作小组，并且在治理的主体结构和运行机制上与大气污染防治协作机制有机衔接。之后，又成立了长三角区域合作办公室，为进一步推进长三角地区的环境协同治理提供了重要的平台②。国外在生态环境协同治理方面也有很多成功的案例。他们大多通过制定相关的法律法规，使得各个治理主体能够在协商的基础上共同管理环境事务，从而形成跨州甚至是跨国的互信互利的治理格局。但是，不同的国家侧重点不同，比如说美国在治理田纳西河环境问题时主要就是利用了立法、行政和经济手段相结合的方式，大力地发展区域联动式和科学技术治污；而德国在治理莱茵河污染时则更注重制定质控标准和科技创新③。此外，英国在雾霾治理方面也高度有效地运用了协同治理的理念。它的环境治理框架由政府、市场以及社会三个维度构成，包含政府、企业、社会公众等多元主体，重点强调的是政府主导以及各主体之间的平等与协作。英国通过政府引导的方式，适当地引入市场竞争，并采取一定的激励手段动员社会力量，增强了企业、公众的参与热情和力度，与此同时，它还通过教育等方式来宣传环境知识，提高了公民的环保意识，强化了治理的成效，从而很好地缓解了雾霾污染的问题④。

三　协同治理在经济政策领域的应用

（一）经济政策与其他社会政策的协同治理

随着经济社会的不断发展，经济的组织方式变得日益复杂，以往传统的个体经济日渐转变为公共经济，经济方面的国家干预尤其是社会政

---

① 张振波：《多元协同：区域生态文明建设的路径选择》，《山东行政学院学报》2013年第5期。
② 易承志：《以整体意识推进区域环境协同治理》，《学习时报》2019年7月15日第5版。
③ 何玮等：《粤港澳大湾区水污染治理中政府跨界协作机制研究》，《知与行》2018年第4期。
④ 杨拓、张德辉：《英国伦敦雾霾治理经验及启示》，《当代经济管理》2014年第4期。

策会随之增加，关于经济政策与其他社会政策协同治理的研究渐渐兴起。席恒以经济政策和福利政策的协同为基础，探讨社会保障与经济增长良性互动的理论基础并构建了相关的分析框架，有利于推动社会保障与经济发展的共同发展和相互促进[①]。易婧等从系统协同治理视角出发，构建了养老服务产业和地区经济发展的协同模型，将其发展状况用直观的数据描述出来，发现两者在一定程度上存在协同关系，并从公共政策执行的角度为两者协同发展提出了建议[②]。赵曦通过分析公共管理创新与经济增长质量的发展现状和两者间的一致性，总结出了经济活动与公共管理协同发挥作用的具体措施，从而使经济发展更加高效和全面[③]。

（二）共享经济的协同治理

随着经济全球化和经济一体化的推进，社会资源开放共享的趋势逐渐增加，资源共享已经成为一种流行，在这种背景下，具有创新型、开放性和便捷性等特点的共享经济已成功在市场上占据一席之地，但其在迅速发展的同时也面临着挤压原有空间、划分责任主体等各种挑战。不少学者将协同理论应用到共享经济的治理中，分析了其治理现状并提出了一些有针对性的建议。郭鹏等对当下"共享单车"的使用现状和存在问题进行描述，并将协同理论应用到讨论建议中，认为市场、政府和社会三者协同配合达到的动态平衡有利于共享经济的健康发展，建议形成市场、政府和社会对共享单车协同治理的联动局面[④]。彭华涛等对共享经济创业中存在的问题提出优化建议，运用扎根理论模型，以当下共享经济中最活跃的"共享单车"为例，建议将"三制—三监督"的协同治理模型应用于共享单车管理中，并对其行为逻辑和具体治理路径进

① 席恒：《经济政策与社会保障政策协同机理研究》，《社会保障评论》2018 年第 1 期。

② 易婧等：《公共政策执行视域下养老服务产业与经济发展协同分析——基于四川省的实证研究》，《老龄科学研究》2018 年第 2 期。

③ 赵曦：《协同发展背景下的公共管理创新与经济发展研究》，《经济研究导刊》2019 年第 9 期。

④ 郭鹏等：《共享单车：互联网技术与公共服务中的协同治理》，《公共管理学报》2017 年第 3 期。

行了深入分析①。协同实践方面，南宁针对共享单车管理问题通过加强政府与企业的协同合作，制定了一系列具体措施，大大改善了共享单车管理混乱的现象。深圳市对共享单车的管理出台了相应的法律规定，对共享单车运营企业的行为、企业服务质量以及消费者的行为进行规范化，实现了政府、企业和公众之间相互协调、相互监督的态势，提升了治理的效果和效率②。

（三）区域经济政策的协同治理

作为经济政策的重要组成部分之一，区域经济政策的发展状况会直接影响总体经济的发展质量，因此，坚持共享和协同的理念对促进中国经济平稳健康发展至关重要。区域经济协同治理是指：在区域市场一体化逐渐形成和扩大的前提下，不断深化和发展区域之间分工合作关系的过程。作为未来世界区域经济的主要发展趋势以及经济全球化的核心，这种协同治理有利于更合理地利用各区域的优势资源、实现区域经济效益最大化和不同区域间的差距可控化，从而保证区域经济迅速、健康和可持续发展③。基于这种区域经济协同治理理念，中国政府先后提出一系列协同战略，如"丝绸之路经济带""长江经济带""海上丝绸之路""东部率先发展"等，通过这些协同战略提高西部的经济发展能力、发挥东部的经济优势、促进中部崛起和振兴东北经济，从而全面实现中国区域经济的协同发展④。2015 年 4 月 30 日，中共中央政治局审议通过了《京津冀协同发展规划纲要》，明确了关于京津冀协同治理与发展的总体方针。姚鹏阐述了京津冀协同治理的现状和协同路径——已经实现了全方位的协同发展，逐渐建立了区域协同发展机制，同时应从疏解非首都功能、探索市场化产业园区合作、完善交通网络、探索组建京津冀环境管理机构、完善区域创新体系五个方面进一步促进京津冀高

---

① 彭华涛等：《共享经济创业的异常模仿行为及其协同治理》，《科学学研究》2018 年第 7 期。
② 梁振瀚：《协同治理视角下完善共享单车监管研究》，硕士学位论文，广西大学，2018 年。
③ 汤梦玲、李仙：《世界区域经济协同发展经验及其对中国的启示》，《中国软科学》2016 年第 10 期。
④ 陈西川：《新时期我国区域经济格局发展变化及其研究》，《管理世界》2015 年第 2 期。

水平协同的路径①。国际社会对区域经济协同治理也采取了一系列治理对策和行动方案。例如，从 20 世纪 80 年代后期以来，欧盟先后制定了各种区域经济协同治理与发展的政策，究其本质是各成员国区域政策的相互确认和整合。俄罗斯通过成立联邦区，形成"5+2"的区域经济体系，加强了政府对区域经济的控制力和协同治理能力，促进了区域经济一体化发展等。

四 协同治理在医疗健康政策领域的应用

（一）慢性病管理的协同治理模式

随着社会经济的发展、疾病谱的改变和人口老龄化的加剧，慢性病已经成为威胁人类健康的重要因素，慢性病的患病率迅速上升，第五次国家卫生服务调查的结果表明，中国 15 岁及以上人群的慢性病患病率为 33.1%②。慢性病会严重影响患病者的生活质量和心理健康，因此不断加强对慢性病的有效管理日趋重要。协同治理模式起源于美国，最初是产生于医疗费用上涨和护理人员短缺的双重背景之下，重点强调在医疗资源有限的情况下，患者及其照护者与医务人员共同参与对患者的疾病照护③，这种协同治理模式具有许多优势，在国内外的慢性病管理中已经得到广泛应用。根据现有文献，美国、加拿大等国主要是由全科医生、康复医生、药剂师、护理人员共同组成团队，以电话或者随访的方式保持协同治理在慢性病患者中的有效应用④。法国提供协同护理服务的人员主要是护理人员和初级保健医生，荷兰提供协同护理服务的专业团队中包括护理人员、专科医生和全科医生⑤。Matzke 等在 22 所三级认证的医疗机构中选择患有高血压、高脂血症、糖尿病的慢性病人群，将其分为干预组和对照组进行对比研究，对照组的研究对象提供传统的

---

① 姚鹏：《京津冀区域发展历程、成效及协同路径》，《社会科学辑刊》2019 年第 2 期。

② 徐玲、孟群：《第五次国家卫生服务调查结果之二——卫生服务需要、需求和利用》，《中国卫生信息管理杂志》2014 年第 3 期。

③ Lott，T. F.，et al.，"Patient Participation in Health Care：An Underused Resource"，*Nursing Clinics of North America*，Vol. 27，No. 1，1992，pp. 61-76.

④ Vedel，I.，et al.，"Diffusion of a Collaborative Care Model in Primary Care：A Longitudinal Qualitative Study"，*BMC Family Practice*，Vol. 14，No. 1，January 2013.

⑤ Sanchez，K.，et al.，"Implementation of a Collaborative Care Model for the Treatment of Depression and Anxiety in a Community Health Center：Results from a Qualitative Case Study"，*Journal of Multidisciplinary Healthcare*，Vol. 7，November 2014，pp. 503-513.

常规护理，而干预组即协同治理组则是由病人、社区医生、护理人员及临床药师组成专业团队，提供全面的药物管理和慢性病管理，进行了一项长达 3 年的类试验研究，结果表明协同治理模式在一定程度上改善了医疗资源利用、促进了慢性病患者的健康结局，提高了患者和医疗服务提供者的满意度①。

1995 年，协同治理模式首次应用于中国慢性病患者的管理，并越来越得到重视，其最初的应用对象主要集中于癌症、尿毒症、糖尿病、脑卒中等患者，而现在逐渐扩展到慢阻肺、精神障碍患者等，且不再仅限于临床应用，社区患者也渐渐受到关注②。古彩兰在社区登记过的慢性病患者中随机抽取了 150 人作为研究对象，并将他们分为对照组和观察组，对照组的患者被给予常规护理，而观察组的患者则是在传统常规护理的基础上结合实施协同护理，结果显示对照组对护理的满意度为68%，观察组为 96%，明显高于对照组，因此将协同治理模式应用于医疗护理可以显著提高慢性病患者的生活质量，减少患者的不良情绪，提高患者满意度③。刘继霞等对北京高血压患者的"5+1"协同治理模式进行了追踪调查。"5"分别指"学校式健康教育、家庭自测、自我管理、家庭保健员管理、同伴支持"五个维度，"1"是指一个"家庭医生式服务慢性病团队"，通过这样的"5+1"建立医生和患者间的协同治理机制。追踪调查结果发现这种"5+1"的慢性病管理模式可以有效促进社区高血压患者的行为改善，同时患者的血压控制情况也显著优于这种模式实施之前④。

（二）医疗资源整合的协同治理

20 世纪 90 年代以来，由于人口老龄化不断加快、慢性病患者逐渐

---

① Matzke, et al., "Improving Health of At-risk Rural Patients Project: A Collaborative Care Model", *American Journal of Health-system Pharmacy: AJHP*, Vol. 73, No. 21, November 2016, pp. 1760-1768.

② 朱薇、应燕萍：《我国协同护理模式在慢性病管理中应用》，《重庆医学》2017 年第29 期。

③ 古彩兰：《协同护理模式对社区慢性病患者的管理研究》，《中国医药科学》2019 年第 5 期。

④ 刘继霞等：《以慢性病管理学校为抓手，探索"5+1"医患协同高血压管理模式》，《中国健康教育》2019 年第 3 期。

增多、医疗费用上涨、居民健康意识的提高等原因，各国政府陆续提出构建整合性医疗服务的改革方向，与传统医疗服务相比，协同整合医疗服务体系更加注重服务的连续性和协调性，不仅重视某一次医疗服务是否有效，更要考虑到衔接和连贯不同的服务、不同时序的服务以及不同生命阶段的服务，其内部的协同治理框架和人员、技术、信息、管理等的协同体现了组织协同治理的思想①。各国由于国情存在差异，因此选择的整合方式也有所不同。

美国的凯撒医疗集团基于协同治理的理念，提供整合、协同的医疗卫生服务，实现了医疗机构和保险公司的整合、不同医疗机构的诊断服务的整合以及服务模式和运营的精细化整合，并在此基础上实行规范化和集团化的管理方式，既缓解了医疗费用的快速增长，也为居民提供了质量更高的医疗服务②。在英国，国家医疗服务体系（NHS）是其整合医疗的代表，该体系由各个级别的公立医院、诊所和养老机构等单位组成，这些单位协同整合了预防、医疗、康复、保健等各个方面的服务，满足了居民的基本健康需求③。日本主要通过三级医疗圈实现整合型医疗服务，政府通过制定相关的法规，明确不同级别医疗机构的职能与分工，落实分级诊疗的政策。另外大医院和基层医院之间通过信息平台进行协作，家庭医生与全科医生之间也保证密切合作，协同服务④。

中国自 2009 年深化医药卫生体制改革以来，以协同整合为主要思想的"医联体"建设就受到各方高度重视。医联体是指在一定地区内，不同种类和级别的公立医院共同组成一个整体，达到信息共享，利益和责任共担的联合体。2013 年的全国卫生工作会议上明确指出要将建立医联体作为医改的重点工作之一，遵循高效、统一和协同原则，对其深入探索、广泛推广，进而建立责任明确、管理高效、协调发展的卫生行

① 魏来、刘岚：《医疗服务纵向整合的理论基础研究》，《医学与哲学（A）》2014 年第 8 期。

② 马伟杭等：《美国管理型、整合型医疗卫生保健服务模式初探》，《中国卫生人才》2012 年第 1 期。

③ Mur-Veeman, et al., "Development of Integrated Care in England and the Netherlands: Managing Across Public-private Boundaries", *Health Policy*, Vol. 65, No. 3, 2003, pp. 227-241.

④ 张莹：《日本医疗机构双向转诊补偿制度的经验与启示》，《中国卫生经济》2013 年第 4 期。

政管理体制。周瑶等认为医疗资源整合后，各个医疗机构的协同服务与管理尤为重要，通过问卷调查多个地区糖尿病管理的现状和效果，发现虽然基层医务人员在看诊过程中积极地应用各种协同服务，但仍然存在患者不够了解基层卫生服务机构协同服务内容的情况，提出了协同治理的改进路径①。戴悦等从协同治理的角度，从组织结构、服务模式、信息技术、管理质量、机构发展、医疗收入情况和医疗费用情况等方面对医疗服务整合和协同治理的运行过程及效果进行调查研究。结果发现推进县域医疗卫生资源整合的关键在于利用网络与协作，医疗机构要在利益、制度、信息技术等各个方面深化互动与协作，从而促进发挥整合功能②。

第三节　国内外长期照护研究现状

一　与长期照护有关的相似概念辨析

WHO 定义长期照护是为了保障失能失智老年人获得高质量的生活状况，最大可能性地保持老年人自主性、独立性，享有个人尊严，由正式照料者包括医疗保健、护理、社会工作者等和非正式照料者包括子女、亲戚、朋友等提供的照料体系互动③。2005 年，OECD 也对长期照护服务项目进行了界定，包括向失能失智老年人提供穿衣、如厕、活动、饮食、洗澡等生活照料服务和医疗保健、护理与康复等专业服务。老年人对长期照护需求最为普遍，因为其最容易出现导致身体或精神残疾的长期慢性疾病④。在中国，长期照护常常与"养老服务""医疗服务""医养结合"概念相伴而行，虽有学者就这三个概念分别作了界定，或者比较了其中二者之间的关联，但将这三者一起进行概念明晰的文献研究较少。对长期照护的相关概念与长期照护概念之间的区别做分

---

① 周瑶等：《基层糖尿病健康管理协同服务的现况及需求研究》，《中国全科医学》2019 年第 11 期。

② 戴悦等：《基于协同治理的县域医疗卫生服务体系整合模式研究——以福建省建阳"三体一盟"为例》，《中国医院管理》2019 年第 8 期。

③ WHO, "Home-based and Long-term Care, Report of a WHO Study Group", *WHO Technical Report Series 898*, 2000, pp. 1-5.

④ OECD, "Long-term Care for Older People", *The OECD Health Project*, 2005.

析，有助于进一步理解长期照护的概念。同时，只有弄清楚这些概念的区别，才能在制定中国长期照护制度时不会出现政策混乱，资源错配等问题。

（一）长期照护与养老服务的区别

从服务对象看，长期照护的对象是在一段时间内处于失能状态的人，不仅限于老年人，只是老年人是利用长期照护服务最多的一个群体；而养老服务的对象是全体老年人，无论老年人健康与否，这是长期照护服务与养老服务的一个区别所在。另外，从服务内容来看，由于服务对象的不同，所导致二者的服务内容也不同。养老服务，根据国际惯例，称为"老年服务"更为准确[1]，主要包含了日常生活照料服务、社会心理服务、社会交往娱乐活动、医疗卫生护理服务以及康复服务等多方面的内容。房莉杰通过两个研究视角解析养老服务，从文献分析得出养老服务包含经济赡养、生活照料和精神慰藉三个方面。从老年福利政策视角看，其包含养老金制度、长期照护及医疗服务三个方面。由此得出，长期照护属于传统"养老服务"的一小部分[2]。同样，唐钧也认为长期照护属于养老服务范畴，并进一步明确了长期照护是养老服务工作的重中之重，是"最基本的养老服务"，是极其重要又不可或缺的社会服务[3]。王震认为养老服务更侧重于老年人的日常生活照料[3]，但是长期照护服务应当是专业医疗卫生服务和一般性生活照料服务的整合。

（二）长期照护与医疗服务的区别

长期照护与医疗服务的定位是不同的，长期照护核心目标是长期依赖，医疗服务则是疾病的诊断和治疗。同时，各国为缓解急剧增长的医疗费用以及更高效配置医疗资源效率，通过从急性期医疗中慢慢分离出长期护理服务需求，这是长期照护服务产生的主要依据之一。也就是说，相比于长期照护，医疗服务将更加注重解决急性病和疾病急性期阶段。长期照护里的康复、护理服务具有"非治疗性"的特点，与医院

① 唐钧：《"最基本的养老服务"就是长期照护》，《中国人力资源社会保障》2019年第5期。

② 房莉杰：《理解我国现阶段的长期照护政策》，《北京工业大学学报》（社会科学版）2015年第5期。

③ 王震：《我国长期照护服务供给的现状、问题及建议》，《中国医疗保险》2018年第9期。

里的康复、护理服务也存在一定区别。

（三）长期照护与医养结合的区别

医养结合是在老年人的医疗服务和养老服务基础上的发展，是具有中国特色的新概念。很多学者在界定二者概念时，认为长期照护就是医养结合。而在界定"医养结合"概念本身上却有所区别：有学者将"医养结合"中的"医""养"合并，视为医疗和养老服务的结合；而有学者将"医养结合"分为医疗和护养两个部分。谢红认为二者最大的区别在于服务对象不同：长期照护的服务对象主要是功能丧失或失智的老年人，这部分人口在中国大概有 4000 万人[1]；医养结合的服务对象是一般性的老年群体，这个群体在中国则有近 2 亿人。此外，长期照护服务对专业化的医疗保健服务要求更高，但是其服务形式是采用医养结合的方式，因此医养结合资源构成了长期照护服务体系的基础，两者相辅相成[2]。而长期照护更加注重老年人的残余功能护理和维持，医养结合服务则主要在于老年健康管理、生活照料以及社会活动等，为全体老年人创造一个老年生活的健康环境[3]。由此来看，长期照护并不等同于医养结合。因此，长期照护政策既不应该放在养老服务框架下，也不应该放在医疗服务的框架下，应该独立出来，建立独立的制度体系。

（四）长期照护服务模式的界定

WHO 定义长期照护服务为三种模式：一是居家照护模式，服务地点是家庭；二是社区照护模式，服务平台为所在地社区；三是机构照护模式，服务提供者是专业机构，这种机构在不同国家的命名有差异[4]。国内学者于戈、杨刚建议按照服务内容进行分类，可将长期照护分为社区居家模式、安宁照护模式以及专业机构模式三种[5]。肖宏燕则按照属性进行分类，认为可分为政府主导型、市场主导型以及政府市场混合推

① 高传胜：《"老有所养"，中国该如何养？——基于养老服务与保障关系及发展的思考》，《兰州学刊》2016 年第 11 期。

② 唐钧：《关于医养结合和长期照护服务的系统思考》，《党政研究》2016 年第 3 期。

③ 乌丹星：《医养结合与老年长期照护的中国思考》，《中国社会工作》2017 年第 26 期。

④ 徐宏等：《PPP 视阈下老年残疾人长期照护服务供给模式创新研究》，《齐鲁师范学院学报》2017 年第 1 期。

⑤ 于戈、杨刚：《加拿大的长期照护》，《社会福利》2009 年第 5 期。

进型三种模式①。也有学者将其分为正式照护和非正式照护，较多的学者根据照护地点或照护供给主体将长期照护分为家庭、社区或居家照护以及专业照护机构三种，这也是最普遍的分类方式②。

本书研究长期照护服务的分类是按照中国《关于加快养老服务业的若干意见2013》中定义的以居家为基础、社区为依托、机构为支撑的老年康养体系发展目标，将社区、居家照护和专业机构照护作为长期照护服务的主要分类。居家照护是以家庭作为照护地点，各种服务提供者为家庭老年人提供的医疗保健、护理、心理健康、日常生活照料等服务。中、轻度失能老年人是居家照护服务模式的主要对象。其优势在于失能老年人可以留在家中，有亲人的陪伴，社区也能够提供适当的服务。不足在于照护主体单一，家庭成员负担过重，缺乏专业的护理。社区照护则是以社区作为照护地点，老年人可以居住在家里或者社区办的照护设施，通过政府扶持，社会多主体参与，由社区组织等各方力量向社区老人提供医疗卫生保健、护理、康复、日常生活照料、紧急救护、社会心理服务项目，是介于居家照护与机构照护之间的一种照护模式。英国早在20世纪70年代开始实施社区照护，并且明确指出社区的功能主要是提供适宜的照护服务和项目，保障老年人可以自主把握生活，最大可能具有独立性。其优势除了可以在熟悉的环境接受照护，社区多样化的资源设施也可以保障老年人获得服务的多样性，服务水平也更高。但社区照护模式也缺乏专业的医护照护人员和医护照护手段，不适合帮助初期失能程度较重的老年人康复。机构照护的接受服务地点是专业长期照护机构，它所提供的服务更加专业和规范，照护的对象为中重度失能失智的老人。机构的名称众多，在中国主要是护理院、老年公寓等。这类机构的特点是服务更加规范。不足在于老年人远离熟悉的环境，缺乏家庭的温情，精神需求得不到满足，机构高昂的费用也是一般老年人和家庭难以负担的。

---

① 肖宏燕：《中国人口非均衡老龄化条件下的老年长期照护服务ICT模式研究》，《老龄科学研究》2016年第1期。
② 肖云：《中国失能老人长期照护服务问题研究》，中国社会科学出版社2017年版，第113页。

二 国外关于老年长期照护的研究

(一) 国外老年长期照护发展趋势

国外的长期照护发展较早，呈现出以下趋势：首先，无论在何种福利体系国家中，个人都不是长期照护服务支出的主要承担者，政府和社会承担着长期照护支出的主要责任。其次，"就地养老"是各国经验所得，发展社区居家长期照护模式并逐渐走向制度化、正式化。最后，构建长期照护保险制度，不同的福利体系的国家构建了不同的长期照护保险制度，如以美国为代表的长期照护商业保险制度、以德国为代表的社会保险制度和以英国为代表的国家责任型保险制度。长期照护保险制度是完善养老制度、规范医疗保险制度的主要保障。

(二) 国外学者对老年长期照护研究

日益增长的长期照护需求不仅发生在发达国家、欠发达国家，贫穷国家的长期照护需求也逐渐上升，长期照护服务已然成为国际社会的焦点问题。Teerawichitchainan 等发现，在缅甸，60 岁以上的老年人报告至少有 1 个身体功能障碍的比例分别达到 40% 和 90%。配偶和子女是失能老年人的主要照护者，未得到满足的护理需求和不充分的护理需求，随着家庭财富的增加几乎呈线性下降[①]。Dintrans 从智利市区护理院层面出发，发现护理院、床位（覆盖面和可用性）往往集中在高需求地区，在人口较老和收入较高的城市中更为普遍[②]。Lippi Bruni 等研究表明不同长期照护模式选择的影响因素不同，残疾相关变量是机构照护的主要影响因素，家庭特征和社会人口因素对居家正式照护和非正式照护有很大的影响[③]。同样地，De Meijer 等在调查残疾相关变量对长期照护服务利用的影响时，发现利用和不利用居家照护服务的人群的失能程度无差异，但是利用机构照护服务的人群的失能程度显著高于利用居

---

① Teerawichitchainan, et al. , "Long-term Care Needs in the Context of Poverty and Population Aging: The Case of Older Persons in Myanmar", *Journal of Cross-Cultural Gerontology*, 2017.

② Pablo, et al. , "Do Long-term Care Services Match Population Needs? A Spatial Analysis of Nursing Homes in Chile", *PLoS ONE*, Vol. 13, No. 6, June 2018.

③ Lippi Bruni, et al. , "Delegating Home Care for the Elderly to External Caregivers? An Empirical Study on Italian Data", *Review of Economics of the Household*, Vol. 14, No. 1, 2016, pp. 155-183.

家照护的人群①。Wee 等基于 WHO 关于积极老龄化（Active Aging）政策框架中记载的积极老龄化的决定因素，对新加坡社区老年人长期照护需求进行影响因素分析，教育程度高、社会经济状况好，和家人共同居住的老年人比租房或独居的老年人呈现出较少的长期照护需求。患有慢性病、ADL 障碍、IADL 障碍的老年人有更多照护需求，其中情感、经济需求多于社会支持与实际医疗保健需求②。Eom 等则基于安德森模型进行了影响因素分析，发现高年龄、女性的易感因素、高多发病率、高残疾评分的需要因素是长期护理利用和转变的决定因素。独居、高收入和高残疾评分对正规和非正规长期护理的利用有显著影响③。Davies 等对 PSSRU 的社区护理方法进行评估，这是一种社区照护资源与需求匹配的社区护理项目，结果发现福利效果更好，社区护理接受者的结果成本更低④。

随着长期照护项目的开展，国外学者开始关注于长期照护公平性。比如，García-Gómez 等研究了长期照护使用和未满足需求的决定因素及公平性，结果表明居家正式照护利用倾向于富人，非正式照护倾向于穷人。同时，比较了自评健康和 ADL 相关指标代替未满足需求指标的结果。结果显示长期照护服务未满足需求的分布取决于所考虑的服务，客观健康的结果的倾贫程度要高于主观健康的测量⑤。Rodrigues 比较了不同社会经济因素测量对老年人长期照护服务公平性的影响，结果表明，与家庭净收入相比，将家庭净资产作为排名变量，在非正式和居家

① De Meijer, et al., "The Role of Disability in Explaining Long-term Care Utilization", *Medical Care*, Vol. 47, No. 11, November 2009, pp. 1156-1163.

② Wee, et al., "Determinants of Long-term Care Needs of Community-dwelling Older People in Singapore", *Journal of the American Geriatrics Society*, Vol. 62, No. 12, 2014, p. 2453.

③ Eom, et al., "Effect of Caregiving Relationship and Formal Long-term Care Service Use on Caregiver Well-being", *Geriatrics & Gerontology International*, Vol. 17, No. 10, 2017, pp. 1714-1721.

④ Davies B, Challis D., *Matching Resources to Needs in Community Care: An Evaluated Demonstration of a Long-term Care Model*, Routledge, 2018, pp. 356-378.

⑤ García-Gómez, et al., "Inequity in Long-term Care Use and Unmet Need: Two Sides of the Same Coin", *Journal of Health Economics*, Vol. 39, January 2015, pp. 147-158.

护理方面的使用倾贫不平等程度较低①。

三 国内老年长期照护研究

在研究中国长期照护服务体系之前，应当明确中国长期照护服务的本质，明确服务规划设计的目标，这是开展相关研究的前提。杨团明确了长期照护服务的本质、设计了中国长期照护服务体系的核心要件，揭示了长期照护服务体系的重要性和存在的问题与矛盾等②。

国内相关研究主要集中于长期照护服务需求的分析。长期照护服务需求的条件是构建长期照护服务体系的关键要素。具体来说，长期照护服务需求的调查研究主要集中于三个方面：首先，是否有长期照护需求。尹尚菁和杜鹏对失能和失智老年人的长期照护需求进行了调查，发现他们照护需求旺盛，特别是失智老人对相关服务的需求愿望更为强烈③。李伟峰和原翠娇研究发现老年群体对长期照护服务的需求呈现多样性。针对需求影响因素的分析表明：老年人群的健康情况、收入层次、年龄结构、健康生活行为等，是影响长期照护服务需求的关键变量④。其次，长期照护服务项目需求的多样化。王晓峰等通过分析影响老年人对养老服务经济、健康医疗、休闲娱乐需求的相关因素，发现不同的养老服务需求的影响因素不同，相关政策的制定应具有针对性⑤。刘晔翔等对不同种类的长期照护需求进行了调查，结果显示需求种类繁多：护理服务特别是家庭病床护理服务、心理精神服务、慢性病管理服务、日常生活照料服务以及康复服务等是老年人群最为需要的照护服务项目，其中慢性病管理和日常生活照料服务最为欢迎。对相关影响因素的分析表明：身体健康状况以及慢性病种类对照护需求影响最大⑥。罗

---

① Rodrigues, et al., "Income-rich and Wealth-poor? The Impact of Measures of Socio-economic Status in the Analysis of the Distribution of Long-term Care Use among Older People", *Health Economics*, Vol. 27, No. 3, March 2018, pp. 637-646.

② 杨团：《中国长期照护的政策选择》，《中国社会科学》2016年第11期。

③ 尹尚菁、杜鹏：《老年人长期照护需求现状及趋势研究》，《人口学刊》2012年第2期。

④ 李伟峰、原翠娇：《老年人长期照护需求及影响因素研究》，《山东社会科学》2015年第12期。

⑤ 王晓峰等：《城市社区养老服务需求及影响分析——以长春市的调查为例》，《人口学刊》2012年第6期。

⑥ 刘晔翔等：《普陀区老年人长期照护服务需求及其影响因素分析》，《中国卫生资源》2016年第1期。

盛等分析了老年人群差异化的长期照护需求状况。研究发现健康状况不同的老年人的长期照护服务需求也存在显著差异。我们应当提供具有针对性的长期照护服务项目，实施分级照护模式，提高老年人生活质量[1]。汪群龙和金卉调查了浙江省老年人群对长期照护服务的需求情况，结果表明老年人的照护项目需求存在差异，日常生活照料、医疗保健以及社会活动是老年人最需要的长期照护服务项目。家庭经济状况、健康状况以及个人主观偏好是影响老年人选择长期照护项目的核心变量，特别是老年人主观偏好是一个不能忽视的影响因素[2]。最后，对不同长期照护模式的需求。高晓路研究了老年人群对机构照护服务的偏好和选择情况。老年人群对照护机构的地理位置、单位属性、服务收费标准偏好，是影响选择机构照护服务的关键因素[3]。戴卫东将长期照护概念界定为政府或社会提供的服务，研究发现地区经济发展对长期照护服务需求会产生显著影响。具体来说，虽然研究发现一些因素如教育水平、户籍、失能状态、有无子女照护以及有无养老金等都是影响长期照护需求的因素，但是哲学因素在经济发达地区的影响效应却显著小于经济不发达地区[4]。有的学者对老年人不同长期照护模式选择偏好进行研究。刘西国和刘晓慧的结果显示，家庭状况是影响老年人选择长期照护服务的关键因素。其中家庭经济水平好的倾向选择机构照护，人力资本丰厚的家庭则倾向于非正式照护[5]。陆杰华和张莉研究发现中国的长期照护服务模式正在发生变化，虽然当前还是以家庭照护模式为主，但是越来越多的老年人开始接受机构照护等社会化的照料服务。子女数量、经济状况与子女数量交互作用、主观健康评价等影响着照料需求模式的选择[6]。

① 罗盛等：《基于对应分析的城市社区不同类型老年人健康服务项目需求研究》，《中国卫生统计》2016 年第 5 期。

② 汪群龙、金卉：《城市失能老人照护需求、偏好及长期照护服务体系建设》，《中国老年学杂志》2017 年第 11 期。

③ 高晓路：《城市居民对养老机构的偏好特征及社区差异》，《中国软科学》2013 年第 1 期。

④ 戴卫东：《老年长期护理需求及其影响因素分析——基于苏皖两省调查的比较研究》，《人口研究》2011 年第 4 期。

⑤ 刘西国、刘晓慧：《基于家庭禀赋的失能老人照护模式偏好研究》，《人口与经济》2018 年第 3 期。

⑥ 陆杰华、张莉：《中国老年人的照料需求模式及其影响因素研究——基于中国老年社会追踪调查数据的验证》，《人口学刊》2018 年第 2 期。

　　除了对老年人长期照护需求及其影响因素研究之外，老年人长期照护服务对象认定、需求评估也是当下研究的热点。如江海霞和郑翩翩总结了当前长期照护服务老年人的评估工具，并且比较了不同认定工具、评估方案的优缺点等。其中，BADL 和 IADL 是当前最常用的评估失能状况的量表，MMSE 则更多地应用于评估老年人的认知和失智的状态。评估方案方面，采用以上单一量表或者多维临床评估量表来完成。此外，目前应用较多的还有 INTERRAI 老年人身体状况评估体系，该体系在国外相关研究中应用较为广泛①。也有学者对各国的照护服务等级评估进行了研究。日本"要介护认定制度"，只有患了特定疾病的人才可以申请机构照护，然后市政人员对申请人员进行调查，调查方案是由日本政府制定的全国一致的介护认定评定表。该评估方案主要调查老年人的失能失智状态、心理状况以及生活行为状态，还包括医疗服务利用情况、患病状态等指标。调查完毕后会结合医生的判断和审查委员会的最终评估来确定老年人接受长期照护服务的等级②。德国的照护等级认定根据行动能力、认知和交流能力、行为和心理状况、自理能力、应对和医疗相关的独立处理能力、日常生活以及社交 6 大评估单元划分 3 个等级，最终按照等级划分情况提供具体的照护服务项目和内容。美国的等级分类主要依据老年人的长期照护资源消耗量来实施③。彭希哲等基于老年失能概率和相关指标方案，对中国一些试点城市的长期照护服务需求等级进行了评估，并且将评估的结果和相关政策实践结合，提出针对性建议④。此外，还有学者通过德尔菲法尝试构建中国长期照护需求评估指标。曹培叶等构思了照护机构老年人的长期照护需求等级评估体系。从医疗保健、生活照料、心理需求、社会活动等方面构建了一个有

　　① 江海霞、郑翩翩：《老年长期照护需求评估工具国际比较及启示》，《人口与发展》2018 年第 3 期。
　　② 张莹：《我国老年长期照护保障制度构建的几点思考——以照护需求评估为焦点》，《中国医疗保险》2016 年第 9 期。
　　③ 张莹：《评估老年长期照护需求是长护制度的基础》，《中国医疗保险》2015 年第 11 期。
　　④ 彭希哲等：《中国失能老人长期照护服务使用的影响因素分析——基于安德森健康行为模型的实证研究》，《人口研究》2017 年第 4 期。

40 个指标组成的评估指标体系①。徐萍等对社区长期照护服务需求评估体系进行研究，构建了一个包括护理服务、康复指导、心理服务、日常生活照料服务等在内的 37 个指标组成的社区居家老年人长期照护需求评估指标体系②。

对长期照护供给现状的研究相对较少。吴蓓和徐勤对上海的社区长期照护服务供给情况进行了分析，主要考察了服务项目供给、资金资源专科、专业人才积累等③。杜鹏和董亭月研究了长期照护服务中的失智老人覆盖情况，发现大多数养老机构因功能单一而不适合接受失智老年人入住，也没有社区机构能够为他们提供必要的照护支持④。此外，有国内学者基于福利多元化理论探讨如何构建长期照护服务体系。李明和李士雪构建了基于福利多元化理论的长期照护服务体系框架，研究中国照护服务体系中的供需状态。通过定位不同主体的责任角色，如政府、机构、家庭及市场组织等在长期照护服务体系中的作用，结合中国发展现状构建了适宜长期照护服务供给结构体系⑤。郑雄飞提出构建一个多维度的长期照护服务体系空间，建立多元主体间的伙伴关系，形成正向协同机制⑥。张斌等通过走访辽宁省各类养老机构分析目前失能老年人的照护现状，提出了专业社会工作者应介入老年照顾服务体系⑦。同样，王晓峰等突出了社区照护的作用，提出社区居家照护是弥补家庭照

---

① 曹培叶等：《护理院失能老年人长期照护需求评估指标的研究》，《中华护理杂志》2017 年第 8 期。

② 徐萍等：《社区居家失能老人长期照护服务需求问卷的编制》，《中国老年学杂志》2017 年第 6 期。

③ 吴蓓、徐勤：《城市社区长期照料体系的现状与问题——以上海为例》，《人口研究》2007 年第 3 期。

④ 杜鹏、董亭月：《老龄化背景下失智老年人的长期照护现状与政策应对》，《河北学刊》2018 年第 3 期。

⑤ 李明、李士雪：《福利多元主义视角下老年长期照护服务体系的构建》，《东岳论丛》2013 年第 10 期。

⑥ 郑雄飞：《一种伙伴关系的建构：我国老年人长期照护问题研究》，《华东师范大学学报》（哲学社会科学版）2012 年第 3 期。

⑦ 张斌等：《社区失能老年人长期照护服务体系的探索》，《中国全科医学》2013 年第 29 期。

护和机构照护不足的重要服务项目①。陈晶晶强调社会力量对于构建长期照护服务体系的重要作用，认为在家庭、社区、照护机构及政府部门之外，社会力量是长期照护服务体系不可忽视的重要支持力量②。因此，长期照护服务体系的多元参与、资源整合利用、突出社会资源是获得共识的观点。

四　小结

纵观国内外研究现状，健康相关因素是老年人长期照护需求选择、长期照护对象认定、需求评估的重要因素。理解老年人对长期照护服务需求偏好，明确影响长期照护需求的关键因素，探寻基于健康状况差异的照护需求匹配机制，对于指导高效照护服务递送体系，满足老年人群差异性偏好具有重要意义。长期照护服务的研究重现状分析，轻实际运作过程，尤其中国社区长期照护服务供给研究欠缺，对长期照护服务的递送模式的研究都是独立的，不利于改善目前"碎片化""分散式"的长期照护服务模式，为老年人提供长期、连续、多元的照护服务。面对家庭照护功能弱化、机构照护发展困难且运营成本高昂和一般失能老人及其家庭难以负担照护费用，发展社区居家照护已成为国际趋势。在基于老年人健康状况差异的基础上，找到与老年人身体状况和长期照护服务需求的匹配最佳的服务供应模式。如何有效利用社区平台，搭建家庭、社会、政府、机构等多个主体参与的长期照护协同治理体系和服务模式，是我们需要进一步深入研究的课题。

第四节　中国长期照护政策演变

一　中国长期照护政策演变的背景

（一）失能人口的增加，家庭风险转化为国家风险

中国人口老龄化发展趋势加剧，2022 年国民经济和社会发展统计公报显示，截至 2022 年年底，中国 60 周岁以上老年人口已超过 2.8 亿

---

① 王晓峰等：《城市社区养老服务需求及影响分析——以长春市的调查为例》，《人口学刊》2012 年第 6 期。

② 陈晶晶：《五位一体：老年人长期照护服务供给体系研究》，硕士学位论文，上海师范大学，2016 年。

人，占总人口比例达到 19.8%，65 岁及以上 2.1 亿人，占比 14.9%[①]。预计到 2040 年，这一比例将增加到 27.8%（3.98 亿人）[②]。并且随着社会经济、医疗技术水平的发展和国民体质的不断提高，人口年龄结构会进一步升级，老龄人口呈现出高龄化态势。据全国老龄办测算，2020年 80 岁以上老人已达 2900 万人[③]，且高龄老年人增加率始终高于 65 岁及以上老年人增长率。人口老龄化、高龄化快速发展之后，随之而来的是慢性患病率、活动受限率的增加，这将导致失能、失智老人数量急剧增长。据统计部门公布，根据第四次城乡老年人生活状况抽样调查结果，中国约有 4063 万失能和半失能的老年人，占老年人口的 18.3%[④]。预计到 2030 年，中国失能老年人人数将攀升至 6168 万人。此外，当前中国失智老人的数量也增长至 1200 万人，65 岁及以上人群失智发生率已高达 5.6%[⑤]。在预期寿命逐渐提高的同时，中国老年人失能年限也在增加，相关研究显示，中国 60 岁老年人的期望增加的寿命是 21.04岁，而健康期望增加寿命为 16.42 岁，即中国老年人大概有 5 年的残疾年[⑥]。总体上，中国人口的特征呈现出老龄、高龄化增速快，失能老年人基数大，老人失能年限延长，而这意味着，长期照护服务需求的爆炸性增长将是未来几十年中国老龄化社会面临的巨大挑战，失能老年人的照护风险已不单单是家庭风险，已转变为国家风险。

（二）家庭结构的变化，家庭照护功能的弱化

随着城市中妇女就业普遍化以及家庭小型化、核心化，家庭照护老人的功能出现空前的弱化。老年人的长期照护不仅需要身体和心理上的照护，更需要花费大量的资金，多数家庭往往无法承担，家庭照护亟须

---

① 国家统计局：《2022 年国民经济和社会发展统计公报》，http：//www.gov.cn/xinwen/2023-02/28/content_5743623.htm。

② 杜鹏等：《中国人口老龄化百年发展趋势》，《人口研究》2005 年第 6 期。

③ 新华社：《全国老龄办：4 年后我国失能老人将达 4200 万 80 岁以上高龄老人 2900万》，http：//www.xinhuanet.com/politics/2016-10/26/c_1119794196.htm。

④ 孙金明、张国禄：《精准扶贫背景下中国失能老人多维贫困研究——基于 2014 年中国老年健康影响因素跟踪调查》，《调研世界》2018 年第 12 期。

⑤ 总报告起草组、李志宏：《国家应对人口老龄化战略研究总报告》，《老龄科学研究》2015 年第 3 期。

⑥ 界面新闻：《卫健委：中国人均预期寿命 77 岁，健康预期寿命仅 68.7 岁》，https：//baijiahao.baidu.com/s？id=1640388767817325227&wfr=spider&for=pc。

社会照护资源的支持。

（三）机构照护的不足，机构照护费用高于老年人可承受费用

机构照护供需失衡，存在巨大缺口。根据国家发展改革委的数据显示，截至 2022 年年底，全国养老床位数总计 882.3 万张，平均每千名老年人拥有床位数约为 34 张[①]，同 4000 万的失能老年人数量相比还相差甚远。机构养老供给总体严重不足，说明中国养老服务业不仅有着巨大的社会需求，也有着巨大的发展空间。同时，随着养老机构的快速发展，机构照护城乡倒置结构性矛盾突出，区域发展不均衡、养老服务内容供需结构错配、功能定位不清、服务质量良莠不齐等问题逐渐显现出来，这些问题的暴发亟须国家加快制定、出台相关政策法规，深化养老服务供给侧改革[①]。另外，高昂的机构照护费用使得很大一部分中低收入家庭的失能老年人的长期照护需求不能得到有效释放。由此得出，在政策上如果仅仅一味地增加照护机构数量或者床位数供给，不注重解决中低收入家庭老年人的经济保障问题，再多的服务供给也是无法解决日益上涨的长期照护需求问题。

二　中国长期照护政策演变的历程

回顾中国养老政策，最初政策文件涉及的词汇以"养老服务""老龄服务"为主。发展到后期，"医养结合"出现。近几年，"长期照护"开始在政策文件中出现。"长期照护"一词最初出现在省市级别的政策文件中，至 2015 年，开始在国家层面的文件中出现，老年人长期照护问题越来越受到国家的重视。中国长期照护政策变迁主要经历了 5 个阶段。

（一）政策初创时期（20 世纪 50—70 年代）

中华人民共和国成立初期，国家百废待兴，老年人的照护问题较少关注。虽然在《中华人民共和国宪法》（1954 年）中，明确保障了劳动者在年老、疾病或丧失劳动能力的时候，有获得物质帮助的权利，但当时的老年人照护问题主要由家庭或个人承担，由国家负责供养的对象有限，大多为城镇"三无"老人和农村"五保户"老人，这些老人的

---

①　黄石松、纪竞垚：《深化养老服务供给侧结构性改革》，《前线》2019 年第 7 期。

照护责任由公办养老机构承担①。

（二）政策发展时期（20 世纪 80—90 年代）

20 世纪 80 年代，中国老龄福利领域开始尝试市场化改革，探索"社会福利社会办"，但由于养老服务行业本身所获利润低，加之政府对民办养老机构的补贴政策难以落实，因此，民间资本参与机构建设的积极性较弱。因此，社区养老开始出现的形式，主要"以服务养服务"的模式开展，国家投资兴建的社会福利院由福利型过渡到福利经营型②。90 年代，中国的老年服务政策仍以强化家庭照护责任为主。《中国老龄工作七年发展纲要（1994—2000 年）》《中华人民共和国老年人权益保障法》（1996）出台，明确规定了家庭照护老年人的责任，除此之外，提出了发展社区服务，逐步建立适应老年人需要的多方面服务设施，在政策思想上有了较大的改变，为以后建立社区居家养老服务做了重要铺垫。

（三）照护体系萌发（2000—2012 年）

2000 年，中国正式进入老龄化社会，国家开始颁布了一系列政策文件。同年 11 月，中央颁布了《中共中央、国务院关于加强老龄工作的决定》（中发〔2000〕13 号），首次确立了"建立以家庭养老为基础、社区服务为依托、社会养老为补充的养老机制"的战略构想。之后，2006—2011 年陆续颁布的一些"重量级"文件，呈现出的养老服务政策框架与之前相比有了本质上的变化，扩大了服务对象覆盖范围，从"补缺式"的"三无"对象扩展到"普惠式"的全社会老年人、残疾人③。2012 年，国家对《中华人民共和国老年人权益保障法》进行了修订，提出实施长期护理保障制度，给予失能、经济困难的老年人护理补贴，发展城乡社区养老服务，建立和完善以居家为基础、社区为依托、机构为支撑的社会养老服务体系。

（四）照护体系发展阶段（2013—2016 年）

2013 年，《国务院关于加快发展养老服务业的若干意见》（国发

---

① 杨团：《中国长期照护的政策选择》，《中国社会科学》2016 年第 11 期。

② 张旭升、牟来娣：《中国老年服务政策的演进历史与完善路径》，《江汉论坛》2011 年第 8 期。

③ 房莉杰：《理解我国现阶段的长期照护政策》，《北京工业大学学报》（社会科学版）2015 年第 5 期。

〔2013〕35 号）文件进一步完善了养老服务体系，提出"到 2020 年，全面建成以居家为基础、社区为依托、机构为支撑的，功能完善、规模适度、覆盖城乡的养老服务体系"的发展目标。在此后的文件里，养老服务体系不断完善。例如，2017 年发布的《国务院关于印发"十三五"国家老龄事业发展和养老体系建设规划的通知》（国发〔2017〕13 号）又一次将养老服务体系调整为"居家为基础、社区为依托、机构为补充、医养相结合的养老服务体系"，提出了医养结合的理念；2015 年中央和地方政府逐渐加大了对长期照护建设力度，对长期照护的服务体系和保障体系都做了一定的要求。在服务体系方面，2016 年国务院颁发《国务院关于印发"十三五"深化医药卫生体制改革规划的通知》（国发〔2016〕78 号），将长期护理纳入医疗服务链，优化慢性病医疗机构中康复、长期护理服务的医疗资源配置，以提高长期照护服务可及性。同年，在《民政部、中央组织部、中央综治办等关于印发〈城乡社区服务体系建设规划（2016 — 2020 年）〉的通知》（民发〔2016〕191 号）中，强调了建立针对残疾人和失能老年人的长期照护体系的科学结构，提出家庭照顾、社区照料、机构照护相互衔接的长期照护体系。在保障体系方面，以探索长期照护保险制度和发展失能老年人护理补贴制度为主。自 2015 年，"探索建立长期护理保险制度，开展长期护理保险试点"写入了《中华人民共和国国民经济和社会发展第十三个五年规划纲要》之后，2016 年人社厅发布《人力资源社会保障部办公厅关于开展长期护理保险制度试点的指导意见》（人社厅发〔2016〕80 号），加强了顶层设计，初步构建了中国长期护理保险制度的框架，在此政策推动下，全国 15 个城市开展了试点工作，各地政府结合自身实际积极探索，形成了具有地区特色的政策办法①。

关于失能护理补贴制度的具体规定有：《关于建立健全经济困难的高龄、失能等老年人补贴制度的通知》（财社〔2014〕113 号），补贴对象涵盖了经济困难的高龄、失能等老年人，并要求地方各级人民政府应当逐步给予养老服务补贴，以补贴推动发展居家社区养老服务和医疗、康复、护理等服务；《国务院关于全面建立困难残疾人生活补贴和

---

① 李君：《我国长期护理保险试点政策比较》，《企业改革与管理》2019 年第 9 期。

重度残疾人护理补贴制度的意见》（国发〔2015〕52号）提出了针对困难残疾人生活补贴和重度的护理补贴；在此基础上，《国务院关于印发"十三五"加快残疾人小康进程规划纲要的通知》（国发〔2016〕47号）强调了有条件的地方可逐步扩大到低收入残疾人及其他困难残疾人。

（五）照护体系细化阶段（2017年至今）

2017年至今，除了对养老服务体系作了进一步地完善之外，也对框架下的各个方面提出了一些具体的要求。在居家照护方面，2017年《关于印发"十三五"健康老龄化规划重点任务分工的通知》出台，将推动居家老年人长期照护服务的发展纳入"20项健康老龄化的规划重点和具体分工"，要求国家各部委按职责分工负责。在社区照护方面，2017年5月，《社区老年人日间照料中心服务基本要求（国家标准GB/T 33168—2016）》实施，强调社区养老服务和加强社区养老服务设施建设，同时，对社区日间照料中心的服务内容做出了规定，填补了这方面的空白。在机构照护方面，2017年，《关于开展养老院服务质量建设专项行动》《养老服务标准体系建设指南》《关于开展质量提升行动的指导意见》陆续出台，对养老机构和养老服务标准做了相应的规定。2019年出台的《民政部　发展改革委　财政部关于实施特困人员供养服务设施（敬老院）改造提升工程的意见》，明确要求各地重点加强供养服务设施的长期照护功能配比，例如，照护型床位占比不低于50%，并配备专业化照护人员。《民政部、财政部、人力资源社会保障部关于进一步加强特困人员供养服务设施（敬老院）管理有关工作的通知》（民发〔2019〕83号）明确要求供养服务机构需涵盖的基本服务目录，并要求根据个人需求提供服务。2022年，国家"十四五"健康老龄化规划细化明确了构建多层次、多样化的老年人照护服务体系。倡导个人和家庭积极参与，共同构建老年友好型社会。

三　中国长期照护政策演变的趋势

中国长期照护政策的发展主要围绕长期照护供给侧结构性改革，从中可以看到两个核心方向：一是鼓励社会参与，供给主体多元化；二是国家越来越倡导居家照护和社区照护，重视家庭和社区在失能老年人长期照护上的作用，也重新评估了机构照护在养老服务机制中的作用，意识到机构养老在养老服务体系中应承担托底作用，确立了以"居家为基础、社区为依托、机构为补充"的养老服务体系。

（一）服务供给主体多元化

在国家政策上可以看出，中国长期照护服务供给主体由以家庭或政府单一供给向以家庭、政府、非政府组织、市场等多元合作供给转变。2012 年，国家开始鼓励、扶持社会组织、个人兴办养老机构；2014 年，鼓励社会资本进入健康保险行业，支持商业保险机构兴办养老社区以及养老健康服务设施和机构；2017 年后，提出了推动社会资本发展多业态融合服务，向医护型养老模式发展。长期照护服务的提供需要多方参与，共同努力，形成更加完善的服务供给机制。

（二）服务递送方式社会化

以前政策文件注重长期机构护理，现在注重推动居家、社区老年人长期照护的发展。从 2000 年至今，养老服务体系框架的建立和发展可以看出，国家越来越倡导居家照护和社区照护，重视家庭和社区机制在失能老年人长期照护上的作用，老年人照护递送方式逐渐社会化。1996年《中华人民共和国老年人保障法》强调老年人照护主要依靠家庭，发展社区服务，到 2000 年提出养老体系的战略构想，再到后来，长期照护服务体系框架不断完善。我们可以看到，以家庭为基础调整为以居家为基础，意味着尽管家庭仍然承担着照护的主要责任，但也开始发挥社区的养老依托功能，加大社区在养老服务中的作用，扩大以社区为主的长期照护覆盖面。从"机构为支撑"转变为"机构为补充"，也折射出国家重新评估了机构照护在养老服务机制中的作用，意识到机构养老在养老服务体系中应承担托底作用。

四　中国长期照护政策现存的问题

（一）长期照护护理补贴问题

仅针对失能老人照护补贴的政策尚未出台，仍以突出政府兜底功能为主。虽然中央下达文件要求各地政府结合自身实际情况出台有关经济困难的高龄和失能等老年人的补贴政策，以及在补贴发放中优先接受照护服务的贫困重度残疾人，但也是以老年人的经济状况为基础，再选择失能、独居、残疾老年人发放，这将导致长期照护服务的补贴对象仍是对准社会救助者，无法兼顾至少占70%的中低收入阶层老年人①，也就意味着长期护理补贴未能根据老年人的失能程度进行合理发放，70%的中低收入阶层的失能、失智老年人的长期照护潜在需求可能无法被满足，从而影响照护资源的有效利用。因此，面对未来爆炸性增长的长期照护服务需求，制定、完善针对失能、失智老年人的长期护理补贴制度是当务之急，这对于实现长期照护服务利用的公平性和有效性有着长远意义。解决失能老年人照护补贴的问题关键在于搞清"补贴谁""补贴什么"的问题。

（二）政策资金导向不清

一是政策上存在进入壁垒问题，比如，区域卫生规划限制了社区诊所等医疗机构的开办，老年人亟须的照护服务资金难以进入。二是国家努力发展居家照护，但缺乏对家庭照护者提供支持性的配套政策，政策重点支持和保障机构照护，未涉及家庭成员②，这将导致家庭内部成员参与老年人照护的积极性不高，居家照护后续动力不足，难以可持续发展。

（三）缺乏机构照护老人准入资格评估和行业监管

单纯追求床位数的增加不仅不能满足老年人照护需求，还可能造成资源的浪费。研究显示，全国养老床位数总数增加明显，相较于"十一五"期末，总量比增长70.2%，但床位空置率也从21%增至48%；新增的床位主要分布在中高端养老院和乡镇敬老院③。问题背后存在着在政策制定和设计上的靶向性不清、精细化不足。一是政策瞄准对象不清，原定政策要求乡镇敬老院只供养"五保"户，不包含失智、失能人群；二是缺乏机构收治老人的准入资格评估机制，导致中高端养老院倾向于收治能够自理照护成本低的老人，最终导致中国养老机构收治的老人以"三无""五保"老人和收入高且能自理的老人为主，违反了老年照护服务的提供应根据"需求"而非收入或支付能力的原则，造成社会效率和公平性低下。另外，中低端养老机构因设施简陋、服务质量不行加之医保不覆盖，中等收入家庭也无法接受，入住率不高。尽管中

---

① 唐钧、赵玉峰：《失能老人长期照护的政策思路》，《中国党政干部论坛》2014年第4期。
② 王震：《我国长期照护服务供给的现状、问题及建议》，《中国医疗保险》2018年第9期。
③ 杨团：《中国"长照"困局》，《中国房地产》2017年第5期。

国政策开始逐渐意识到需提升养老机构服务质量，但是目前还缺乏对养老机构服务的监管，缺乏相应的法律法规规范长期照护服务的执行。

近几年，从国家层面的政策文件来看，老年长期照护问题越来越得到党和国家的重视，将其作为保障民生工程的重中之重，开展了大量的工作，确立了"居家为基础、社区为依托、机构为补充"的养老服务体系，推动政府包揽和单纯依靠家庭照护向居家、社区、机构照护相互衔接发展转变，鼓励社会力量参与，加强协同配合。但仍然存在一些突出困难和问题，如尚未出台独立的长期照护政策法规文件，尚未构建国家统一的长期照护服务递送体系，照护补贴发放政策对象瞄准不清，政策障碍导致的资源错配，缺少对家庭内部成员的支持性配套措施，缺乏建立老年长期照护服务体系的跨部门协同机制等。

第三章

老年长期照护服务体系协同治理理论框架

第一节 协同治理的理论基础

从理论来源看，协同治理的理论基础较为丰富，其产生与发展来源于组织学、管理学、经济学中诸多理论。我们经过梳理与总结，认为对协同治理理论的发展产生较为重要和直接影响的有四种基础理论：集体行动理论、协同理论、资源依赖理论和政策网络理论。本节梳理了协同治理产生的理论基础，介绍基础理论的假设与观点，明确四种基础理论对于协同治理内涵的贡献和影响。

一 集体行动理论（Collective Action Theory）

法国心理学家古斯塔夫·勒庞从社会心理视角提出了集体行动理论。他对群体以及群体心理特征进行了剖析，认为人们处在群体之中，情绪的感染产生了集体行动，而情绪感染则是无意识的人格主导的结果，它驱逐了有意识人格[①]。到 20 世纪，西方集体行动研究者逐渐转变视角，从社会学角度对集体行动进行剖析。美国社会学家尼尔·丁·斯梅尔赛（Neil J. Smelser）则认为产生集体行动必须要具备六个条件，即普通化的信念、突发事件、结构性的诱导和憎恨、控制能力降低以及

---

① 王生博：《西方集体行动理论研究的演化及发展》，《河南理工大学学报》（社会科学版）2009 年第 2 期。

促动式刺激等。这六个因素构成了所谓的附加值理论①。

集体行动理论研究在 20 世纪 60 年代之后得到蓬勃的发展。其中最为主流，并为后续研究产生广泛影响的，是由美国经济学家曼瑟尔·奥尔森 1965 年在《集体行动的逻辑》一书中的观点。奥尔森在书中对 60 年代之前的传统利益集团理论进行了质疑和反驳，理性经济人假设个人追求利益最大化的行为会同时增加集体行动的总利益②。而在现实中观察到的现象并非如此，实际上许多有共同利益的集团并没有成功组织集体行动。奥尔森同样以"理性经纪人"为假设前提，发现理性经济人产生的"搭便车"现象在公共物品的供给中会产生所谓的集体行动难题，也就是说，公共物品所带来的公共利益决策会产生个人理性与集体行动利益目标不相符的情况。因此，奥尔森认为理性经济人的行为不会产生正向的集体行动后果，相反可能产生负面影响，除非采取强制性手段要求个人按照集体行动的目标行事。当一群理性的人为了实现公共利益聚在一起形成集体，公共物品的特性决定了任何理性经济人的个人牺牲获取的共同利益的增加，都会促使其他成员去无风险地获取由少数人的付出而增加的公共利益。此时经济人就会企图逃避承担集体行动的成本，希望他人付诸行动而自己坐享其成，普遍的"搭便车"会阻碍集体行动的实现和公共利益的获得。集体的总体规模大小是规避这个问题的一个重要的影响因素，人数较少的集团中个人贡献对总体利益有着举足轻重的作用，因此这些成员会尽力推动这种行动，其行为也更易于被他人重视，集体利益更易实现。奥尔森同时也在文中提出，"选择性的激励"，即区分不同的受益者，给予奖惩措施从而缓解共同行动的"搭便车"问题③。自此开始，如何走出"集体行动的困境"便成为后续学者们研究集体行为理论的一个共同主题。

在对奥尔森集体行动理论作进一步修正研究的学者中，埃莉诺·奥斯特罗姆是其中的主要代表人物。她指出一些理论如囚徒困境、公地悲剧以及集体行动理论等在分析中都存在明显的局限性，无法准确描述绝

① 赵鼎新：《西方社会运动与革命理论发展之述评》，《社会学研究》2005 年第 1 期。
② 冯巨章：《西方集体行动理论的演化与进展》，《财经问题研究》2006 年第 8 期。
③ Olson Mancur, *The Logic of Collective Action*, Cambridge, MA：Harvard University Press, 1965, pp. 156-189.

大多数的资源状况。她结合大量实际案例的分析，构建了自主治理的理论模型，主要可用于公共资源的集体行动。她的理论又被称为多中心理论模型。简单地说，所谓多中心理论是指参与者通过制定合约、筹集相关资金充分高效地利用公共资源的过程。为了获取既定的共同利益，多元参与主体通过自主治理降低成员间的"搭便车"等机会主义的行为，这是该理论研究的核心问题①。奥斯特罗姆的理论特点在于将制度分析融入集体行动中，弥补多中心理论中制度相关资本缺乏的缺陷，突出制度在改善人类理性活动中的重要作用，合理的制度约束足以保证参与者做出与共同利益一致的行为。同时她认为，在小规模群体中，人们能通过相互沟通、打交道从而建立起信任与依赖，沟通与信任的共识，是激励成员进行共同利益行动的有力保障②。奥斯特罗姆的理论逻辑在于监督、信任与制度供给三方的制衡关系，即信任与监督的前提是具备完善的制度供给，信任要求各方互相监督，同时监督的效果是进一步加强了多元主体间的相互信任关系。在需要集体一致行动时，如果集体内部制度供给优良，并且会不断自主变迁以适应环境变化，同时集体内部成员之间存在着策略性互动，那么诸多要素之间才能形成良性循环，促成集体行动③。由于奥斯特罗姆明确将自主治理理论限定在公共池塘资源领域的治理中，并没有扩展到集体行动的其他领域，因此虽然自主治理理论很大程度上是建立在对奥尔森集体行动的逻辑的批评与修正的基础之上，但没有否认其研究的合理性，可以说是对其理论的一种衔接与补充。

普遍的观点认为治理前提是协同，也就是说协同代表了共同利益的行动，多元主体的协同行动是治理的特点④。自主协同治理必然是多中心的治理模式，因为共同行动中的自主治理需要自愿联合，而多元主体

---

① 埃莉诺·奥斯特罗姆：《公共事物的治理之道：集体行动制度的演进》，上海三联书店 2000 年版，第 227 页。

② 代水平：《立法公众参与困境的解决——以埃莉诺·奥斯特罗姆的集体行动理论为视角》，《西北大学学报》（哲学社会科学版）2013 年第 1 期。

③ 胡兴球等：《集体行动的逻辑奥尔森与奥斯特罗姆之比较》，《商业时代》2014 年第 34 期。

④ 田培杰：《协同治理：理论研究框架与分析模型》，博士学位论文，上海交通大学，2013 年。

偏好不同，因此形成多中心治理。协同治理的一大重要特征便是多元互动协调，即多主体为了解决公共的社会问题，为了实现共同利益自主采取行动，进行互动和决策。Ansell 等首先确定了制度框架是协同治理成功的主要影响因素，其次通过构建 SFIC 模型进一步明确了协同治理过程中相互对话、信任机制和最终承诺等构成了该模型的主要构架，这与集体行动形成所需的核心要素十分接近①。这些变量与要素充分体现了协同治理理论对集体行动理论的吸收与借鉴。

二 协同理论（Synergetics）

协同论又称为协同学，最初是由一位德国物理学家在 20 世纪 70 年代开创的一个领域。该理论主要将事物分为不同的子系统，考察子系统之间如何通过相互协作产生完善的结构和功能作用，最终实现整个系统的优化组合，解决现实的问题。绝大多数子系统的合作是受相同原理支配的并且与子系统特性无关，因此该学说旨在发现一种可以解释各科领域系统内部的子系统之间相互作用产生一种自组织结构的一般原理②。协同论是基于控制论、信息理论构建的，同时结合了耗散结构理论的相关研究观点，刻画了整体系统如何通过子系统的协作形成有序的规律性③。

协同论又一个基本前提就是任何看似无序的物质体都会产生有序的结构状态，而且通过协同力量维持这种有序状态。即由大量子系统组成的平衡或非平衡开放系统，通过不同子系统间的协同合作，最终促使总体系统产生有序组织结构，即成为一种新的有序结构。要理解协同理论的基本思想需要理解理论的核心概念序参量。序参量就是系统的状态参量。然而在刻画总系统中不同子系统间的协同状态时，可以衍生出无数个状态参数，这种状态下总系统的均衡很难实现，因为涉及的序参量过多。然而不同的序参量在变化过程中所起作用的临界点是有巨大差异的，即有些序参量对整个系统的演变并没有什么显著的影响作用，因为其阻尼系数大。但是有的序参量则阻尼系数很小或者不存在，这样会对整个系统的变化过程产生显著性影响。阻尼系数大的称为快速变量，而

---

① 李妮：《"协同治理"的产生与范式竞争综述》，《云南行政学院学报》2015 年第 3 期。
② 赫尔曼·哈肯：《高等协同学》，科学出版社 1989 年版，第 175 页。
③ 李彬：《管理系统的协同机理及方法研究》，天津大学出版社 2008 年版，第 108 页。

阻尼系数较小的或者不存在的称为慢速变量。这两种变量通过微分方程的形式刻画主系统的转化变动的过程，从而形成子系统之间的协同过程，它们既相辅相成又相互制约。慢弛豫变量虽然数量较少，但是主导着系统产生新的有序结构，它也驱使着其他快弛豫变量的运动，这就是协同论中的支配性原理。总体系统转变过程中的一些产生重大影响作用的变量被称为慢性序参量变量。当然，根据系统论的观点，这些序参量之间还可能存在竞争关系，即除了协同合作关系之外，还有考虑序参量之间的竞争导致的对总体系统的影响作用①。总之，序参量是协同论的核心变量，它推动了整个系统的演化变动的全过程。

自组织理论（Self-organizing）：自组织与他组织是两个相对概念。自组织是指在没有外部指令的情况下，系统内部子系统能够按照一定规则协调地自动形成一定结构或功能。换句话说，系统的相变（"相"是指不同的结构或状态，相变是组织的一种状态转化为另外一种状态的变化过程）是资讯系统相关协同作用的产物，而且是系统自发形成的，并没有外部作用力的影响的结果。

协同效应（Synergetic effect）：子系统之间的协同合作进而产生的高于各子系统效应之和的总体效应②。在整个社会系统的变革过程中，即使系统结构形态各异，但都存在着协同效应。协同效应的特点是整体作用大于部分功能之和，即"1+1>2"。在人们的社会活动中，协同效应往往是协同的目标。

系统演变的过程从杂乱无序到有序，协同理论模型为我们认识社会事务发展和演进的本质和体系变革提供了重要的理论依据。由此也可见，协同理论的核心思想具有广泛的适用性和普适性。协同治理对协同理论的吸收不仅体现在其名称上，也体现在协同治理的核心特征上。协同治理最重要的特征之一是强调主体的多元化。随着社会事务日趋复杂，公共管理逐渐成为一个需要多部门协作的复杂系统，除了政府，公共部门外市场组织、个人家庭等多元主体均应积极参与。而不同的组织或个体具有不同的特性与诉求，利益需求与价值判断各异，同时具备不

① 刘迅：《"新三论"介绍——二、协同理论及其意义》，《经济理论与经济管理》1986年第4期。

② 刘尹：《协同理论在企业管理系统中的应用》，《安徽科技》2013年第9期。

等的资源。因此在一个大的社会系统中，正是由这些组织、个人组成的子系统保持着竞争与合作，才能获得由任何主体在单独情况下无法实现的目标，实现"1+1>2"①。子系统间的协同作用机制的发挥决定了整体系统是否可以产生协同效应。子系统间的协同作用的充分发挥才能保障整体系统功能的实现。

三　资源依赖理论（Resource Dependence Theory）

资源依赖理论萌芽于 20 世纪 40 年代美国社会学家菲利普·塞尔兹尼克（Philip Selznick）的"公共抉择"理论，50 年代末期至 60 年代是资源依赖理论的形成时期。布劳（Peter M. Blau，1964）和艾默森（Richard M. Emerson，1962）的社会交换理论是资源依赖理论的重要支柱②③。该理论主要从权利和相互依赖的关系入手，认为人的权利大小主要来自于别人对这个人的依赖程度大小，在相互依赖过程中也形成相互的权力制约关系，相互依赖的程度不同会造成权力关系的不平衡问题。具体来说，从相互依赖视角看依赖程度越小的一方将对另一方而言具有更大的权力，前者则处于不利地位。该观点也成为资源依赖理论中对依赖和权力关系分析的基础。资源依赖理论被称为"社会交换理论的宏观版本"。随着越来越多的学者对组织与环境关系问题、环境对组织的影响展开深入研究，并且逐渐由封闭模式走向开放系统的研究变化④。资源依赖理论就是开放式组织理论研究的经典理论之一。1967年，詹姆斯·汤普森（James D. Thompson）在《组织在行动》一书中提出了组织权力的依赖模式，他认为组织的内部结构是由内部和外部的相互关系决定的，组织无法完全控制它们⑤。自此开始，资源依赖理论逐渐在组织管理研究中开始广泛使用。资源依赖理论的代表性人物是杰勒尔德·R. 萨兰基克和杰弗里·菲佛，1978 年，他们撰写了《组织的

①　Huxhamt，Chris，"Theorizing Collaboration Practice"，*Public Management Review*，Vol. 5，No. 3，2003，pp. 401-423.

②　Biermann，R.，et al.，*Resource Dependence Theory*，2016，pp. 278-298.

③　Emerson R. M.，"Power-Dependence Relations：Two Experiments"，*Sociometry*，Vol. 27，No. 3，1964，pp. 282-298.

④　田培杰：《协同治理：理论研究框架与分析模型》，博士学位论文，上海交通大学，2013 年。

⑤　Thompson，J. D.，*Organizations in Action*，New York：McGraw-Hill，1967，pp. 20-56.

外部控制》一书，自此开始资源依赖理论得到广泛的关注。该著作奠定了资源依赖理论发展的里程碑式意义。由菲佛和萨兰基克提出的关于资源依赖理论的观点与假设也成为今后学者研究的主流观点。

该理论的核心观点是资源是任何组织生存的基础，然而任何组织自己无法产生足够的赖以生存的资源，它必须从外部环境不断地获取大量的资源，这是组织生存的必要手段和条件。然而，外部环境较为复杂甚至包括大量的其他组织，这样就必然出现该组织和外部环境中的其他组织之间的相互依赖关系。这种依赖关系在获取资源方面表现为如何进行相互交流、谈判从而从那些外部环境中控制资源的组织中获取自身需要的大量资源。因此，这种谈判和交际能力决定各组织的生存状态和生存的机会；在组织对外部环境产生依赖关系的过程中，环境中的要素往往会对组织提出要求，因此产生了组织的外部控制，拥有了对组织的权力①。任何组织在面临资源的不确定性因素时，都会不断改变行为结构等方式，对依赖关系进行管理，设法降低对外部资源的依赖性。组织间的依赖关系并不是单向的，常常是相互的，两个组织之间可以同时相互依赖。根据美国社会学家艾默森的观点，组织之间的相互依赖程度是不对等的，面对这种不平等组织必然会采取多种行为模式和改变策略，目的是为了有效地降低这种不对等的程度，缩减双方的权利差距，向着权利均衡的目标努力。

竞争性互依以及共生性互依是最主要的两种资源互依的模式②。竞争性互依描述的是在统一市场中运行的组织，他们为了获得某些稀缺性资源而存在相互竞争；共生性互依刻画的是组织之间不是竞争关系而是相互依赖关系，组织间资源可以实现依赖性的呼唤。比尔曼（Rafael Biermann）和哈什（Michael Harsch）主要将组织间相互依赖的核心要素总结为四个方面：一是资源对组织生存的重要性。行为者 A 对行为者 B 的依赖性与 A 对目标的"动机投资"成正比，而该目标的达成需要获得 B 的资源。二是可替代供应商的可获得性。菲佛和萨兰基克将其称为"资源控制的集中度"（Concentration of resource control），即资

① Pfeffer J. , Salancik G. R. , "The External Control of Organizations: A Resource Dependency Perspective", *The Economic Journal*, Vol. 23, No. 2, 1979, pp. 612-613.

② 马迎贤：《资源依赖理论的发展和贡献评析》，《甘肃社会科学》2005 年第 1 期。

源被垄断的程度。存在的可替代的供应源越多，替代掉现有供应商就更容易。三是依赖关系的平衡。在评估各组织的依赖程度时，应将供以交换的资源纳入考虑，如果一个合作组织可以提供有吸引力的资源作为回报，那这两个组织就可以建立互利互惠关系，并且彼此都能接受损失一定程度自治权。四是组织在网络中的嵌入程度。组织网络中参与者的集中程度决定了组织间关系的类型。行业或政治领域中的集成程度可以从高集中度（少量重要参与者）到低集中度（大量相对平等规模的组织）。行为者的集中度越高，就越需要正式的、分层级的组织间安排来管理依赖关系。

基于不平衡相互依存的组织间关系往往不稳定。相互依赖问题的解决措施有很多种，例如通过组织间的一体化模式，包括横向或者纵向，最终形成一个组织间的一体化合作同盟来确定相互之间的合作与依赖状态；或者通过行政命令、政府行为等非市场手段也可以形成新的相互依赖关系[1]。组织的核心目标是获取资源生存下去，根据与环境的依赖关系主动进行选择与管理，寻找替代性资源或选择动态调整组织间的权力关系，基于自身改变或选择和改造环境以寻求权力关系的平衡，更好地与环境互动，推动组织在相互依赖和自主自治的动态约束下实现自身的成长和发展[2]。

资源依赖理论对协同治理的贡献主要体现在参与主体的相互关系上。政府已经失去对权威、知识、信息等多数资源的垄断，随着社会需求的多元化和复杂化，现代公共政策的施行、公共产品的提供只依靠公共部门是难以实现的，还需要依靠社会组织、企业提供资源，依靠与公众的探讨与协商来实现。同时多方合作和政策决策是社会组织或企业达成目标、赖以生存的关键要素，公众也依靠政府实现自身诉求。多元主体间互相拥有对方所需的资源条件，因此多元主体间必然形成一种天然的相互间依赖的状态[3]。而相互间的依赖与互动，就是重要资源在体

---

① 郭冰清、王虎峰：《基于资源依赖理论的医疗联合体组建动因与模式选择》，《中国医院管理》2019 年第 8 期。

② 田培杰：《协同治理：理论研究框架与分析模型》，博士学位论文，上海交通大学，2013 年。

③ 陈萍萍：《政府与社会组织的合作：资源依赖理论的分析》，《商》2014 年第 41 期。

系内部的优化配置过程。协同治理的参与主体认识到只有通过协同合作才能促进各方的整合,实现各自的目标,从而促进公共利益的获得。公共利益是多元主体相互依赖的最终目标和共同任务,公共利益的取得需要多方的协同、资源整合以及有效治理机制,体现出主体之间一定的共生性依赖。最后,资源依赖理论还强调多元主体的目标明确、机会平等和有序治理。这也是资源依赖理论的发展趋势和方向。

四 政策网络理论(Policy Network Theory)

政策网络相关理论最早产生于 20 世纪中叶的美国。美国的学者多集中政策制定领域中的"亚政府"(Sub-government)的存在上,以"铁三角"来形容政府机关、议会和利益集团之间的三角关系。随后,类似的概念遭到美国学者休·赫克罗(Hugh Heclo)的批判,他认为铁三角关系过于简单,应当从网络化的视角研究公共管理中的多元主体间的相互作用关系。美国学者的研究促进了政策网络理论雏形的出现,后来政策网络理论在欧洲得到充实和发展。英国以乔丹(Jordan)、理查德(Richardson)为代表的小部分学者承认并接受美国的政策科学及其观念对英国的影响[1],指出政府部门和相关组织可能会形成政策共同体,这种政策共同体会随着参与者的增多而不断地壮大,其开放程度也在不断地提升。这是政策网络的最初原型[2]。

而以罗茨(Rhodes)为代表的绝大部分学者认为政策网络概念发展于英国而非美国,他们从更广的角度研究政治制度间的结构关系,而不是政策网络中的行动者,即个人之间的关系。他们认为政府部门和其他组织会通过权利、信息、人力、设备技术等相互依赖,进而形成利益同盟或者利益集团[3]。罗茨最重要的理论贡献在于把政策网络集团按照多元主体类型、整合程度和资源分配状况划分成五大类,即政策社区、问题网络集团,这两类代表了高度整合和低度整合两大类。除此之外,

---

① 朱亚鹏:《西方政策网络分析:源流、发展与理论构建》,《公共管理研究》2006 年第 00 期。

② Jordan G. , "Policy Communities and Networks: Refilling the Old Bottles?", *Sub-Governments*, Vol. 2, 1990, pp. 319-338.

③ Rhodes R. A. W. , "The New Governance: Governing without Government", *Political Studies*, Vol. 44, No. 4, 2006, pp. 652-667.

还有几类介于其中的必入专业网络模式、政府间网络以及生产者网络集团①。20世纪80年代以后，西方国家开始在网络组织中出现企业的身影，即企业与其他部门之间也开始互相合作共同解决公共管理问题。特别是一些国家如德国与荷兰的政策网络理论研究涌现了一些新的视角和改变。这些研究者在更为广泛的参与者框架范围构建政策网络的研究框架，试图研究更多的公共管理和社会学问题。更为关键的是，这些学者指出了政策网络主导下的协同治理是市场失灵或者政府失灵以外的有效的治理方式②。

政策网络有三个核心特征：一是政策网络的主体之间相互依赖；二是政策网络表现为一种主体相互博弈的动态过程；三是制度约束政策网络活动③。由于政策网络理论的研究比较分散，学者们都从不同角度梳理网络政策理论的流派或理论模型，因而至今政策网络理论还未有一个系统的、完整的理论体系。也有学者认为，政策网络难以发展成为政策研究的一般性理论，主要原因在于它缺乏有力的解释力，只能是一种对公共事务和问题的描述性政策研究的工具，仅是对公共管理现实的一种浅薄的描述④。这一观点引发了一系列的争论，同时也促进了政策网络理论的成长与发展。

综观学者对政策网络的研究，我们仍然能发现政策网络理论与协同治理理论之间存在密切的关系。无论是英美学者代表的利益协调学派抑或欧洲大陆国家代表的治理学派，都从一定程度上强调政策网络是多元主体为了达成某一目标采取的集体行动，且一个政策网络一般包含与某一政策领域相关的政府或非政府组织，他们基于资源交换而形成整合紧密或松散的网络结构。协同治理架构中，政府作为重要的参与、协调主体，与分享共同资源、目标与利益的各社会组织形成多中心治理网络，通过协商、合作形成一个互动、博弈过程。在不同政策领域，有效的协

① Rhodes, et al. , "Policy Networks in British Politics", *Policy Networks in British Government*, Vol. 16, 1992, pp. 1-26.

② 谭萍:《治理维度下的政策网络理论探究》，硕士学位论文，山东大学，2008年。

③ Klijn, E. Hans, "Analyzing and Managing Policy Processes in Complex Networks", *Administration & Society*, Vol. 28, No. 1, 1996, pp. 90-119.

④ Dowding K. , "Model or Metaphor? A Critical Review of the Policy Network Approach", *Political Studies*, Vol. 43, No. 1, 1995, pp. 136-158.

同网络具有不同的架构特征，且各组织之间联系的紧密程度关系到它们在网络中的权力关系和影响力，相互间的依赖和政策网络的建立使得多元主体间建立了有效的共同行动的逻辑机制，进而推进共同利益和共同目标的实现[③]。因此，将政策网络理念引入协同治理将有利于复杂社会公共政策问题的解决。

第二节 基于 SFIC 模型的长期照护服务体系协同治理基本框架

当前中国的长期照护服务，无论是作为一个社会服务体系，还是作为一个产业，其发展还处于起步阶段，存在诸多问题。在中国目前的管理体系下，老年人长期照护服务中的医疗保健和日常照料两大类服务分属于医疗、民政以及其他社会、市场组织，这使得服务缺乏照护连贯性、协调性和经济性。长期照护服务体系涉及医疗卫生、民政以及社保等系统，卫生机构、居家、社区或综合性照护服务机构，正规照护者与非正规照护者、家庭以及接受照护服务的老年人。健全长期照护服务体系需要这些利益相关者的积极参与和跨界协同合作。因此，本质上长期照护服务体系构建是一个多元利益主体协同治理过程。基于第一节的协同治理理论基础，本节将沿着 Ansell 提出的协同治理框架（SFIC 模型）思路进行扩展，通过引入长期照护服务体系内外部关键要素，构建长期照护服务体系协同治理基本模型。

一 老年长期照护服务体系协同治理的基础内涵与前提条件

长期照护服务体系协同治理是由政府部门或者其他机构发起，包括众多利益相关者参与的、为老年人提供高效适宜的长期照护服务的共同决策、制定一个具有共同目标和利益的正式的决策过程。长期照护服务体系协同治理的基础内涵与前提条件包含六个方面：一是决策过程由政府或其他公共机构来发起和主导；二是决策过程的参与者要包括非政府利益相关者；三是参与者的角色必须是决策者而不是观察者；四是决策过程必须是正式组织和集体参与；五是决策过程的目标是取得共识导向的决定；六是治理的焦点是长期照护服务体系管理。

（一）政府或公共机构应当承担长期照护服务体系协同治理发起人的角色

治理应当由政府或者公共部门发起，并且制定指导集体决策的相关规则、形式等。虽然现实中存在很多非政府部门之间的协作，但是协同治理特别强调政府或公共机构的引导作用。政府或公共机构应当依据自身的管理目的，或者遵循资源配置的治理规则来发起协同治理的决策过程。就中国的国情而言，医疗部门（卫健委）、民政部门（民政系统）或者社保部门（劳动与社会保障系统）均可以承担长期照护服务体系协同治理的发起人角色。由于不同部门治理目标存在差异，协同治理应当遵循一致的资源配置治理规则而不是部门具体管理目标。此外，中国长期照护服务体系资源一直处于分割式管理状态，医疗保健服务与生活照料服务分别隶属于卫生和民政等政府部门管辖，重复建设、无序竞争也产生了资源浪费等问题。因此，应当建立独立的专门机构成为老年长期照护体系协同治理的发起者，由这个部门来整合资源，协调不同利益相关者，这样可以避免不同部门管理目标差异引致的治理低效问题。

（二）决策过程的参与者必须包括非政府利益相关者

虽然协同治理过程应当由政府或者公共机构来发起，但是决策过程需要各类别的非政府利益相关者的参与。从总体来看，协同治理过程中的利益相关者既包括政府公共机构，也包括非政府机构甚至个人。协同治理的过程是不同利益相关者相互交流、相互影响的过程，政府公共机构和其他非政府部门、个人等必须通过一个审慎的多边决策程序来实现。长期照护服务体系协同治理过程涉及医疗、民政等政府公共机构，也包括市场组织、医疗机构、居家、社区或综合性照护服务机构，家庭以及接受服务的老年人等。长期照护服务体系协同治理需要通过这些利益相关者的积极参与和跨界协同合作，实现不同服务机构的协同合作、不同专业服务的有机整合。

（三）参与者必须是直接的决策者

协同治理过程需要所有参与者，特别是非政府机构、个人等均需要对决策的结果负责。因此，作为协同治理参与者标准条件之一是必须要直接参与决策过程。虽然政府公共机构对于协同治理有最终主导权，但是非政府参与者都应当参与决策过程的每一个环节，而不是仅仅作为建议者存在。因此，长期照护服务体系中的市场组织、医疗机构、居家、社区或综合性照护服务机构，家庭以及接受服务的老年人等非政府利益代表在协同治理过程中应当发挥与政府公共机构同等的决策权。

（四）必须通过正式组织与集体参与完成协同治理决策过程

正式组织协作是区分协同治理与非正式或传统的机构利益集团合作的重要标准。利益团体和公共机构之间的协作通常是双向相互影响的，协同治理区别于传统的利益相关者合作在于前者是通过明确、公开的组织策略来形成利益相关者的相互影响机制。例如，Walter 等将协同治理定义为一种共同行动与共享资源相结合的联合机构和相关活动[①]。另外，多元利益相关者应该在一个多方共同参与的、正式的共同决策模式下形成协同治理过程。长期照护服务体系协同治理应有政府或相关公共机构发起和主导，并提供集体决策的正式组织平台，协调不同利益主体（市场组织、医疗机构、照护服务机构，家庭以及接受服务的老年人）共同参与决策过程。

（五）协同治理过程的目标是取得以共识为导向的决策

协同治理是以取得共识为导向的决策为导向目标的。虽然政府和公共机构在协同治理决策中具有最终的决定权，但是协作决策目标应当在涉及的所有利益相关者中取得一定程度上的共识。值得注意的是，共识导向的决策往往不一定真正取得完全一致性的共识，但建立一个审慎的、多边的、正式组织的集体决策机制至少是为了达成共识而采取的正向措施，或者至少可以明确利益相关者达成一致的导向领域。

（六）协同治理应当聚焦于公共政策与公共问题

聚焦于公共问题是协同治理机制区别于其他决策机制的重要特征。虽然利益相关者可能通过争端解决或者斡旋机制来降低社会矛盾冲突，但是这些机制的发挥大多发生在私人部门之间。因此，为了区分协同治理与其他决策机制的差别，国内外学者将协同治理限定为公共问题的争端解决机制。探索长期照护协同治理机制，完善长期照护服务体系是中国当前医疗服务和养老服务体系改革的重大公共政策问题，可为健康中

---

① Walter, et al., "A Template for Family Centered Interagency Collaboration", *Families in Society: The Journal of Contemporary Human Services*, Vol. 81, 2000, pp. 494-503.

国战略的实践创新提供理论依据，推动协同治理理论在中国健康老龄化研究中的应用。

二 老年长期照护服务体系协同治理的 SFIC 基本框架

Ansell 构建了由初始条件（Starting Conditions）、促动式领导（Facilitative Leadership）、制度设计（Institutional Design）以及协同过程（Collaborative Process）组成的 SFIC 一般模型①。基于 SFIC 模型，本书构建了老年长期照护服务体系协同治理基本框架，如图 3-1 所示。

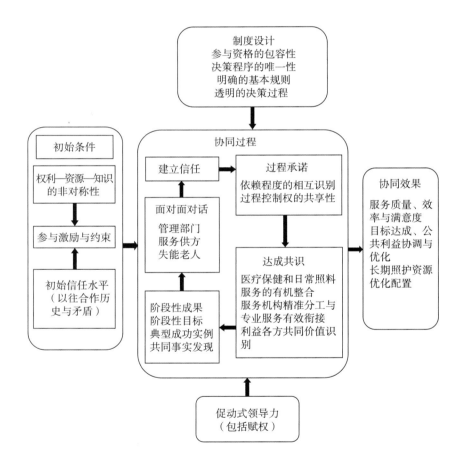

图 3-1 老年长期照护服务体系协同治理的 SFIC 框架

---

① Ansell, et al., "Collaborative Governance in Theory and Practice", *Journal of Public Administration Research and Theory*, Vol. 18, 2008, pp. 543-571.

（一）初始条件

协同治理的初始状态可以促进或阻止不同利益相关者之间或者公共机构与利益相关者之间的协作，这取决于之前多方的协作历史。如果长期照护服务体系中的各方（包括政府及公共机构与非政府参与者）之前的协作曾存在严重分歧，甚至处于敌对状态，那么协同治理必须首先要解决双方的不信任、不尊重和对抗状态；相反地，如果各方在过去的合作中存在相互信任、相互尊重，那么将会进一步促进本次协同治理目标的实现。实际上，中国长期照护服务长期以来的分散管理和资源无序竞争导致了宏观与中观层面的协同合作均缺乏相互信任。老年人长期照护服务体系协同治理初始条件包括权利—资源—知识的非对称性，即政府公共机构、市场组织、医疗机构、照护服务机构、家庭以及接受服务的老人等利益相关者具有的权利、资源及知识等的差异；参与协同治理的激励与约束，即利益相关者参与协同治理的动机和约束；各方初始的信任水平，即长期照护服务体系以往协作历史与矛盾冲突等。

1. 权利—资源—知识的不平衡性

利益相关者之间的权利/资源失衡是协同治理中的一个显著问题。长期照护服务体系协同治理涉及众多参与者，如政府公共机构、市场组织、医疗机构、照护服务机构，家庭以及接受服务的老年人等。这些参与者所具有的权利、资源及知识等存在明显差别。政府和公共机构层面掌握制定长期照护服务体系政策与制度的权利与资源，市场组织、医疗机构、照护服务机构等则拥有不同的管理制度、专业人员与服务供给资源，家庭以及老年人的权利与资源体现在对长期照护服务的需求变化与决定态度方面。在协同治理过程中，如果一些利益相关者由于能力、资源、地位差异等原因不能参与，或者不能与其他利益相关者平等地参与，那么治理过程就会被强势一方的利益相关者操纵。因此，如果没有强有力的措施来支持相对弱势的参与者发声，协同治理就不可能顺利开展。

当发起者或者主导者在协同治理过程中没有组织建立充分体现各方代表性的治理结构时，权力不平衡问题尤为突出①。另外，一部分利益

---

① Ansell, et al., "Collaborative Governance in Theory and Practice", *Journal of Public Administration Research and Theory*, Vol. 18, 2008, pp. 543-571.

主体可能不具备参与探讨相关协同治理问题的能力和知识，或者没有时间、精力参与整个的协作过程，如长期照护服务体系利益相关者众多，一般的家庭和失能老人在专业知识、时间精力方面与其他参与者相比有较大的差距。因此，如果协同治理的利益相关者之间存在严重的权力—资源—知识失衡，致使部分重要的利益相关者无法真正地参与决策，那么需要事前制定倾向弱势利益相关者赋权的协同治理系列策略。

2. 参与激励与约束

虽然参与协同治理过程在很大程度上是自愿的，但是分析利益相关者参与协同治理的动机以及影响这些动机的因素是非常重要的，这里也包括政府及公共机构发起协同治理的动机。相关研究指出，权力和资源的不平衡会影响利益相关者参与协同过程的动机[1]。在长期照护服务体系中，无论是由卫生部门、民政部门还是专设政府机构发起协同治理过程，各参与方初始的权力资源不对称是客观存在的，这种不平衡决定了相对弱势的利益相关者，如家庭及接受服务的老年人认为自己的话语权得不到完全体现，参与协同治理的积极性会相对较低。

在协同所需的时间、精力和资源平衡的情况下，参与的激励也取决于利益相关者对协同治理过程产生有意义的结果的期望状况。长期照护服务体系协同各方，特别是相对弱势的利益相关者，如果预期到他们的参与行动与具体、有效的政策效果直接相关时，那么激励作用会增加，参与动机更强烈；如果参与者认为他们自己的参与仅仅是被动式咨询性的，对政策结果没有影响，那么参与的积极性就会降低。此外，参与协同治理过程是自愿行为，如果参与者能够通过自己单方面的努力来实现相关目标，那么其参与协同治理的动机就会不充足。所以，如何激励利益相关者参与协同治理的动机，这是协同治理能否取得成功的一个关键因素。

此外，多元参与主体如果意识到它的目标的实现有赖于其他相关者的协作，那么其参与协同治理的动机就会很明确[2]。政府及公共机构可

① Imperial, Mark, "Using Collaboration as a Governance Strategy: Lessons from Six Watershed Management Programs", *Administration & Society*, Vol. 37, 2005, pp. 281-320.

② Heikkila, et al., "The Formation of Large-scale Collaborative Resource Management Institutions: Clarifying the Roles of Stakeholders, Science, and Institutions", *Policy Studies Journal*, Vol. 33, 2005, pp. 583-612.

能是健全长期照护服务体系的发起者，家庭、接受照护服务的老年人希望获得连续、优质高效低成本的长期照护服务，他们寄希望于政府主导下不断完善的长期照护服务体系，医疗机构、照护服务机构的发展同样依赖于长期照护服务体系的健康发展。因此，利益相关者之间实际上具备形成相互依赖的良好合作关系的基础。

3. 初始信任水平

利益相关者之间的以往的合作历史和矛盾将促进或阻碍协同治理的开展。然而，当利益相关者相互高度依赖时，历史的冲突反而可能会对协同治理产生强大的激励①。这种情况一般发生在资源管理领域，由于矛盾和僵局给利益各方带来了严重的代价，反而会促进协同合作的进一步开展。很多情况下协同治理往往是建立在以往的失败经验基础上的，而过去的矛盾和冲突会导致较低的信任水平，使得相互间的承诺更难形成，降低参与的动机，加剧协作中的不诚信行为。相反，过去成功合作历史则可以造就相互间的高度信任，提升各方参与的积极性，从而产生协作的良性循环。总之，如果利益相关者之间之前存在冲突或者矛盾，那么除非利益相关者之间存在高度的相互依存关系，或者采取积极措施来提升利益相关者之间的信任和激励水平，否则协同治理不可能顺利实施。

（二）促动式领导力

领导力是组织利益相关者参与协同治理过程，引导参与者克服协同过程所面临困境的关键因素。尽管有时协作在没有领导力的情况下也可以开展，但相关文献仍然表明，促动式领导力可以把利益相关者组织凝聚在一起，使他们以协作的精神积极地参与协同治理②。发挥促动式领导力的角色也被称为调解人，其作用是在确保协同治理过程完整性的同时，当利益相关者不能有效地获得双赢的结果时，通过领导力的发挥正向干预协作过程。长期照护服务体系协同治理 SFIC 模型中，依据权利

① Futrell, Robert, "Technical Adversarialism and Participatory Collaboration in the U. S. Chemical Weapons Disposal Program", *Science*, *Technology & Human Values*, Vol. 3, 2003, pp. 451-482.

② Imperial, Mark, "Using Collaboration as a Governance Strategy: Lessons from Six Watershed Management Programs", *Administration & Society*, Vol. 37, 2005, pp. 281-320.

与资源状况来看，能够发挥促动式领导力的应当是政府或公共机构。他们不仅是协同治理的发起人，也可以承担领导者或调解人的角色。然而，有学者提出成功的协同治理也可以同时发挥多个正式和非正式的调解人的促动式领导力，而不是依赖于单一的领导人①。因此，在复杂的长期照护服务协同治理体系中，医疗机构和照护机构实际上也可以发挥促动式领导力的作用。这一点在第五章的案例分析中会进一步分析。

促动式领导力主要在制定和维护协同治理基本规则、建立信任、促进对话和探索互惠互利方面发挥作用。有效的促动式领导力包括三个基本原则：协同治理过程的充分管理；调解人干预手段的可信性；以及确保协同过程能够做出所有人接受的令人信服的决策。领导者或调解人应具备以下技能：推动利益相关者广泛和积极地参与；确保广泛的影响和控制；形成动态的高效率团队，以及拓展协同过程的范围。促动式领导力的另一个关键作用在于赋权和代表弱势利益相关者，调解程序应当有助于实现利益相关者之间的权力平衡。如前所述，长期照护服务体系协同治理参与者的权力—资源—知识处于非平衡状态，因此，无论政府公共机构还是其他非政府组织充当调解人，要赋权于相对弱势的家庭、老人群体，努力实现权力资源的平衡，通过综合各方参与者的资源、知识等来激发协同团队的创造力，不断创造新的想法和理念。

需要指出的是，促动式领导力与协同治理的初始条件之间关系密切。一般来说，如果初始信任水平较低，但权力资源分配相对平等，利益相关者有参与的动机，那么协同过程中通过利益相关者信任的调解人干预，协同治理可以顺利开展；当权利或资源进行分配不均衡时抑或当多元主体参与动机不强时，需要有一个较为强势的领导者在协同治理过程开始时介入，只有这样协同治理过程才可能取得成效。总之，无论何种初始状态，缺乏领导力可能会严重制约有效协同的可能性。

（三）制度设计

制度设计主要包括协同过程的基本规则与协议的制定，保证了整个协同治理过程的合理合法性。制度设计首先是参与资格问题。只有那些

---

① Lasker, et al., "Broadening Participation in Community Problem-solving: A Multidisciplinary Model to Support Collaborative Practice and Research", *Journal of Urban Health: Bulletin of the New York Academy of Medicine*, Vol. 80, 2003, pp. 14-60.

认为自己有正当合法的机会参与协同治理的利益相关者才有可能形成对整个协同过程的信用承诺。长期照护服务体系涉及众多利益相关者，什么样的利益相关者应该被纳入协同治理过程？相关研究表明协同治理过程必须是开放和包容性的①。协同治理过程顺利开展的前提是要激励足够多的与这一政策问题相关的主体的积极参与，任何关键主体被遗漏都会造成整个协同过程的失败。因此，在长期照护服务体系中，首先应当尽可能地包含影响协同发生、运行的关键利益方，如政府公共机构、医疗机构、照护机构、接受服务的老年人及其家庭等。其次不能忽视体系外部主体的影响，如关心这一问题的社会经济相关代表的纳入等。参与资格的包容性不仅仅反映了协同治理的开放与合作精神，更体现了程序合法化的核心内涵，它不仅提供了利益相关者与其他人商讨焦点问题的机会，而且使协同治理的结果代表了最广泛的共识。

如前所述，当多元主体自身通过努力可以实现既定的目标时，这些利益相关者参与的动机会减弱，而当协同治理是唯一的决策程序时，更容易激励利益相关者的参与。因此，制度设计中决策程序的唯一性显得尤为重要。当存在可供选择的其他解决方案时，会对当前的协同治理决策有效性产生负面影响，致使协同治理的决策不能产生最优结果。因此，实现长期照护服务体系的协同治理，理论上应当只保持一个有效的决策程序，甚至可以通过控制措施保持协同过程决策的唯一性。

确定协同的规则和制度可以从程序的合理合法性方面对协同过程产生正面影响，而保持决策的透明度则会从建立相互信任的角度影响协同过程的开展。长期照护服务体系协同治理要求利益相关者真诚地投入协商，探索可能的相互利益和妥协。但是，利益相关者往往一开始是持有怀疑的态度的，特别是老年人、家庭等相对弱势参与者，这些参与者会特别关心其他人权力的影响，注重公平性，审视协同过程是否有被操纵的可能性。当然，制度基本的运行规则和制度可以说服相关参与者协同过程的公平性，决策过程的透明意味着利益相关者可以确信公开谈判是真实可靠的，证明协作过程不存在暗箱交易的可能。总之，明确基本规则、保持协同过程透明性，这对于长期照护服务体系利益相关者建立信

---

① 张康之：《合作治理是社会治理变革的归宿》，《社会科学研究》2012 年第 3 期。

任全身心投入协同过程，实现协同目标至关重要。

（四）协同过程

长期照护服务体系的协同过程是循环式的，如图 3-1 所示。协同过程取决于在沟通、信任、承诺、理解、共识与成果之间实现良性循环。循环式的协同过程说明前期的协作行为会形成反馈，对下一步协作产生积极或消极影响。

1. 面对面对话

面对面的对话是利益相关者确定相互间的利益均衡的必要手段，长期照护体系的协同治理过程需要明确各自的利益点，因此必须要建立在相互间面对面的对话的基础上。面对面对话不仅仅是商讨的手段，更是消除相互交流障碍以及打破阻碍互利机会的重要工具，它是建立信任、相互尊重、达成共识和承诺的前提。长期照护服务体系中，政府公共机构等管理部门在对话中应明确完善长期照护体系的具体目标，实现目标给各方可能带来的利益；医疗机构、照护机构以及市场组织等服务提供方在对话中应当明确长期照护服务的提供机制、管理文化以及与其他利益相关者的协作共赢；家庭和接受照护服务的老年人应当表明长期照护服务需求变化与期望利益等。需要指出的是，在某些情况下，这种面对面的方式也会导致双方以前形成的矛盾和对立更加的强化，这样必然导致协同治理无法进行[1]。

所以，成功的协同治理过程需要多元主体之间面对面对话，但是面对面对话却并不一定促成成功的协同治理过程。

2. 建立信任

利益相关者之间缺乏信任往往是协同治理过程开始时普遍存在的问题。协同过程不仅仅是谈判、商讨，更是在利益相关者之间建立信任的过程。事实上，当利益相关者之前存在冲突和对立时，如何建立相互信任成为协同过程早期最为关键的问题，面对面对话是解决该问题的有效手段之一。协同治理的领导者或调解人应该意识到，如果不能在昔日存在冲突和对立的参与者之间进行协调，通过对话建立信任，那么协同过

---

① Warner, Jeroen F., "More Sustainable Participation? Multi-stakeholder Platforms for Integrated Catchment Management", *Water Resources Development*, Vol. 22, No. 1, 2006, pp. 15-35.

程很可能会被强势的一方操纵。大量的案例研究表明，建立信任是一个长期的过程，需要不断地以可实现的协同成果作保障。由于历史原因，中国老年人长期照护服务中的医疗保健和日常照料两大类服务分属于医疗、民政以及其他社会、市场组织，服务提供缺乏连贯性、协调性和经济性。长期以来的分散管理和资源无序竞争导致了各个层面的协同治理缺乏相互信任。如何通过促动式领导力介入，建立利益相关者间的相互信任，是长期照护服务体系协同过程顺利开展的重要基础。

3. 过程承诺

利益相关者对协同过程的承诺是协同治理成功或失败的关键变量，特别是政府及公共机构的承诺往往是协同治理顺利开展的重要条件①。长期照护服务体系中的多元参与主体作出的相关承诺是与其协同治理的动机密切相关的。过程承诺首先是利益相关者依赖程度的相互识别。政府公共机构、医疗照护机构、市场机构以及家庭、老年人群等利益相关者希望通过参与协同治理确保其利益不被忽视，或确保其地位的合法性。识别依赖程度意味着不同参与者应当基于互惠互利的协商，确认彼此利益的相互依赖性，这对于实现协同治理理想政策的效果至关重要。过程承诺的另一个内涵是过程控制权的共享性。一般的公共管理过程中，非政府组织参与者是没有最终的决策权的，当然这些参与者可以采用施压、游说等方式去影响决策者。协同治理过程承诺将决策控制权从公共机构转向了所有利益相关者的共享。因此，长期照护服务体系中的利益相关者，包括家庭和个人在协同治理决策过程中，都应发挥相应的决策权，而不仅仅是被动式的参与。

4. 达成共识

长期照护服务体系协同治理过程中，利益相关者必须对他们能够共同实现的目标达成共识。具体来说，首先，应当就协同治理的主要任务达成一致共识，对相关问题给出一致的定义。长期照护服务体系协同治理的主要任务在于通过长期照护服务机构的精准分工与专业服务间的有效衔接解决照护服务粗放化、片段化问题，实现医疗保健和日常照料服

---

① Gunton, et al., "The Theory and Practice of Collaborative Planning in Resource and Environmental Management", *Environments*, Vol. 31, No. 2, 2003, pp. 5-19.

务的有机整合。其次，达成共识需要解决利益各方共同价值识别问题。协同过程中政府公共机构、医疗机构、照护机构，市场组织、家庭和接受服务的老年人需要基于主要任务目标，就利益相关者个人利益改善与公共价值提升达成共识。例如，协同治理能够给老年人及家庭提供更加高效优质价廉的长期照护服务，能够促进医疗照护机构、相关市场组织的健康发展，能够提升政府公共机构治理能力和执政形象。公共价值提升在于进一步完善当前医疗服务和养老服务体系改革，助力健康中国战略的实践创新。

5. 阶段性成果

当协同治理的目标和利益相对具体和明确，且利益相关者容易达成共识，则协同治理过程就可能取得所谓的阶段性成果。尽管这些阶段性成果本身就是协同治理过程的实际产出，但是作为关键的中间过程成果，这些阶段性成果对于促成协同治理体系的成功至关重要。阶段性的成果会进一步促进利益相关各方的对话，提升参与者之间的信任水平，鼓励建立承诺和达成共识的良性循环，进而促进整个协同治理过程的顺利开展。长期照护服务体系协同过程的阶段性成果主要包括三方面：一是阶段性目标的实现，如初步形成基于失能程度的长期照护服务机构分工模式，初步建立医疗保健和日常照料服务的跨部门协同管理机制等。二是典型成功实例，如某一区域形成的广泛认可、可推广的长期照护服务协同治理成功实例。三是共同事实发现，当利益相关者有宏大长远的目标时，阶段性小成果可能不足以促成建立信任。此时，可以通过共同事实发现探索协同的整体价值来建立进一步的信任。

（五）协同效果

长期照护服务体系协同效果主要包括三个方面：一是协同目标的达成、公共利益的协调与优化。明确长期照护服务体系中不同政府部门利益协调的决定因素，探索长期照护服务体系协同过程对卫生、民政和社保等政府部门利益协调的影响效应。二是协同治理过程对长期照护服务效率、质量和服务满意度影响，即评估医疗保健和日常照料服务的有机整合对长期照护服务的连续性、协调性和技术性以及满意度的影响效应。三是协同治理过程对医疗保健资源、生活照料资源在长期照护体系中的跨部门优化配置的影响等。

三 小结

协同治理理论和模型为管理部门以及利益相关者建立良性合作关系，进行集体决策和治理提供了合适的分析框架。长期照护服务体系本质上是一个多元利益主体协同治理过程，体现了不同服务机构、不同专业服务的有机整合，着力于卫生、民政等政府公共机构以及其他社会、市场组织的跨界合作。

本节基于 Ansell 的模型拓展构建了长期照护服务体系协同治理的基础框架。首先，总结该基本模型，时间、相互依赖性、信任是贯穿协同治理全过程的三个核心变量。长期照护服务体系的协同治理需要一个时间过程，主要是多元参与主体共同达成一致的过程要耗费大量时间。其次，信任和相互依存性在协同治理过程中是交互影响的，信任水平会影响利益相关者间的相互依存性，相互依存性越强也越容易提升相互间的信任水平。随着协同过程的深入，特别是阶段性成果的出现会进一步提升参与者之间的信任与相互依赖程度。

需要指出的是，SIFC 基本模型也存在一些缺陷，没有考虑外部环境因素与长期照护服务体系协同治理过程的互动关系，如缺少政治、政策、经济社会与文化、环境因素的影响效应、协同治理发起人过于单一，只能由政府公共部门承担。此外，协同过程缺少利益相关者学习和知识积累等因素的影响作用。

第三节 长期照护服务体系协同治理综合
一体化模型构建

SIFC 基本模型虽然提供了长期照护服务体系协同治理的基本要素和核心理论变量，但是在系统刻画老年人长期照护服务体系协同治理方面还存在缺陷与不足。首先，SIFC 模型没有考虑长期照护服务的政治政策、社会经济、文化等环境因素的影响。其次，SIFC 模型将长期照护服务体系协同治理限定在必须由政府公共机构发起和领导，形成政府公共机构与非政府利益相关者之间的协作模式。然而，大量的案例分析表明，"多方治理"的协同发起人和领导者既可以是政府公共机构，也可以是非政府机构组织、私营部门、管理专家等多主体类型①。最后，SIFC 模型没有涉及协同过程利益相关者学习、知识积累等因素的影响。本节将拓展 Emerson 等提出的协同治理理论框架，进一步完善和构建老年长期照护服务体系协同治理综合一体化模型。

一　协同治理综合一体化模型主体框架

基于 Emerson 等提出的理论框架②，老年人长期照护服务体系协同治理综合一体化模型主体框架主要包括三层嵌套式维度，如图 3-2 所示。最外层的是长期照护服务系统背景与环境因素，主要包括政治与权力关系、网络连通性、资源条件、社会经济因素、文化因素、长期照护政策环境、长期照护体系制度缺陷、利益相关者间信任水平、老年人健康状况与长期照护服务需求等。系统背景与环境因素为长期照护服务体系的协同治理提供了动因和约束条件。协同动因主要包括领导能力、相应的激励、相互依赖程度和不确定性。这些促动因素启动了协同驱动引擎，确定了协同治理机制的方向。

第二层是长期照护服务体系协同治理机制。协同治理机制是整个一体化模型框架的核心，这一机制代表了长期照护服务体系利益相关者的行为和活动规则，决定了公共政策的决策模式。围绕着利益相关者期望趋同的目标，长期照护服务体系协同治理机制明确了一套明确的规则、规范和决策程序。具体来看，协同治理机制主要包括两大模块：一是协同驱动引擎；二是协同行动。

协同驱动引擎主要包括三个相互作用的要素：原则性约定、共同的动机和联合行动的能力。协同驱动引擎的三个构成要素以交互和重复循环的方式协同运作，产生协同行动或实现协同治理机制的共识目标为措施。协同行动可以产生内部和外部的双重影响。如图 3-2 所示，协同行动首先会影响系统背景和环境因素，导致长期照护政策制度、接受服务的老年人健康状况、利益相关者间信任水平，甚至社会经济文化因素等产生的适应性调整。其次，协同行动对长期照护服务体系协同治理机

---

　　①　Emerson, et al., *Collaborative Governance and Climate Change: Opportunities for Public Administration*, Washington, DC: Georgetown Univ., 2010, pp. 141-153.

　　②　K. Emerson, et al., "An Integrative Framework for Collaborative Governance", *Journal of Public Administration Research and Theory*, Vol. 22, No. 1, 2012, pp. 1-29.

制自身产生影响，使得协同驱动引擎产生适应性调整。

总之，综合一体化模型包括三大嵌套式组件和这些组件各自的构成要素。本节下面部分将会详细分析这些要素如何导致长期照护服务体系的协同治理，如何影响协同治理的有效性，以及系统背景和协同驱动引擎如何产生适应性调整等。

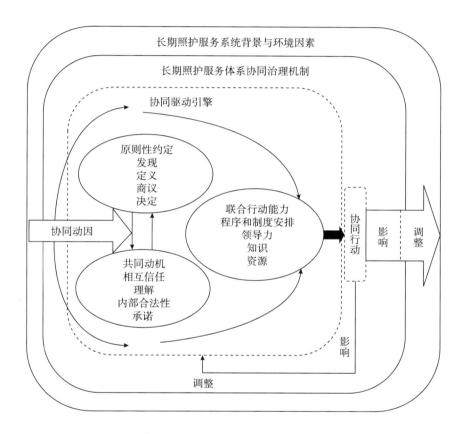

图3-2 老年长期照护服务体系协同治理综合一体化模型

二 长期照护服务体系的系统背景与环境因素

协同治理是在政治、法律、社会经济、环境和其他影响的系统背景下发起和发展的，这些因素启动了协同驱动引擎，确定了协同治理机制的方向。根据综合一体化模型，协同治理机制不仅产生于系统背景与环境，而且协同行为反过来又会促使系统环境产生适应性调整。

长期照护服务体系系统背景和环境因素主要包括政治与权力关系、网络连通性、资源条件、社会经济与文化因素、长期照护政策环境、长期照护体系制度缺陷、利益相关者间信任水平、接受服务的老年人健康状况与长期照护服务需求。政治与权力关系主要是指各级政府、医疗机构、照护机构、社区和个人之间的权利配置与关系，国家和各级政府发挥长期照护服务体系建设的协调管理权力，医疗机构、照护机构和社区组织具有长期照护服务的生产运营决策权，接受服务的老年人和家庭具有服务的选择权等。在政府协调管理权力框架内，各长期照护服务提供者发挥生产运营决策权提供多样化的服务，老年人通过选择不同的服务满足长期照护需求。网络连通性主要是指长期照护服务管理体系不同参与者，在主体内部和主体之间的管理关联性。

长期照护服务体系资源条件主要包括系统内部和外部资源。体系内部资源包含两个方面：一是照护服务资源存量。包括专业人才资源和机构床位资源。按照国际标准 1∶4 人力资源配置标准，中国长期照护专业人员存在配备不足、专业水平偏低、队伍不够稳定问题[1]。此外，多数长期照护机构服务资源偏重于日常生活照料，养老型床位比重大，医疗护理型床位占比低。二是长期照护资源在不同部门间的配置。鉴于照护资源配置分别隶属于卫生、民政以及老龄人社部门，存在管理口径差异，统筹资源配置存在困难。体系外部资源主要包括社会经济、文化教育等资源因素对长期照护服务体系的影响。社会经济因素包括地区经济发展情况、人均收入、人口特征等对长期照护服务体系的影响。文化教育因素主要指文化（如传统的孝道文化）对公众长期照护认知程度的影响，教育资源对长期照护人才培养和储备的影响等。

服务体系政策环境方面，主要集中在长期照护服务提供方的能力提升上。概括起来，首先是政策目标明确，架构一个社区依托、居家照护为基础，照护机构为支撑的长期照护服务体系的政策。其次是鼓励长期照护服务提供多元化政策，即激励私营机构进入长期照护服务行业，形成良性竞争与多元化格局。制度缺陷方面，一是针对失能老年人的长期

① 翟文雅、鲁翔：《养老机构长期照护服务供给侧改革的研究》，《南京医科大学学报》（社会科学版）2019 年第 3 期。

照护制度没有脱离一般老年人的养老服务制度框架，长期照护和养老制度的界限不清[①]。二是长期照护制度的制定和实施分属不同部门，管理碎片化，政策效果不理想。三是缺乏跨领域、多学科、系统的专业化长期照护制度体系，例如长期照护服务准入制度、长期照护服务质量评估制度以及照护人才培育制度等。利益相关者间信任水平，主要是指利益相关者过去的利益冲突或合作经验，以及由此产生的信任水平和对长期照护服务体系协作的影响。长期照护服务体系中的不同部门机构以往存在的正式或者非正式的合作以及由此带来的经验或者教训会进一步影响当前协作的可能性。接受服务的老年人健康状况与服务需求是影响长期照护服务体系协同的重要因素。老年人的健康水平和服务需求状况决定了长期照护服务体系协同的目标、体系服务提供的匹配度，进而决定了长期照护服务体系构建的层次性和完善性。

协同动因产生于系统背景和环境因素，主要包括领导能力、相应的激励、相互依赖程度和不确定性。领导能力是指存在一个确定的领导者，该领导者有能力发起和帮助获得资源，并且对协同治理机制提供支持。长期照护服务体系协同领导者可以是参与协同治理的一方（不限制必须为政府公共机构），也可以是外部的决策者，他通过发动人员、技术和其他资源致力于协作解决长期照护服务体系的建设问题，并对各参与者的偏好持有公正态度。相应的激励指协同治理的内部（问题、资源需求、利益或机遇）或外部（形势或制度威胁与机遇）激励因素。例如，资金的资助就可能激励发起长期照护体系的协作倡议。长期照护服务体系存在的缺陷、威胁和机遇也为跨部门的协同合作提供了激励。相互依赖程度是长期照护服务体系协同行为的前提驱动条件，特别是当个人和单个组织机构无法独立完成某项任务时。不确定性是协同治理的重要动因。现实当中，如果长期照护服务体系中单个组织能够获得相关问题解决方案的完全信息，那么该组织将独立地采取行动，追求自己的利益最大化。相反，如果单个组织无法在其内部解决有关长期照护服务体系建设中的不确定性问题，则会

---

① 王莉、王冬：《老人非正式照护与支持政策——中国情境下的反思与重构》，《人口与经济》2019 年第 5 期。

推动跨部门的协同合作，以减少和分散风险。

三　长期照护服务体系协同治理过程：驱动引擎与协同行动

如图3-2所示，在协同动因的驱动下形成了长期照护服务体系协同治理机制，明确了协同治理运行过程和方向。协同治理机制主要包括两个模块：一是协同驱动引擎；二是协同行为。它们紧密衔接、共同刻画了长期照护服务体系跨部门协同的系统行为、决策和活动。

（一）协同驱动引擎

在协同动因的驱动下，协同机制通过降低集体行动的初始成本、设定协同驱动引擎来激励长期照护服务体系的利益相关者的积极参与。协同驱动引擎是一个由原则性约定、共同的动机和联合行动能力三个要素相互作用形成的循环系统。原则性约定是指协同各方的利益相关者通过面对面会谈、跨组织网络、私人或公开会议等方式进行沟通交流。所谓"原则性"，是指要遵循研究和实践中被广泛接受的基本原则，包括以参与者的观点和知识为依据，公平、开放和包容性交流，协调参与者相关利益的平衡性等。通过原则性约定，把具有不同背景、身份和协作目标的人可以跨越各自的机构、部门或管辖范围来解决问题或创造价值。原则性约定最重要的是明确参与者。长期照护服务体系协同参与者众多，从各级各类政府公共机构、医疗机构、照护机构到市场组织、家庭和接受服务的老人等，每个参与者都会带来一些自身组织文化之外的个人态度、价值观和知识。参与者的多样性不仅体现了组织原则的规范性，而且给予参与者多角度表达观点和利益诉求的机会，使得决策更加全面深入。

原则性约定包含四个基本过程元素：发现、定义、商议和决定，这也是参与者的一个动态学习过程。通过参与学习，协作伙伴可以建立起共同的目标意识和共同行动理念。发现是指揭示个人和共同的利益、所关心的问题和价值，以及识别和分析与之相关的重要信息。长期照护服务体系的利益相关者可以通过发现来识别协同治理带来的共同利益，并可以通过随后的共同分析调查进行证实。定义是指通过阐明系统共同目标，长期照护服务体系的利益相关者在一致性认识的基础上，进一步明确和调整彼此的任务和期望，设定制度评估信息的标准及备选方案。商议被认为是成功达成约定的一个标志性的基本要素。当长期照护服务体系利益相关者有不同的期望和观点时，商议的质量既取决于利益相关者的劝说技巧，又依赖于有效地解决冲突战略和干预措施。由政府公共机构、非政府组织、老年人及家庭构成的协同治理平台为商议创造了"安全"的空间，本着协商、民主、多主体参与原则，设计多种争端解决方式，通过商议行使和体现参与者有价值的话语权。最后是原则性约定的决定过程，主要包括程序性决定，例如确定议程、提出焦点问题的讨论等，以及实质性决定，例如就长期照护服务协作的某个行动项目或建议达成协议。实质性决定通常被视为协同治理的阶段性成果之一。协同理论和实践表明，采用公正有力的谈判商议的过程推动公平可靠持久的决策的产生①。总之，如图3-2所示，从长期照护体系原则性约定视角看，发现、定义、商议和决定四个要素的动态循环产生并强化了共同的动机，从而建立共同行动能力。

所谓共同的动机主要包含四个元素：相关理解、相互信任、制度合法性以及承诺。这是一个不断循环性的强化过程，它主要由制度性的约定来触发。当然，共同动机的产生发展也会进一步强化原则性约定，它们之间是相互作用的。共同动机的第一个要素是相互信任，即随着时间的推移，长期照护体系参与协同各方一起工作、相互了解，相互证明各自的合理和可靠性的过程。在长期照护服务体系协同治理框架中，利益相关者之间的信任有助于降低交易成本，改善参与者关系的稳定性，并促进学习、知识交流和创新。信任可以促使长期照护体系中的政府、医疗照护机构、市场组织、家庭以及接受服务的老年人等参与者超越自己的个人、机构和管辖边界，了解他人的利益、需求、价值观和制约因素。相互信任是共同动机的一个初始关键要素，相互信任能让参与者看到并欣赏他人的差异，进而产生相互理解。相互理解将会在体系内产生一种人际认同感和认知合法性，被称为内部合法性，即确认长期照护服务体系协同参与者的集体努力是可信赖的，具有兼容性和相互依存的利益，并产生持续的激励效果。长期照护服务体系协同治理的合法性、有效性信心的增强将导致建立共同承诺，推动实现多元主体开组织跨边界

① Bingham, Lisa Blomgren, "Legal Frameworks for Collaboration in Governance and Public Management", *Big Ideas in Collaborative Public Management*, Armonk, NY: M. E. Sharpe, 2008, pp. 247-269.

的承诺的共同目标①。如图 3-2 所示，原则性约定有助于促进信任、相互理解、内部合法性和共同承诺，促进共同动机进一步增强规则性的约定，进而产生良性的循环。

为了实现共同目标，协同治理机制需要产生一种新的联合行动的能力。长期照护体系的联合行动能力是一组跨越职能的要素集合，它们推动形成有效行动的潜能，并充当战略与绩效之间的纽带。这种联合行动能力建立在原则性约定的基础上，并受到共同动机的影响。具体来说，长期照护体系的联合行动能力包含四个核心要素：程序和制度安排、领导力、知识和资源。程序和制度安排包括一系列必要的过程协议和组织结构，例如长期照护体系协作调解的基本规则、具体操作协议、相关决策规则等。程序和制度安排涉及体系内部权利结构问题。与传统的行政管理架构相比，长期照护服务体系协同治理框架的内部权力结构层级较少，更加稳定、流畅和复杂多变。领导力可以是一个外部协同动因，也是联合行动的能力的核心要素。长期照护服务体系协同治理需要多层次发挥领导力的作用，如政府公共机构发起人、召集人和调解人的领导作用，或者发挥医疗照护机构代表、管理专家和公众倡导者发起人与调解人的领导作用等。知识是联合行动能力的第三个要素。协同治理既需要数据和信息的收集、分配和重组，也需要新的共享知识生成和积累。组织内部和组织间传递知识的能力是高效协同治理体系的重要条件。资源是联合行动能力的最后一个要素。协同治理的重要作用之一是挖掘了参与者共享和利用稀缺资源的潜力。长期照护服务体系协同治理的重要资源包括资金支持、时间、权利、行政和医疗照护组织资源，公共管理、健康管理专业知识和技能、信息技术等。通过协同驱动引擎，这些资源可以作为长期照护系统共享资源加以利用和重新分配，从而影响协同治理的共同目标。

总之，如图 3-2 所示，长期照护体系协同驱动引擎中的原则性约定和共同动机将推动知识资源、领导力和制度安排的完善，进而提升联合行动能力。联合行动能力可以视为原则性约定和共同动力相互作用下

---

① 陈伟、黄洪：《长期照护结构性制度中的"绩效—风险"双轴效应研究——一个"协同治理"的理论框架》，《河北学刊》2017 年第 4 期。

的中间结果。同时，随着联合行动能力的发展，会进一步推动原则性约定和共同动机的良性循环，从而确保有效的协同行动和影响效应。因此，长期照护服务体系协同驱动引擎能否高效运行，取决于原则性约定、共同动机和联合行动能力之间有效的自我强化与循环互动。

（二）协同行动

协同行动是协同治理框架的核心。在 SFIC 模型中协同行动并没有单独作为一个核心变量受到过多的关注。在很多情况下，协同行动被视为线性协同过程的主要结果，甚至会与协同影响效应相混淆。实际上，协同治理机制中的协同过程和结果本身很难严格区分，因为过程和结果往往是相互紧密联系的。长期照护服务体系综合一体化协同治理模型提供了新的协同行动机制。如图 3-2 所示，在协同驱动引擎的作用下，通过长期照护体系利益相关者执行协同过程商定的任务完成相关协同行动。

这类协同行动主要包括：获得利益相关者的背书，接受服务的老人对长期照护服务的利用，长期照护专业人才培养，制定优化长期照护体系的政策措施，调动长期照护体系外部资源，体系内配置照护人力资源，长期照护设施的选址、许可与建造，实施新的长期照护体系管理实践，强制遵守并联合监督相关政策的实施等。具体来看，利益相关者的背书是指长期照护服务体系中的利益相关者就取得一致性意见的协同治理方案签署协议。老年人对长期照护服务的利用主要体现在对照护服务的利用程度和匹配度上。长期照护专业人才培养是指通过协同治理具体干预措施推进照护相关专业人才的培养。制定优化长期照护体系的政策措施主要是通过协同治理过程，制定和执行达成一致的完善长期照护服务体系的具体措施。调动长期照护体系外部资源是指利用长期照护体系外部的社会经济、文化教育等资源完成体系协同目标。体系内配置照护人力资源指在协同治理方案引导下，在长期照护体系内部依据体系目标重新配置照护专业人力资源。长期照护设施的选址、许可与建造需要按照协同方案目标统筹规划、建立长期照护设施的选址要求和建造标准。实施新的长期照护体系管理实践是指协同治理过程产生的长期照护服务体系管理新模式，以及这种新模式在管理中的运用。此外，有研究表明众多因素会影响协同行动实施的可能性，包括协同驱动引擎中的一些要素，如领导力、多样性代表和权力等①。然而，由于长期照护服务体系的协同行动通常需要很长一段时间才能完成，而且往往是由多个合作伙伴联合实施，因此实际上很难从方法学上追踪和分析具体因素的影响路径，这也会在一定程度上限制我们对长期照护体系协同行动与协同治理绩效的研究。

总结长期照护服务体系协同治理过程，协同参与者之间首先要明确原则性约定和共同行动的动机，在长期照护体系协同驱动引擎的作用下产生强大的联合行动的能力，进而推动协同行动的顺利实施。

四　长期照护服务体系协同治理结果：影响效应与适应性调整

长期照护服务体系协同治理的结果主要包括两个部分：一是协同治理机制产生的内外部影响；二是依据影响效应，长期照护体系做出的适应性调整如图 3-2 所示。

（一）协同治理机制的影响效应

协同机制产生的影响有时难以明确，主要是因为对协同治理的影响、效果、产出或者结果的界定不够清晰，而且很多情况下协同驱动引擎的影响、效果或产出往往与总体协同治理机制的结果混合在一起难以区分，如协同行动的相关结果容易与协同治理结果相混淆。为了考察长期照护服务体系协同治理结果，我们首先需要明确协同治理过程与治理机制的影响效应。

长期照护服务体系协同治理过程与治理机制的影响源于协同驱动引擎激发的协同行为。这种影响效应可以表现为通过协同行动建立的新的长期照护服务体系管理模式和由此给利益相关者带来的附加利益；影响效应可以是环境、社会、经济或政治方面的，可以是具体的、短期的效应，也可以是更广泛累积性的长期效应。无论何种形式，长期照护服务体系协同治理的影响效应应当与利益相关者原则性约定中的预期结果一致。需要指出的是，长期照护服务体系协同治理的影响效应不一定都是正向的，也可能产生与预期结果相反的负向影响，如没有形成有效的长期照护服务体系管理模式，甚至协同过程损害参与者的利益等。一般来

---

① Koontz, et al., "What do We Know and Need to Know about the Environmental Outcomes of Collaborative Management?", *Public Administration Review*, Vol. 66, 2006, pp. 111–121.

说，在协同治理过程中，基于协同驱动引擎建立的共同行动机制，引导协同行为产生的影响效应会更加接近协同目标，而且产生的负向影响也更少①。如图 3-2 所示，长期照护服务体系协同治理影响效应主要包括两个层面：一是影响系统背景和环境因素，例如对长期照护政策制度、老年人健康状况、长期照护服务质量与效率、利益相关者间信任水平、社会经济文化等方面的影响；二是对长期照护服务体系协同治理机制内部产生的影响，如对利益相关者原则性约定、共同动机和联合行动能力的影响等。

（二）基于影响效应的适应性调整

协同治理通过影响公共政策的复杂、不确定和不断变化的外部系统背景来调整环境因素的适应性。如图 3-2 所示，在长期照护服务体系协同治理综合一体化框架中，称为由协同治理机制的影响效应所带来的系统适应性调整。例如，由于协同行动的影响，长期照护政策制度得到完善，形成有效的长期照护服务管理新模式，不断提升长期照护服务的质量和效率，老年人健康状况得到改善，长期照护资源得到优化配置，机构管理制度与组织文化以及专业人员价值观发生改变，社会对长期照护文化认知的转变，引发长期照护服务领域新的机遇和挑战等。

此外，在我们的框架中还包括长期照护服务体系协同治理机制内部的适应性调整。这种调整主要来自两个方面：一是系统背景和环境因素改变引起协同动因的变化，如激励措施和相互依赖程度的改变，进而所引发的协同治理机制间接性适应性调整。二是协同行动产生的影响效应直接引起协同治理机制的调整和改变，例如新的利益相关者的加入，长期照护协同体系知识的更新和内部共享资源的重新配置，失能老年人长期照护服务利用水平变化，长期照护服务体系内部权力的重新分配，参与者共同动机和协同行动的进一步强化等。

需要指出的是，长期照护服务体系协同治理机制自身可以保证预期影响效应的可实现性。跨部门的协同必须要为协作伙伴带来利益回报，如果最初的协同行动没有发生或相关影响没有实现调整目标，协同治理

---

① 谢新水：《协同治理中"合作不成"的理论缘由：以"他在性"为视角》，《学术界》2018 年第 6 期。

机制会在利益相关者的压力下，对其运行目标、行动理念、协同驱动引擎以及提升联合行动能力方面进行必要的调整。从理论上讲，与集权组织相比，适应性调整在协同治理机制的框架结构中更为可行，因为这种机制不具有强制性，更加灵活与富有弹性。

五　小结

长期照护服务体系协同治理综合一体化框架产生于一个由政治政策、社会经济文化等环境因素构成的系统背景。这个系统背景环境首先创造了协同动因和相关约束条件。协同动因不仅提供了启动协同治理机制所需的能量，而且明确了长期照护体系协同治理的初始方向。长期照护体系协同治理机制启动后，协同驱动引擎的三个组成部分（原则性约定、共同动机和联合行动能力）就会形成有效的自我强化与循环互动。在驱动引擎推动下，长期照护体系协同治理机制将产生相关协同行动。长期照护体系利益相关者完成相关协同行动将会产生内、外两个层面的影响效应：内部影响主要是对利益相关者原则性约定、共同动机和联合行动能力等的影响；外部影响表现为对长期照护政策制度、接受服务的老年人健康状况、利益相关者间信任水平、社会经济文化等方面的影响。这些影响效应最终会导致系统环境因素和协同治理机制内部产生适应性调整。

总之，综合一体化模型为长期照护服务体系协同治理研究提供了一个更加全面的理论框架。该理论模型不仅阐明了长期照护体系协同治理的目标结果，而且揭示了通过共同动机的联合行动影响目标结果的路径，明确了协同影响效应和适应性调整的范围。综合一体化模型为后续章节的长期照护服务体系协同发生机制、协同运行过程以及协同效果评估等的实证研究提供了坚实的理论依据。

第四章

老年长期照护服务体系协同治理的发生条件

长期照护服务体系协同治理的发生条件主要包含三个层面的内容。首先是系统层面的制度条件，主要包括卫生、民政、社保系统相关医疗保健及老年人日常照料的政策制度、体系内部权力关系和利益冲突等对长期照护的影响。其次是协同的资源条件，主要包括资源存量、资源配置以及社会经济、文化因素等对长期照护服务体系协同的影响。最后是老年人长期照护服务的需求条件，主要包括老年人长期照护服务需求变化及相关因素的影响，服务供给的协同促动因素等。本章将系统分析长期照护服务体系协同治理发生的基础条件，明确利益相关者在协同过程之前所面临的初始条件与资源需求基础。

第一节 长期照护服务体系协同的政策环境 与制度条件

中国的长期照护体系发展的目标定位为居家照护为基础、社区照护为依托以及机构照护服务为补充的体系构架。鼓励长期照护服务提供多元化，即激励私营机构进入长期照护服务行业，形成良性竞争与多元化格局。本节我们主要从政策定位、制度缺陷以及权力关系三个方面分析中国长期照护服务体系协同的政策制度条件。

一 中国长期照护服务体系的政策定位

2017 年，中国政府在《国务院关于印发"十三五"国家老龄事业发展和养老体系建设规划的通知》中明确了发展目标。近几年，接连发布的规章和政策性文件均围绕着长期照护服务体系框架展开。居家照护为基础、社区照护为依托以及机构照护服务为补充的目标，是为了构架一个医养服务相衔接、有机融合、多元层次的照护服务完善体系。

具体而言，"居家为基础"意味着明确居家照护在长期照护体系中的基础地位。居家照护不同于传统的家庭照护，是一种立足家庭，依托社区的新型照护模式。老年人居家中，家庭成员、社区和政府等主体为居家老年人提供医疗保健康复、护理、社会活动、心理健康以及安宁疗护等多层次的服务内容，重视基层医疗机构和医护人员上门服务。大力发展居家照护，符合中国社会经济发展现状、长期照护需求爆炸性增长趋势以及老年人长期照护需求偏好，也是发达国家或地区的经验所得。因此，中国在建设长期照护服务体系的过程中，必须坚持和完善居家照护的基础性地位。强化居家照护的基础地位，达到绝大多数的老年人群体能够实现居家照护，这需要以提升居家照护能力为主线，一方面，加强社会组织和医务人员为居家老年人提供上门服务的能力；另一方面，注重培养家庭照护者居家照护技能，包括普及老年人照料、护理、康复知识和技能培训。

"社区为依托"表明要充分发挥社区平台性作用。社区是连接家庭和社会的重要联结点，是传统家庭照顾转向社会化照护的重要途径，与之对应的社区照护应运而生。随着家庭核心化、小型化和妇女普遍就业化，使得家庭照护功能大大弱化，而有健全的社会化服务作为保障，积极发展适宜于家庭照护者的便捷服务，如日间照料中心、日间短托、喘息服务、辅助生活设施、居家环境支持性改造等，对于承担照护失能老年人责任，但心有余而力不足的家庭照护者来说是十分迫切的需求。以社区为依托的长期照护服务体系必须重视社区长期照护平台的打造，畅通外界资源递送渠道，让社会资源可以递送给居家的失能老年人，同时也能让家庭照护者得到来自外界的支持和帮助，以此进一步强化居家照护的基础性地位。近年来，国家在相继发布的多个规划文件中，明确提到要充分发挥社区照护平台作用，一是要依托社区综合服务设施平台，加强社区照护服务设施与其整合利用，并依托综合服务设施培育为老年人服务的社会组织，为老年人提供多样化的照护服务。二是通过基于社区的总和服务信息平台，推动医养服务的有效融合衔接，具体来说，实现健康信息库和民政老年人信息平台的融合，通过"互联网+长期照护"服务模式，充分利用"云计算、大数据"实现远程长期照护服务和信息的共享，促进服务模式创新，实现智慧养老。"机构为补充"意味着机构照护在中国长期照护体系中应处于补充地位。

另外，从近几年照护体系政策定位调整来看，"机构为支撑"转变为"机构为补充"，反映出国家重新评估了机构照护在照护服务体系中的作用。老年人照护方式应以机构照护为辅，但"机构为补充"不是意味着不重视机构照护的发展，而是要明确其功能定位，充分发挥其专业优势，重点关注失能程度较高的老年人照护问题，为其提供专业、科学、细致的照护服务。同时，需协调好机构照护与居家、社区照护相辅相成的功能作用，可将专业服务辐射到社区和家庭内，为社区居家照护的发展助力。基于此，以"机构为补充"就是注重提升照护机构专业化能力以及加强机构与社区、家庭的衔接，使老年人失能情况发生转变时，能及时得到与其身体状态相匹配的照护服务，进而实现居家、社区和机构长期照护服务网络的形成。

关于鼓励长期照护服务提供多元化政策方面，通过激励私营机构进入长期照护服务行业，形成良性竞争与多元化格局。多元化格局主要是供给主体上的多元化，从原来个人、家庭或者政府部门的独立提供转变为多元主体包括政府、市场组织、其他机构以及家庭等协同提供服务。近些年，中国开始鼓励个人、市场组织和其他机构举办老龄照护机构。特别是 2014 年以后开始推动保险公司开办长期照护社区和老龄化健康服务机构。《国务院办公厅关于支持社会力量提供多层次多样化医疗服务的意见（2017）》更是确定了社会资本进入老年人长期照护行业的发展方向，明确了进入模式。近几年，国家政策导向均体现出鼓励社会资本参与老年人社会化照护，并发布了一系列支持性文件。《"十三五"国家老龄事业发展和养老体系建设规划》甚至设定了具体发展的指标体系，即长期照护床位占比中，政府运营的占比不少于 50%，其中专业护理床位至少 30%。这说明国家开始逐步放开长期照护行业，鼓励社会资本进入，并鼓励提供护理型服务。在社会资本如何参与机构照护发展方面，更是明确了两个具体发展方向：一是直接参与公办照护机构的运营；二是自己开办长期照护机构。除了鼓励社会资本参与机构照护服务的提供，社会力量参与社区照护服务设施建设和服务递送也是今后社区照护服务供给体系发展的趋势，现有的政策均积极推动通过委托代理模式，例如将社区长期照护机构交给有经验的、专业级长期照护服务管理团队经营管理，此外还提倡企业和其他市场机构出资参与社区的老龄化设施等的完善和改造工作。同时，大力推行"政府购买服务"，以支持社会力量开展长期照护服务体系建设。此外，出台了一系列配套支持措施以推动民营资本进入长期照护行业，如降低准入门槛、简化申报的程序和流程管理，财政对长期照护服务机构的营运进行补贴，并采用补贴人数方式代替过去补贴床位的模式。同时政府在民办长期照护服务机构的用地、税收以及人才等方面均给予政策倾斜，长期照护服务机构内办的相关医疗机构享受与专业医疗机构同等的政策待遇等。

需要指出的是，虽然目前政策主要倾向于鼓励社会力量举办非营利性养老机构，但是并不是排斥营利性长期照护机构的进入，营利性的机构也同时享有和非营利机构同等的政策支持力度。多措并举，以激励私营机构进入长期照护行业，最终形成以政府为主导，多方共同参与的多元化格局，支撑与服务社会经济发展。

二　中国长期照护服务体系的制度缺陷

中国长期照护服务行业的发展逐渐走向正轨，然而社会资本的进入还是不够充分，依然存在照护服务有效供给不足，社会参与不充分、质量效益不高、照护人才匮乏、基础建设薄弱等问题，其根本原因在于服务体系本身存在有待完善的地方，长期照护服务在制度的设计上还存在一些缺陷。

（一）老年人长期照护与普通老人的养老制度界限不清

2015 年以后，中央层面的政策文件中开始提及"长期照护"，开始政策倡导建立和完善长期照护服务体系，逐步推动长期照护保障制度建立，特别是重点发展在地化的居家照护服务模式，加强对重度失能失智老人的照护服务力度，鼓励专业长期照护服务机构的建立，给予长期照护服务相关补贴等。这些都表明国家也越来越重视老年人长期照护，但是目前还没有独立的长期照护政策，关于长期照护的政策也大多散落在养老政策文件中。

长期照护不完全与养老服务相同，其服务的对象是生活自理能力受限需要外界帮助其生活的人，老年人因其最容易出现导致身体或精神残疾的长期慢性疾病成为长期照护的主要对象，养老服务的覆盖对象是全体老年人。相比于养老服务，针对失能老年人提供的照护服务主要是基于老年人的健康状况来设计的，且老年人失能状态持续时间较长，通常大于 6 个月，因此，长期照护服务提供必须要经过严谨的评估，服务也必须更具专业化、精细化、连续性和长期性。有鉴于此，如果不将长期照护与养老服务政策区别开来，在政策制定时会出现政策混乱、资源错配等问题。

失能、失智以及重度残疾的老年人是中国养老服务体系中最基本的需要覆盖的群体，其长期照护是养老服务体系建设中的重中之重，也是老龄化的中国急需解决的难题①，应单独制定，国际经验表明长期照护制度的缺失会严重制约养老、医疗等其他保障制度。

（二）长期照护服务体系管理分散化与碎片化

当前来看，中国长期照护政策并没有统一的顶层设计体系，主要还是分散与不同政府部门的管理文件中。在政策制定上，由于民政、卫生、社保等各部委均制定涉老相关政策，有些基本政策和具体政策之间存在着矛盾冲突的内容。在政策落实上，由于公共资源分属政府不同部门管理，各部门执行情况不一以及各部门之间存在权责不明确，分工不清晰，协调不通畅等问题，导致政策落实不到位、管理的碎片化。即使在同一部门内部也存在管理分散化的问题，例如敬老院归属社会救助司管理，负责保障特困人员，其他养老机构归属社会福利司和慈善事业促进司管理，这就导致了民政部内部职能部门职能上的交叉和权限上的冲突②。

为明确职能划分，2018 年中央政府制定了《民政部职能配置、内设机构和人员编制规定》，明确了具体分工，在民政部内设立养老服务部门，主要是为了整合民政系统原来的养老服务功能，这有助于强化养老政策顶层设计。当前中国老龄健康事业主要有卫健委的老龄健康司与

① 杜鹏、纪竞垚：《中国长期照护政策体系建设的进展、挑战与发展方向》，《中国卫生政策研究》2019 年第 1 期。
② 郭鹏：《民政部为"一老一小"设专门机构》，《民生周刊》2019 年第 3 期。

民政部的养老服务部门共同协调管理，但二者之间如何进一步协同合作推进中国老龄事业的制度安排值得进一步关注。注重顶层设计，实现公共服务跨部门协同管理是实现治理体系现代化的关键路径。长期照护制度的顶层设计需系统设计、统筹全局，以公共利益作为价值取向和行为目标，防止部门利益阻碍政策制定和改革推进，从而形成政策合力。在执行过程中，明晰各部门管理职责归属，畅通部门协同治理机制，减少交叉管理，为民提供好最基本的社会服务。

（三）跨领域、多学科、系统的专业化长期照护制度体系缺乏

目前，中国出台的有关长期照护的政策大都是具有战略性、原则性、指导性文件，虽为中国长期照护体系的建设和发展指明了方向，但因缺乏精细化的、有针对性的规范性文件、制度约束刚性不强、没有主体责任落实造成战略性政策难以在各地落实，究其根本原因在于缺乏跨领域、多学科、系统性的专业化长期照护制度体系，如长期照护服务准入制度、长期照护服务质量评估制度以及照护人才培育制度。这些专业化制度的缺失势必会影响中国长期照护高效、可持续发展。长期照护服务体系的服务目标多层性、服务内容多样性、服务主体和服务方式多元性以及服务地点灵活性特点[1]，决定了其需要跨领域、多学科、系统性的专业化长期照护制度体系作为支撑。长期照护服务准入制度是解决长期照护服务"谁可以提供，提供什么，提供给谁"三大问题的关键，更是长期照护服务高效、精准提供的必要前提，因此，建立健全长期照护服务准入制度是当下急需解决的问题。长期照护服务质量评估制度是提供优质的照护服务的重要保障。中国社区居家照护正处于发展初期，居家照护服务质量不够规范，尚缺少标准化工具，对服务质量的监督和评估缺乏专业性[2]。

长期照护涉及领域众多、主体多元，因此，建立跨领域、多学科、系统的标准化的长期照护服务评估制度，包括服务质量标准体系、质量标准监察制度、长期照护服务领域社会信用体系等，是照护质量持续改

① 丁一、吕学静：《发达国家（地区）老年人长期照护制度研究综述——兼论中国老年人长期照护制度的对策》，《学术论坛》2013 年第 12 期。
② 王硕等：《美国养老机构老年人服务需求评估现状及对我国的启示》，《护理学杂志》2016 年第 4 期。

进长效机制健康发展的关键。这些制度的完善都需要多元主体跨部门的协同合作。目前，护理员、康复治疗师、心理咨询师等健康人才的缺失是影响中国长期照护服务社会化滞后的重要因素。

老年人长期照护相关教育不够健全，照护专业人才培养缺乏正规的培训教育模式。照护人才培育制度需要从加强涉老相关专业教育体系建设（专业、课程设置、人才梯队建设）、职称评价和技能等级评价制度建设、从业人员薪酬待遇保障机制建设等多个方面入手，以此推动专业和复合型照护人才发展，为专业化长期照护服务发展提供动力源泉。健全专业照护人才的培养将涉及教育、卫生、人力资源等不同部门的协同合作。

三 中国长期照护服务体系的权力关系和利益冲突

（一）管理体系的权利分配与利益冲突

政治与权力关系主要是指各级政府、医疗机构、照护机构、社区、个人之间的权利配置与关系，国家和各级政府发挥长期照护服务体系建设的协调管理权力，医疗机构、照护机构、社区组织具有长期照护服务的生产运营决策权，失能老年人和家庭具有服务的选择权等。在政府协调管理权力框架内，各长期照护服务提供者发挥生产运营决策权提供多样化的服务，老年人通过选择不同的服务满足长期照护需求。但也正是随着经济体制改革和政府职能转变，长期照护服务供给主体从最初的各种资源由政府统一控制与分配的单一供给逐步转向了以家庭、市场组织、政府与非政府机构多元主体参与的联合供给模式，以及家庭小型化、妇女就业化带来的家庭照护功能空前弱化，传统家庭照护模式难以为继，老年人及其家庭不得不寻求社会化的照护资源，在供需结构转型的过程中，鉴于利益分割意识、权利分配不当以及多元主体利益分配不平等等原因[①]，导致了长期服务体系中的利益相关者之间的利益矛盾突出、利益冲突加剧。

长期照护服务体系的利益冲突主要体现在政府、照护机构、医院、社区、个人之间。中国制定基本公共服务政策过程，呈现自上而下的政

---

① 赵玉洁：《当代中国改革进程中的利益冲突与协调问题研究》，博士学位论文，中共中央党校，2011年，第83页。

府主导性特征，体制外人员参与机会十分有限①。公权与私权的分化，政府、法人和个人的权利配置，直接形成了上下双向的权利分配与构造模式②。公权力与私权利作用机制和制约机制的缺位，利益表达机制和协调机制的缺失，这些因素会造成长期照护制度体系顶层设计上的"先天缺陷"，导致权利失衡，加剧利益冲突。因此，建立多元主体共同参与的利益调节与冲突解决机制是进行利益重新分配的可行路径。其中，协同治理顺利实现的关键在于利益商讨途径。例如为提升长期照护服务质量，政府相关部门对照护机构的设立条件、提交材料、建设标准、服务规范等提出了一定的要求，但其中一些要求对于盈利较少的机构来说是一个巨大的负担②，例如，卫健委2014年制定了《养老机构医务室基本标准（试行）》，但是，很多长期照护机构对卫生部门的配置要求意见很大，因为实现起来确实存在困难③，其根本原因在于照护机构不同服务类型分属不同部门管理，不同部门之间存在目标和利益分歧，对机构发展缺乏整体上的规划，利益表达渠道不畅，最终可能导致机构长期照护服务能力增长缓慢。

（二）不同性质长期照护机构资源配置与利益矛盾

营利性照护机构的逐利性会驱使它们选择利润空间较大的服务地点及服务内容。例如在照护机构选址上，倾向于选择利润空间较大的服务地区，结果可能造成区域供给不均衡，即有的社区照护服务供给严重匮乏、有的社区照护服务供给明显外溢，并且养老机构多集中于城市，农村民营养老机构少之又少。以及照护机构出于规避风险和自身利益的考虑，倾向收治能够自理的老年人，提供一般性养老服务，这就导致机构照护供需失衡，与照护机构应具备的功能定位不符，与失能、失智老年人刚性需求脱节④。以江苏省为例，江苏省民办养老机构护理型床位仅

① 董彭滔：《中国养老机构公建民营政策演进研究》，《中国物价》2019年第3期。
② 陈亚平等：《我国"医养结合"养老模式现状及问题研究》，《经济研究导刊》2018年第4期。
③ 张贵玉等：《长期照护制度发展中相关问题分析》，《劳动保障世界》2019年第24期。
④ 满文萍：《城市社区养老服务供给碎片化及其协同治理路径研究》，硕士学位论文，浙江财经大学，2018年，第64页。

占养老机构床位总数的 37.1%①。公办养老机构因政府出资，收费低，造成老年人一床难求，住院排号需等好几年，而民办养老机构因收费高使得很大一部分中低收入家庭的失能老年人的长期照护需求难以有效释放，自身床位空置率高，这样的收治结构是极大的浪费资源。全国照护机构调查数据显示，机构平均空床率接近 40%②。此外，因公办、民办养老机构在政策扶持、优惠措施和市场竞争中的巨大差异，导致了民办的养老机构生存更加困难重重。

在运营机制上，政府通过对公办养老机构进行转制，采取公私合营、公助民办以及公办民营等方式、政府购买社会力量服务、特许经营等新方式引导社会力量参与长期照护服务提供，从而重新调整和整合政府、市场、社会三大部门职能。目前，非营利性的民办机构占到整个长期照护机构的近 70%，成为照护服务的主体。为进一步推动养老行业发展，政府出台了养老机构运营补贴政策，但以往的支持方案是公办机构享受高额补贴、非营利的民办机构补贴较少，而营利性机构则没有相关补贴，这在一定程度上制约了民间资本的进入，压缩了民办的照护机构的成长空间，这将导致市场竞争环境的恶化③。有些地方政府已经意识到这个问题，以北京为例，2018 年制定了相关政策措施，要求所有性质的长期照护机构都享有同样的补贴额度和优惠政策。特别是针对服务对象的失能状况、机构的信用情况、长期照护服务的质量情况等对长期照护机构进行补助④。

（三）医疗与一般照护机构的协同关系与存在的问题

长期照护人员主要包含专业型照护人才队伍建设和志愿者、社会组织培育等。专业型照护人才队伍建设离不开专业照护人才培养和现有的医务人员的积极加入。近年来，中国长期照护服务专业人才培养开始逐渐完善，包括一些学校的护理学专业硕士学位培养中新增了老年护理的

---

① 江苏省统计局：《我省民办养老机构发展的现状及对策》，江苏省统计局，www. jiang-su. gov. cn。
② 王震：《我国长期照护服务供给的现状、问题及建议》，《中国医疗保险》2018 年第 9 期。
③ 王莉莉等：《现阶段我国公办养老机构转制政策现状与发展方向》，《老龄科学研究》2019 年第 2 期。
④ 吴为：《北京：营利性与非营利性养老机构享受同等运营补贴政策》，《家庭服务》2019 年第 1 期。

研究方向。还有一部分院校开设了老年护理相关的专业培训项目，大多数相关院校都开设了老龄化照护的相关课程，但在课程设置上还存在理论课程占比较大、实践环节少等问题①。有些地方开始注重政校企之间的深度合作，通过组建专业培训师资队伍、开展各类培训项目、建设培训基地等，推动职业技能培训发展。

在促进现有专业医务人员加入照护队伍，协调医疗与一般照护机构人才交流方面，中央政府在 2015 年推进医养结合的政策意见中提到，要推进医生在医疗机构和长期照护机构的轮训工作。2017 年中央政府相关政策中又鼓励医生多点执业时，到长期照护机构开展诊疗、预防、康复等医疗卫生活动，建议通过医疗机构和长期照护机构的人员间的科学流动增加长期照护专业人才的储备。此外，注重发挥现有基层医疗机构医务人员积极性，实施家庭医生签约服务，实现基层医疗卫生人力资源进入社区居家长期照护服务领域，充实基层照护人才队伍。

照护机构和医疗机构作为现阶段能够提供专业化的照护服务的两大主体，建立二者之间的服务协作关系对于构建连续、专业的长期照护服务体系有着重要意义。当前中国长期照护机构和卫生机构的合作主要包括三种方式：一是医疗卫生机构开办长期照护服务；二是长期照护机构开办医疗部门；三是双方进行协同合作②。其中，第一种方式和第三种方式最为常见，这三种方式均涉及医疗和照护人力资源以及相应长期照护服务的协同整合问题。现实中整合的方式繁多，在后续案例分析章节中将会详细剖析。

四 小结

长期照护服务体系协同治理的发生条件之一是政策环境与制度因素。从近几年长期照护服务体系政策制定与制度条件来看，政策目标明确，提出了构建"居家为基础、社区为依托、机构为补充"的目标和相关政策集。同时，鼓励长期照护服务提供的多元化，激励私营机构进入长期照护服务行业，形成良性竞争与多元化格局。

然而，还存在一些较为突出的制度缺陷，如长期照护制度尚没有脱

① 张倍倍等：《长期照护护理人才培养的现状》，《中华护理教育》2017 年第 7 期。
② 顾国爱：《我国医疗机构与养老机构合作机制的概念性框架及其政策建议》，《商业经济研究》2016 年第 14 期。

离一般养老服务的制度框架，长期照护制度制定和实施分属不同部门，管理碎片化，缺乏跨领域、多学科、系统的专业设计等。在长期照护服务体系构建中，因利益主体分化、利益差距扩大、利益意识强化、权力行使不当等原因，导致了长期服务体系中的利益相关者之间的利益矛盾突出，表现为权利分配的矛盾和不同性质长期照护机构资源配置与利益矛盾。照护机构和医疗机构的合作关系虽然模式众多，但在人力资源和服务整合方面还是存在诸多问题。这些利益相关者的利益分配和矛盾冲突形成一个复杂的系统，进一步影响长期照护服务的跨部门协同治理成效。

第二节 长期照护服务体系协同的资源条件

长期照护服务体系协同的资源主要涉及资源存量、资源分配情况以及社会文化资源的影响等方面。资源条件是长期照护服务体系协同治理的重要基础，考察当前长期照护人才资源和机构床位资源，分析这些资源在不同部门间的配置状况，了解社会经济文化资源因素对长期照护服务体系的影响，形成符合中国国情的长期照护服务体系协同治理运行机制资源环境背景。

一 当前中国长期照护服务资源总体情况

长期照护资源存量主要是指一个国家或地区拥有的长期照护资源总量。长期照护资源主要包括专业人才资源和机构床位资源。长期照护机构床位、人才资源与服务对象的良好匹配是该服务体系有效运转的关键。随着老年人对健康养老需求的不断加大，如何构建完善的长期照护服务体系成为亟待解决的问题。有鉴于此，中国提出了针对失能失智老年人建立居家照护服务为基础、社区照护服务为依托、机构照护为补充的长期照护服务构架。长期照护服务体系的构建需要资源的支持，资源是重要的基础条件。当前中国长期照护资源总体情况可以概括为资源总量不够充足，结构不尽合理，资源配置不够平衡。

（一）专业人才资源配备不足

中国进入了老龄化快速发展时期。相关数据结果表明，截至2022年年底，中国60岁以上和65岁以上的老年人分别达到了2.8亿人和

2.1 亿人。民政部的相关数据也显示中国失能老年人口达到了 4000 万人，而患有慢性病的老年人约 1.9 亿人，占老年人口的 75%。中国老龄化带来的老年长期照护服务需求快速提升。

根据国际标准，长期照护服务人力资源配比应该达到 1∶4，也就是说，1 名护理人员照护 4 名失能老人。按照这个标准，中国应该需要 1000 万照护专业人才（中国目前还没有针对长期照护人员的统计，因此作者暂且以养老护理人员有关数据说明问题）。中国现有养老护理相关从业人员仅 30 万人①。经培训持有上岗资格证的护理人员仅有十几万人，更不必说具备专业资质的长期照护护理人员。

从全国各地的情况来看，上海、天津和广东等经济发达地区的长期照护服务专业人才储备最好，但是照护人员与老人的比例也仅达到 1∶5—1∶6②，因此长期照护服务专业人才匮乏。此外，现存护理人员大多为"4050"中年妇女，文化程度和专业水平偏低，人才需求缺口较大。此外，因为长期照护服务人员的社会地位不高，整体待遇水平较差，职业发展空间狭窄等原因，也导致了长期照护人才流动性强，队伍建设不稳定等问题③。

（二）机构床位不足，功能定位存在偏差

在长期照护机构和床位数量方面，2021 年的统计数据表明，中国所有养老和照护机构 35.8 万家，总计的床位数为 815.9 万张。经过等级注册的长期照护机构约有 4 万个，每千人口床位数 6 张。民政的相关统计还表明，2021 年提供住宿的民政部门的照护机构大约有 4.3 万个，床位数为 530.1 万张，折合每千位老人 19 张床位④，这与国际标准的每千位老人 50 张床位差距甚远。有鉴于此，可以看出无论从全国所有养老类照护类的机构计算，还是从民政系统注册登记的数据来看，中国的长期照护相关床位与国际相比存在明显的不足。

① 李芳、姜日进：《我国长期照护人力资源的短缺及其制度应对》，《东方论坛》2019 年第 5 期。
② 徐宏、岳乾月：《新时代背景下长期照护服务 PPP 供给模式研究》，《山东社会科学》2018 年第 8 期。
③ 沈萍：《复合型长期照护人才协同培养模式的探讨》，《职教通讯》2018 年第 24 期。
④ 中华人民共和国民政部：《2021 年民政事业发展统计公报》，https：//images3. mca. gov. cn/www2017/file/202208/2021mzsyfztjgb. pdf，2022 年 8 月 26 日。

除了数量不足外，功能定位也存在偏差。长期照护实际上与普遍的养老服务不同，无论服务对象还是服务内容都存在差异。普通的养老服务更加强调老年人自身相关的生活类的照料服务，如做饭、洗衣、打扫卫生等。而长期照护服务主要针对高龄老年人或慢性病失能的老年人重点提供更加专业的医疗康复护理类的服务，长期照护更多的是针对完全失能和半失能老年人提供的支持性和维护性照料服务，以维持其身心机能。中国长期照护服务发展水平较低，并未形成一个独立的政策概念，在标准化体系构建和服务供给上存在碎片化现象，无论是机构的规划设计、设备设施还是服务功能定位，对真正需要专业照护的失能失智老年人的服务内容和床位都明显不足，现有长期照护机构服务偏重于日常生活照料现象，因而资源分配中养老型床位比重大，缺乏医疗护理型床位资源，难以满足失能老年人在专业医疗护理方面的需求[1]。也就是说，现有的床位资源中绝大多数无法提供规范的长期照护服务，资源配置与功能定位存在较大偏差。面对近4000万的失能老年人，现有的长期照护资源、床位根本无法满足潜在的长期照护服务需求，需要进一步提升相关资源储备。

二 中国长期照护资源在部门间的配置分析

WHO将长期照护定义为由非正式提供照顾者（家庭、朋友或邻居）和/或专业人员（卫生、社会和其他）开展的活动系统，使不具备完全自我照料能力的人能继续得到个人喜欢的以及较高的生活质量，或得到更大可能的独立程度、自主、参与、个人满足及人格尊严，由正式照护和非正式照护组成[2]。长期照护体系为半失能、失能老年人提供的长期照护服务，包括日常生活照料、医疗护理、保健康复、健康咨询、精神慰藉和临终关怀等内容。由于现行体制下，中国长期照护服务还未形成明确的政策体系，没有专门的机构或部门统一管理，主要散布于不同的政府部门，例如民政、卫生、社保、残疾人联合会、老龄办等均设有老年健康管理相关部门。

---

[1] 徐宏、岳乾月：《新时代背景下长期照护服务PPP供给模式研究》，《山东社会科学》2018年第8期。

[2] 世界卫生组织：《建立老年人长期照顾的政策的国际共识》，http//www. who. int/pub-lications/list/WHO-HSC-AHE-00-1/zh/index. htm。

（一）民政和卫生部门的长期照护资源

中国民政部门主要负责养老政策制度的推进，养老服务监督管理等，而且民政部下设了养老服务司，主要职责是针对老人提供特殊帮扶等任务。因此，长期照护资源在民政部门更偏向于养老服务资源，涉及养老机构、床位设施的规划、资金补贴，同时承担"三保""五保"等困难群体的养老资金补助等。民社部的养老服务管理强调社会救济原则，因此，实际上，只包含长期照护资源中针对特殊群体的一般养老服务资源，具体来说，这些资源也主要集中于日常生活照料，医疗护理等资源匮乏，不完全涵盖一般意义上的失能、半失能老人。

卫健委涉及老龄化管理的部门是老龄健康司，主要任务是促进医疗保健服务和养老服务的融合。还具体负责老年慢性病预防，医疗保健康复，以及心理卫生和安宁护理等方面的任务。此外，还有一些具体针对人口老龄化、促进老年健康的政策制度。医疗卫生机构的管理责任属于卫健委，因此卫健委在长期照护服务体系建设中主要提供老年医疗护理、康复等专业性更强的服务资源。这些资源主要通过医养结合政策进行分配。医养结合是卫健委健康老龄化的重点政策，但是，医养结合并不完全等同于长期照护，医养结合是卫生部门联合民政部门针对为 60 岁及以上的一般老年人群提出的政策概念，而不是针对失能或失智老人群体。医养结合的资源涉及医护服务和专业人员，依托医院和养老院，医疗服务和预防是工作的主要核心。长期照护侧重保持失能老人的功能，重心偏向慢性病管理、康复护理和心理慰藉①。卫健委长期照护资源配置的重心显然倾向于前者，这与失能老人长期照护体系设计的初衷是有偏差的。结合失能老人长期照护需求调整医疗护理资源配置应当是卫生部门未来政策的重心。此外，由于医养结合还涉及与民政部门的联合，难免会造成落实工作的交叉与重叠，导致长期照护资源配置的低效和不均。

（二）人社、残联等部门的长期照护资源

人力资源与社会保障部门有关长期照护的主要职责包括对长期照护人力资源市场相关规划与发展政策的拟定和长期照护保障制度建立的统筹推进，内设养老保险司负责拟定机关企事业单位基本养老保险，推动

---

① 乌丹星：《医养结合与老年长期照护的中国思考》，《中国社会工作》2017 年第 26 期。

长期照护保险政策建立和实施。人社部门一方面与教育部、民政部等联合积极储备长期照护人力资源，另一方面也在研究失能老年人长期护理保险，提供政策技术支持。人力资源与社会保障部 2016 年推进长期照护保险的建设工作，分别在南通、长春和上海等城市开始长期照护保险的前期试点。目前的参加保险的人数达到 4000 万，长期照护保险基金的支付率达到了 70%，照护保险的制度效果开始展现①。

中国残疾人联合会负责中国残疾人事业的方针、政策、法规和规划的制定与实施及残疾人管理等工作。残疾人中相当一部分是老年人，而日常活动受限的失能失智老年人和残疾人一样，都需要日常照料和医疗护理方面的长期照护服务，所以老年残疾人的日常照料和医疗护理服务与失能老年人的长期照护服务有相互重叠的地方。残联在长期照护体系中的资源配置主要体现在对困难残疾老年人和重度残疾老年人的生活补贴和长期照护护理补贴。此外，康复治疗是残疾人事业的迫切需求，而中国超 4000 万失能和半失能老年人也需要优质的康复医疗服务。残联在改善残疾人、失能老年人等人群的辅助器具服务，提供专业失能康复方面进行了重要的资源协调与配置。

全国老龄委主要是一个决策咨询机构，负责老龄健康事业政策制度的调查研究工作，同时还负责涉及老龄化的各种活动和项目的开展。卫健委的老龄健康司在职责中明确提出承担全国老龄工作委员会的具体工作，说明老龄委与老龄健康司在工作开展上有所衔接与合作，在工作方向上具有一致性，主要包括老龄健康相关的服务需求调研，健康服务体系构建的对策建议，从而促进中国老龄化行业发展。国家致力于为人民群众提供全生命周期的卫生与健康服务，老龄委为进入生命后期的老年人，尤其处于弱势、身心基本机能维持方面有所需求的失能失智老年人群给予充分关注，深入开展长期照护服务体系的人群调查，为配合民政、卫健委等其他各部门共同建立长期照护体系提供了智力支持和专家技术资源。

总之，根据民政、人社、卫生、残联和老龄委等部门在长期照护服

---

① 中华人民共和国人力资源与社会保障部：《长期护理保险试点进展顺利》，http://www.mohrss.gov.cn/yiliaobxs/YILIAOBXSgongzuodongtai/201805/t20180502＿293342.html，2018年5月2日。

务体系建设中的职能与资源配置状况的复杂性，表明老年人的长期照护是一项系统性、综合性的工程①。不仅如此，长期照护体系政策和标准制定还涉及发改委、财政部等多个部门的分工，而长期以来各部门间缺乏政策方面的协同治理，分散的资源难以整合，资金、床位、人力等支持缺乏协同安排，使得长期照护资源供给和利用效率相对低下。同时，由于责任布局分散，管理口径难以统一，部分利益主体易滋生"搭便车"或"寻租"行为，这也不利于照护资源的正向流动和横向互动②，最终使得长期照护服务体系资源配置分散化与片段化。

三 社会经济、文化资源因素对中国长期照护服务体系的影响

长期照护服务体系是在特定经济、文化和社会背景下形成的一种制度安排，长期照护服务体系协同治理除了对管理政策、资源条件有所要求外，也依赖于该体系所在的社会环境③。厘清社会经济、文化资源等因素对中国长期照护服务体系的影响，将有利于构造协同治理的支持性社会环境。

（一）社会经济因素的影响

受现代化进程和生育政策的影响，中国的家庭结构正趋于小型化、核心化，越来越多的"4—2—1"甚至"8—4—2—1"家庭出现，核心家庭成为主流。子女数量变少，一旦家庭中出现失能老人，无疑会增加中青年的照护负担。家庭人口减少和观念的变化同时带来了女性角色的转变。原本担负家庭功能的女性开始走出家庭，走向工作岗位。长期以来，女性在家庭中负责操持家务、照顾老人，整个社会也将赡养、照顾老人的义务赋予女性，而如今经济快速发展，带来物质生活的丰富和消费水平的提高，女性迫于生活成本的上升和生活压力不得不开始就业以增加家庭收入，而这必然会对家庭中的老人照护造成影响，女性角色的转变一定程度上让她们和家庭都面临着一系列的冲突，也让单纯的家庭照护模式难以为继，老年人及其所在家庭对社会照护服务的需求变大。

① 何燕华：《健康老龄化战略下我国长期照护制度的反思与重构》，《湖湘论坛》2018年第5期。

② 邓大松、李玉娇：《失能老人长照服务体系构建与政策精准整合》，《西北大学学报》（哲学社会科学版）2017年第6期。

③ 李明、李士雪：《中国失能老年人口长期照护服务体系的发展策略》，《山东社会科学》2014年第5期。

城乡居住方式的转变对其家庭结构也产生显著的影响，子女更倾向于离开父母生活，尤其是农村地区的子女希望去城市寻求更好的工作机会以增加收入，家庭照护功能逐步丧失，代际亲密度下降，老年人的主观生活质量和心理健康也受到影响①。同时中国城镇和农村发展水平差异较大，"城乡二元化"特征明显，有些农村地区社区化长期照护服务不足。且由于农村老人观念相对落后，省钱节约的习惯根深蒂固，对社区和机构照护接受度不高，导致城市照护床位"一床难求"，农村照护床位大量闲置等现象出现，资源配置失衡，因此，长期照护体系资源配置和结构布局很大程度上受城乡二元化的影响②。

长期照护服务体系会受社会经济发展水平的影响较大。

首先，从个人和家庭角度看，中国老龄化呈现出"未富先老"的特点，年龄增长带来的身体疾病给普通老人和家庭会带来一定的经济压力。如果老人接受社区或机构照护服务，那么造成的附加费用将会加大经济负担。老年人尤其失能老年人收入来源少，因此家庭人均收入水平可能决定了失能失智老年人能否担负起社区和机构的照护费用。由于长期照护保险在中国正处于起步阶段，失能老年人的照护服务费用依然偏高，往往会超出老年人及其家庭的负担水平。毫无疑问，老年人的个人和家庭经济水平也会影响其对长期照护服务的需求。特别是农村地区低收入家庭的失能、半失能和失智老人往往面临更严重的长期照护缺失问题和长期照护经济负担。

其次，从长期照护服务机构视角，由于照护服务囊括的医疗保健服务、生活照料服务、心理健康等服务均具备一定的专业性，因此服务专业性应与机构自身的装备和建筑功能、工作人员等有更高要求，相关资金投入是保证其专业性的基础。

最后，从国家层面看，一个国家或地区的经济发展水平将影响其长期照护保险基金的筹集水平。长期照护保险经发达国家经验证明是构建长期照护体系的重要一环，是保障低收入老年人群体的一道防线，也是

---

① 吴芳、李晓敏：《代际支持及人口学特征对社区老年人老化态度的影响》，《护理学杂志》2019年第12期。

② 徐宏、岳乾月：《新时代背景下长期照护服务PPP供给模式研究》，《山东社会科学》2018年第8期。

长期照护服务体系的配套政策。长期照护保险在进行试点推进的过程中也出现受保障的老年人的补贴存在显著差异性的情况，这与各地经济发展水平不一、收入水平存在差距及筹资方式不同有关①。另外，国家或地区政府提供的护理或照护津贴也受其经济状况影响，能否为长期照护主体和对象提供充足的经济保障关系到长期照护体系能否良性运转。

（二）文化资源因素的影响

除了社会经济因素，传统文化也是影响长期照护服务体系的重要因素之一。几千年来，中国传统文化中的孝道和儒家思想对居民养老的观念影响深远。血缘关系是儒家文化中的核心纽带，基于血缘关系的居家养老的理念一直在中国居于主导地位②。养儿防老、子女必须要尽孝道、子女在老人照护中的作用不容替代，尤其在一些农村或偏远地区、子女一旦违反"养亲""侍亲"传统规范，将会受到整个社会的鄙视和抨击，因此去机构接受养老服务一度被认为是一种不孝的行为，甚至父辈也会因此感到羞耻，所以，他们更青睐于家庭养老。因此，在长期照护服务体系中，居家照护模式有着不可撼动的地位。当然，也不乏老年人持有"久病床前无孝子"的观念，这类老人则对子女照护的期待较低③。可见不同文化背景下，人们对于长期照护服务的看法也会有所不同，进而影响到长期照护服务的递送方式与模式。

长期照护服务专业人才队伍建设是长期照护服务体系的一大难题，而人才的培养和储备有赖于教育资源的统筹情况。教育资源包括政策、师资、学生资源、教育机构等多个方面。长期照护体系较为成熟的发达国家和地区，如美国、澳大利亚、日本以及中国台湾地区在长期照护人才队伍建设上投入了较为充足的教育资源，有着健全、规范的长期照护护理人才教育培养路径。而中国由于长期照护服务体系发展起步较晚，长期照护人才培养教育体系也尚不完备。一方面，由于中国现有长期照护专业护理人员数量少，绝大多数护理人员专业性不强，年龄偏大，文

---

① 朱震宇：《我国长期照护服务体系建设刍议》，《中国民政》2019 年第 22 期。

② 萨支红等：《北京市失能老人长期照护意愿及其影响因素研究》，《社会治理》2019 年第 11 期。

③ 杜鹏、纪竞垚：《久病床前无孝子：传统观念与现实看法》，《人口与发展》2017 年第 5 期。

化程度不高，且职业薪资水平较低，发展前景受限，所以行业的社会地位低下，甚至存在歧视与偏见现象，导致高素质人才不愿意从事该职业。另一方面，中国设立老年服务与管理类专业的高校较少。近年来，部分职业院校探索开设老年保健与管理专业，但规模小，难以在青年学生中形成高认知度。且办学层次低、师资力量缺乏，照护人力专业化培养格局显然尚未形成。长期照护对护理人才的多学科知识、综合能力有较高要求，因此，长期照护人才的培养过程需要政府、高校、社会投入和整合更多的教育资源，以夯实长期照护专业人才储备。

四 小结

本节对中国长期照护服务资源存量、资源在不同部门中的配置状况和社会经济文化等因素对长期照护服务体系的影响进行了分析与讨论，表明了中国长期照护服务体系协同治理的资源条件。中国长期照护服务人力和床位资源不充分、结构不合理、供给不平衡，同时长期照护资源配置分散于多个部门，多头管理，政策缺乏协同性，以致资源难以协同统筹，利用效率低下。长期照护服务体系的协同治理受到经济发展、家庭人均收入、人口特征、家庭结构、传统孝道思想和教育资源等多种社会经济因素的影响。长期照护服务具有连续性、主体多元性、系统性等特点，在有限资源供给的基础上，如何缓解管理矛盾冲突，增加外部环境的支持性，遵循长期照护服务特征和基本规律，开展多元利益主体的协同治理，将是构建中国全方位长期照护服务体系的重要途径。

第三节 城市社区老年人长期照护服务
需求状况分析

了解老年人长期照护服务需求变化及相关因素的影响是剖析长期照护服务体系协同治理的人群基础条件。长期照护服务的多样性决定了服务供给体系的相关协同促动因素，也决定了日常照料服务和医疗保健服务有机整合的协同模式的多样性。本节通过问卷调查对中国城市社区长期照护服务需求变化及相关影响因素进行了实证分析，明确了长期照护服务体系协同参与主体的需求特征，为协同治理过程提供了人群实证依据。

一 研究样本选择与研究方法

（一）调查对象的选择

由于中国经济发展水平存在明显的地区差异，本研究的调研按照发达地区、较发达地区和相对欠发达地区进行分类，我们分别选择江苏省、福建省和黑龙江省三个地区，每个省份选择一个城市，然后采用分层随机抽样法，根据当地经济发展状况再选择 2—3 个区县，每个区县抽选 2—3 个城市样本社区进行调研。

具体来看，包括抽选的江苏省苏州市相城区 3 个城市社区、吴中区 2 个社区；福建省福州市晋安区、鼓楼区、台江区各 1 个社区；黑龙江省哈尔滨市香坊区，道里区各 1 个城市社区。调查样本社区总数为 10 个，其中每社区随机选择 300 位左右、55 岁及以上的老年人，总共发放问卷 920 份。问卷调研主要项目包括：老年群体的人口学特征、家庭情况，总体健康情况、所患疾病状况、失能水平（ADL 和 IADL）、长期照护利用情况（家庭、机构、社区）、长期照护服务的需求偏好等，具体见附件相关调查问卷。2019 年 9—11 月，我们课题组对上述相关地区进行了现场调研，整个调研活动 11 月 18 日结束。

（二）调研质量的控制措施

调研工具设计方面：基于国内外相关文献、政策制度和专家咨询，科学制定本课题的具体调查方案和问卷工具。运用编制的相关调查问卷，选择南京部分社区进行预调研，根据预调研的结果对问卷进行修正。

调研现场质量控制方面：编制调研指南，对各样本点的调研人员进行专业的培训，每个调研点设置一个负责人对其所辖的调研人员进行监督指导。本研究所有调研人员都是所属地高校的卫生管理、健康管理专业的在读本科生与研究生。调研现场，均通过面对面访谈的方式开展，调研点负责人对整个调查过程进行协调和管理。调查结束的当天对所调查的问卷进行复核，主要审核逻辑性，进而保证调查问卷的整体质量。

数据处理的质量控制方面：通过 Epidata 软件采用双录入方式保证数据的准确性、可靠性、在数据录入之前会对问卷进行二次审核，保证调查问卷的完整性。删除部分存在缺失选项或者错误的样本，对问卷科学编码。

（三）分析方法选择

将数据录入计算机后，课题组综合运用 Stata22.0、Excel2010、SPSS14.0 等相关软件开展数据整合与分析。具体数据分析将运用描述性统计分析、单因素检验，主要包括卡方检验、T 检验和方差分析等。对影响长期照护服务需求的相关因素进行多元线性回归，包括二元和多元 logistics 回归分析，一般最小二乘回归等。

二 城市社区老年人群样本特征分析

剔除缺失样本后，样本总量为 904 人。表 4-1 列出了样本的描述性统计结果。整个样本中，男性和女性占比分别为 35.95% 和 64.05%。年龄结构方面，76 岁及以上的老年人占 53.54%、66—75 岁占 28.32%。绝大多数老年人是已婚状态（72.01%），丧偶比例达到 24.78%。老年人人群样本中，教育程度主要集中于小学和初中（29.54%，31.75%），退休前的职业状态主要是国有企业和非国有企业（27.43%，22.46%）、自由职业者占比也较高（18.14%）。主要经济来源是退休金（65.27%）、子女或亲戚提供占比也达到 17.26%。

表 4-1　　　　　　　社区老年人群样本的描述性统计

项目	分类	数量（人）	占比（%）
性别	男	325	35.95
	女	579	64.05
年龄分层（岁）	56—65	164	18.14
	66—75	256	28.32
	≥76	484	53.54
婚姻状态	未结婚	5	0.55
	已婚	651	72.01
	离婚	24	2.65
	丧偶	224	24.78
教育程度	文盲	83	9.18
	小学	267	29.54
	初中	287	31.75
	高中/中专	148	16.37
	大专及以上	119	13.16

续表

项目	分类	数量（人）	占比（%）
职业（退休前）	政府及事业单位	135	14.93
	国有企业	248	27.43
	非国有企业	203	22.46
	个体户	70	7.74
	农民	84	9.29
	其他自由职业	164	18.14
经济主要来源	退休金	590	65.27
	子女或亲属提供	156	17.26
	经营性收入	42	4.65
	自己的储蓄	116	12.83
医保类型	城镇职工医保	466	51.55
	新型农村合作医疗	64	7.08
	城镇居民医保/城乡居民医保	287	31.75
	公费医疗	87	9.62
收入分组情况（元）	≤3000.00	300	33.19
	3001.00—3500.00	104	11.50
	3501.00—4000.00	181	20.02
	4001.00—5000.00	169	18.69
	>5000.00	150	16.59
地区经济发展	经济发达地区	401	44.36
	经济较发达地区	283	31.31
	经济欠发达地区	220	24.34
居住地域划分	农村	5	0.55
	城市	899	99.45

医疗保险类型主要包括了城镇职工医保（51.55%）、城镇居民医保或者城乡居民医保占比为31.75%。收入情况，33.19%的社区老年人月收入在3000元以下、5000元以上的占比为16.59%。按照地区经济发展状况区分，本研究样本44.36%在经济发达地区、31.31%在经济较发达地区、24.34%在经济欠发达地区。居住地域方面由于我们调研的是城市社区，因此99.45%的老年人选择的是城市地区，有5人选择的是农村地区。

表 4-2 显示了社区老年人的居住状态和家庭规模情况。就居住状态来看，与配偶居住的比例最高，达到 42.59%，其次是与配偶和子女同住，占 32.30%、独居占 5.75%。家庭规模方面，拥有一个子女的比率最高，为 37.06%、其次为两个子女 33.96%。本地子女总数为 1 个和 2 个的比例高，分别为 34.62% 和 32.74%。

表 4-2 　　　　　　　　　　居住状态与家庭规模

项目	类型	数量（人）	占比（%）
居住状态	独自居住	52	5.75
	与其配偶居住	385	42.59
	与其子女居住	175	19.36
	与其配偶、子女居住	292	32.30
拥有子女总数	0	14	1.55
	1	335	37.06
	2	307	33.96
	3	211	23.34
	≥4	37	4.09
本地子女总数	0	77	8.52
	1	313	34.62
	2	296	32.74
	3	195	21.57
	≥4	23	2.54

三　社区老年人群的健康状况与卫生服务利用

了解老年人群健康状况，对于确定长期照护政策的优先区域，以及保证公正的政策响应，都具有十分重要的作用。老年人的健康状况可以分为客观和主观健康状况。样本社区老年人的主观自评健康状况如表 4-3 所示。自评健康大多为一般，占 63.50%。很好和非常不好的比重较低，分别只有 2.10% 和 0.55%。

表 4-3 社区老人的自评健康情况

项目	类型	总体样本		P 值
		数量（人）	占比（%）	
自评健康	很好	19	2.10	<0.001
	好	247	27.32	
	一般	574	63.50	
	不好	59	6.53	
	非常不好	5	0.55	

社区老人的客观健康指标状况如表 4-4 所示。感官功能方面，有研究表明视力和听力上的功能障碍是老年人依赖发生的因素之一[1]。听力指标有 28.54% 的社区老人存在下降情况，但不影响生活，2.44% 的老人影响生活。视力方面有 44.14% 的老人存在视力下降现象，但并不影响生活，3.32% 的老人视力影响生活。此外步速方面，有研究表明连续直走 4 米需要 5 秒以上是老年人衰弱的象征[2]。调查显示，社区老年人连续直走 4 米需要 5 秒以上的比例为 37.50%，反映了老人行动能力的下降明显。BMI 指数反映了大多数老人（60.51%）体重在正常范围内，有 38.49% 的老人体重超标。

表 4-4 社区老人的相关健康指标情况

项目	类型	总体样本		P 值
		数量（人）	占比（%）	
听力	很好	619	68.47	<0.001
	下降但不影响生活	258	28.54	
	下降且影响生活	22	2.44	
	完全的失聪	5	0.55	

---

① De Meijer, et al., "The Role of Disability in Explaining Long-Term Care Utilization", *Medical Care*, Vol.47, No.11, November 2009, pp.1156-1163.

② Steinbeisser K., et al., "Determinants for Utilization and Transitions of Long-Term Care in Adults 65+in Germany: Results from the Longitudinal KORA-Age Study", *BMC Geriatrics*, Vol.18, No.12018, p.172.

续表

项目	类型	总体样本		P 值
		数量（人）	占比（%）	
视力	很好	473	52.32	<0.001
	下降但不影响生活	399	44.14	
	下降且影响生活	30	3.32	
	完全的失明	2	0.22	
步频步速	连续直走 4 米 5 秒以下	565	62.50	<0.001
	连续直走 4 米 5 秒及以上	339	37.50	
BMI 指标	<18.5	9	1.00	<0.001
	18.5—23.9	547	60.51	
	≥24	348	38.49	

样本社区老人的失能情况如表 4-5 所示。我们采用 ADL 量表和 IADL 量表综合评定老年人群的失能等级，共分 5 个等级：无 IADL 失能为功能完好、只有 IADL 是轻度失能，有 1—2 项 ADL 损伤是中度失能，3—4 项 ADL 损伤是重度失能，具有 5—6 项 ADL 损伤是极重度失能。如表 4-5 所示，功能完好的老年人 595 人，占比 65.82%，轻度失能 76人，占 8.41%，中度失能 171 人，占 18.91%，重度失能 53 人，占 5.86%，极重度失能 9 人，占 1.00%，中度失能人群在失能人群中占比最高。

表 4-5　　　　　　　　　　社区老人的失能情况

项目	类型	总体样本		P 值
		数量（人）	占比（%）	
失能情况	功能状态完好	595	65.82	<0.001
	轻度的失能	76	8.41	
	中度的失能	171	18.91	
	重度的失能	53	5.86	
	极重度的失能	9	1.00	

调查社区老年人患慢性病情况如表 4-6 所示。未患有任何慢性病

102 人，占 11. 28%、患有慢性病的老年人共有 802 人，占被调查老年人总数的 88. 72%。其中：患一种慢性病 428 人，占 47. 35%；患两种慢性病 322 人，占 35. 62%；患三种及以上慢性病 52 人，占 5. 75%。患病人数占比随着疾病种类数的增加而减少，社区老年人患慢性病种类主要集中在 1—2 种疾病，共占比达 82. 97%。

表 4-6　　　　　　　　　　社区老人患慢性病情况

项目	类型	总体样本		P 值
		数量（人）	占比（%）	
患慢性病数量	0	102	11. 28	<0. 001
	1	428	47. 35	
	2	322	35. 62	
	≥3	52	5. 75	

有研究表明慢性疾病会增加老年人失能的风险[1]。社区老年人患慢性病的疾病分布情况如表 4-7 所示。在调查的社区老年人中，按照患病率高低排名依次为高血压（患病人数 517，占 57. 19%）、心脏病（患病人数 282，占 31. 19%）、糖尿病（患病人数 194，占 21. 46%）、脑血管病（患病人数 171，占 18. 92%）、骨关节病（患病人数 80，占 8. 85%）。需要指出的是，城市社区老年人群中会有患 2 种及以上慢性病的共病患者存在。如表 4-6 所示，此外，由于本次是在城市社区开展调查，大多数老人是具有行动能力的老年人，因此瘫痪和老年性痴呆以及恶性肿瘤患者占比最低。

表 4-7　　　　　　　　　　社区老人患慢性病的疾病种类

项目	总体样本		
	数量（人）	占比（%）	顺序
高血压	517	57. 19	1

① Castell M. V. , et al. , "Frailty Prevalence and Slow Walking Speed in Persons Age 65 and Older: Implications for Primary Care", *BMC Family Practice*, Vol. 14, No. 1, 2013, p. 86.

续表

项目	总体样本		
	数量（人）	占比（%）	顺序
心脏病	282	31.19	2
糖尿病	194	21.46	3
脑血管病	171	18.92	4
骨关节病	80	8.85	5
胃病	39	4.31	6
白内障	21	2.32	7
慢性阻塞性肺病	4	0.44	8
老年性痴呆	3	0.33	8
瘫痪	6	0.66	8
恶性肿瘤	3	0.33	8

为了分析城市老年人失能状况影响因素，我们以是否失能为因变量，即失能等级为功能完好的为 0，其余为 1。回归分析的自变量包括年龄、性别、职业、教育程度、婚姻状况、月平均收入、BMI、听力、视力、步速、健康自评情况、慢性病数量、所患疾病情况；慢性病数量是调查者的实际数值，具体定义为：年龄：<75 为 0，≥75 为 1；性别：男性为 0，女性为 1；职业状况：机关事业单位/公有制企业定义为职业地位高为 0，其余为职业地位低为 1；教育程度：未接受过教育/文盲为 0，小学为 1，初中及以上为 2；婚姻状况：有配偶为 0，无配偶为 1；月平均收入按五分位数进行了分组；BMI：正常为 0，偏瘦为 1，超重为 2；听力：良好/下降不影响生活为 0，其余为 1；视力：良好/下降不影响生活为 0，其余为 1；步速：5 秒及以下为 0，5 秒以上为 1；健康自评情况：好/很好为 0，其余为 1；高血压、糖尿病、心脏病、脑血管病、骨关节病情况，无为 0，有为 1；因以上变量为分类变量，需设虚拟变量，值为 0 的，作为参照组。采用卡方检验和 t 检验分析进行显著性检验。通过检验的变量有年龄、职业状况、教育程度、婚姻状况、月平均收入、听力、视力、步速、健康自评情况、慢性病数量、糖尿病、心脏病、脑血管病、骨关节病；具体情况如表 4-8 所示。

表 4-8　　　　　　　　社区老年人失能状况单因素分析

变量	自理	失能	χ²/P 值
	N（%）	N（%）	
年龄（岁）：			
<75	548（89.84）	62（10.16）	454.13/<0.001
≥75	210（31.25）	462（68.75）	
性别：			
男	301（60.32）	198（39.68）	0.48/0.487
女	457（58.37）	326（41.63）	
职业状况：			
职业地位高	430（70.38）	181（29.62）	61.14/<0.001
职业地位低	328（48.88）	343（51.51）	
教育程度：			
文盲	14（10.85）	115（89.15）	
小学	166（38.69）	263（61.31）	326.96/<0.001
初中及以上	578（79.83）	146（20.17）	
婚姻状况：			
有配偶	635（70.95）	260（29.05）	171.50/<0.001
无配偶	123（31.78）	264（68.22）	
月平均收入（元）：			
≤2000	222（47.13）	249（52.87）	
2001—2500	46（58.23）	33（41.77）	
2501—3000	184（60.93）	118（39.07）	56.72/<0.001
3001—4000	123（66.85）	61（33.15）	
>4001	183（74.39）	63（25.61）	
BMI：			
正常	469（60.99）	300（39.01）	
偏瘦	4（36.36）	7（63.64）	4.50/0.105
超重	285（56.89）	216（43.11）	
听力：			
无影响	742（64.63）	406（35.37）	137.87/<0.001
有影响	16（11.94）	118（88.06）	

续表

变量	自理	失能	χ^2/P 值
	N（%）	N（%）	
视力：			
无影响	774（66.90）	383（33.10）	183.08/<0.001
有影响	14（9.03）	141（90.97）	
步速：			
5 秒以下	664（90.71）	68（9.29）	704.28/<0.001
5 秒以上	94（17.09）	456（82.91）	
健康自评：			
好/很好	267（78.53）	73（21.47）	72.08/<0.001
其他	491（52.12）	451（47.88）	
慢性病数量	1.48±0.95	2.05±1.03	101.98/<0.001
高血压：			
否	269（61.98）	165（38.02）	2.21/0.137
是	489（57.67）	359（42.33）	
糖尿病：			
否	630（61.17）	400（38.83）	0.01/0.003
是	128（50.79）	124（49.21）	
心脏病：			
否	537（61.30）	339（38.83）	5.18/0.023
是	222（54.55）	185（45.45）	
脑血管病：			
否	600（62.43）	361（37.57）	17.39/<0.001
是	158（49.22）	163（50.78）	
骨关节病：			
否	693（64.11）	388（35.89）	70.78/<0.001

　　鉴于回归方程的因变量是二分类的变量，本研究将运用二元 logistics 回归进行分析。城市社区老年人失能状况 logistics 回归结果如表 4-9 所示，年龄层次越大，失能状况的可能性越大（OR＝1.58）。可能的原因有女性的寿命要比男性长，所以他们发生失能的风险要高于男性，这

与相关研究结果一致①。教育程度与发生失能状况的可能性呈负相关关系，且教育程度等级越高，可能性程度越低。这主要是因为教育程度越高的人的自身保健意识越高、健康行为能力也越强。

表 4-9　　　　城市社区老人失能状况的相关影响因素

变量	OR 值	标准误
年龄（岁）：<75（ref）		
≥75	5.03***	1.23
性别：男（ref）		
女	1.58*	0.39
职业：职业地位高（ref）		
职业地位低	1.51	0.39
教育程度：文盲（ref）		
小学	0.50*	0.19
初中及以上	0.20***	0.09
婚姻状况：有配偶（ref）		
无配偶	1.32	0.28
月平均收入（元）：≤2000（ref）		
2001—2500	1.50	0.62
2501—3000	2.15**	0.73
3001—4000	2.14*	0.85
>4000	0.76	0.31
BMI：正常（ref）		
偏瘦	1.59	1.30
超重	1.45	0.36
听力：无影响（ref）		
有影响	1.75	0.77
视力：无影响（ref）		
有影响	4.75***	2.06
步速：5 秒及以下		

① 尹尚菁、杜鹏：《老年人长期照护需求现状及趋势研究》，《人口学刊》2012 年第 2 期。

续表

变量	OR 值	标准误
5 秒以上	14.36***	2.93
健康自评：好/很好（ref）		
其他	1.59*	0.42
慢性病数量	1.85**	0.50
高血压：否（ref）		
是	0.54*	0.17
糖尿病：否（ref）		
是	0.77	0.27
心脏病：否（ref）		
是	0.52**	0.17
脑血管病：否（ref）		
是	0.48**	0.17
骨关节病：否（ref）		
是	0.65	0.25

注：***表示 $p<0.01$，**表示 $p<0.05$，*表示 $p<0.1$。

月收入在中间层次的社区老年人发生失能状况的可能性较月收入最低层次的老年人来说会更高，视力状况对生活有影响，更有可能发生引发生活不能自理情况（OR=4.75），听力情况对老年人失能状况无显著影响。步速是对老年人衰弱状况的重要指标，步速慢的老年人更有可能发生失能（OR=14.36），因此，老年人有必要进行一些适合的身体锻炼提高步速。自评健康好的老年人不容易发生失能情况。虽然高血压、心脏病、脑血管疾病的老年人发生失能状况的可能性较低，但是，患慢性病数量的增加会提高发生失能状况的可能性（OR=1.85）。Marengoni A 等研究表明罹患多种慢性病对个体机能造成的影响，常常比各自疾患产生的影响总和要高得多[1]，因此，要格外关注患多种慢性病的老年人的功能状态。

城市社区老年人在不同级别医疗机构的就医情况反映了就诊流向和

---

[1] Marengoni A., et al., "Aging with Multimorbidity: A Systematic Review of the Literature", *Ageing Research Reviews*, Vol. 10, No. 4, 2011, pp. 430-439.

对不同层次医疗保健服务的需求。如表4-10所示，此次参与调查的城市社区老年人一年内有住院经历的有182人，住院率为20.13%，其中，179人选择省级或市级医院，占98.35%，仅3人选择县级或区级医院，占1.65%。一个月内去过门诊的老年人有705人，占77.99%，其中，有628人去过社区卫生服务中心（站），占89.08%，其次266人选择过省级/市级医院，占37.73%，89人选择过县区级医院就诊，占12.62%，2人去过私人诊所就诊。此外，我们还调查了老年人参与社区卫生服务中心（站）开展的健康档案建档、健康体检、定期随访、协助转诊、健康教育与健康促进、社区健康管理小组与慢性病俱乐部开展相关活动的状况，发现健康档案建立，健康体检服务，健康教育与健康促进服务在老年人群中有较高的干预率。社区老人对社区健康管理小组与慢性病俱乐部的知晓度较低，同时尚有近40%的老年人不知道有此类服务，其他服务知晓率均在90%以上。

表4-10　　　　　　　城市社区老年人卫生服务利用情况

变量	选项	人数（人）	构成比（%）
过去一年是否住过院	是	182	20.13
	否	722	79.87
住院医院类型	社区卫生服务中心	0	0.00
	县级或区级医院	3	1.65
	省/市级医院	179	98.35
近一个月内是否去过门诊	是	705	77.99
	否	199	22.01
就诊医院类型	私人诊所	2	0.28
	社区卫生服务中心（站）	628	89.08
	县级或区级医院	89	12.62
	省/市级医院	266	37.73
	在家接受上门服务	1	0.14

四　社区老年人长期照护服务需求偏好与利用情况

（一）城市社区老人长期照护服务需求偏好

1. 城市社区老年人选择长期照护服务递送方式偏好及其影响因素

在问卷调查中，通过询问"当您生活不能自理时，您会选择哪种方式接受长期照护服务?"这一问题了解老年人对于不同长期照护服务递送方式的偏好情况。如表 4-11 所示,选择住养老机构的老年人有 186 人,占 20.58%;大多数老年人选择待在社区内接受照护,占 79.42%,其中:选择在社区日间照护中心接受照护的有 259 人,占 28.65%;选择接受喘息式/短期照护服务的有 209 人,占 23.12%;207 人希望请保姆接受照护,占 22.90%;选择完全由家人照护的有 43 人,占 4.76%,此次调查显示,老年人对社区专业照护服务机构、居家保姆照护有较高的偏好,这可能在很大程度上归因于中国的社会结构和文化,儒家的基本价值"孝"[1],以及一般老年人及家庭难以负担起高昂的养老机构照护费用;Wiles 等的研究表示老年人认为原有的家庭或所在社区有维持联系、安全和亲密的好处,并使其更有认同感和自主性,因此,更愿意留在社区或家中接受照护服务[2]。

表 4-11 社区老人长期照护服务方式偏好

服务递送方式	人数	构成比(%)
住养老机构接受 24 小时护理	186	20.58
居家,社区日间照护中心	259	28.65
居家,喘息式/短期照护服务	209	23.12
居家,请保姆照护	207	22.90
居家,完全由家人照护	43	4.76

长期照护服务递送的模式主要有三种:居家照护、社区照护和机构照护。其中,选择社区作为照护地点的是社区居家照护模式,而选择机构接受照护服务的是机构照护模式,选择由保姆和家人照护的为居家照护模式,其中居家照护模式作为参照组。自变量的选择基于安德森健康需求模型进行筛选,该模型能较好地反映个体对于结局变量的行为意愿。根据安德森模型框架,我们将可能影响老年人长期照护递送方式的

---

[1] 张良文等:《基于 Andersen 模型的"医养结合"型机构养老需求的影响因素研究》,《中国卫生统计》2019 年第 3 期。

[2] Wiles J. L. , et al. , "The Meaning of 'Aging in Place' to Older People", *The Gerontologist*, Vol. 52, No. 3, 2012, pp. 357-366.

相关因素根据需求、使能和前倾进行单独分类。其中，前倾因素包括年龄、性别、教育程度、退休前职业；使能因素包括婚姻状况、独居情况、经济状况、本市子女数、所在区域；需要因素包括自评健康状况、患慢性病数量、失能状况。本市子女数是调查者的实际数值，其余自变量的定义如下：年龄（岁）：<75 为 0，≥75 为 1；性别：男为 0，女为 1；职业状况：机关事业单位/公有制企业定义为职业地位高为 0，其余为职业地位低为 1；教育程度：未接受过教育/文盲、小学为 0，初中及以上为 1；婚姻状况：有配偶为 0，无配偶为 1；独居：无为 0，有为 1；地区：经济发达地区为 0，经济较发达地区为 1，经济欠发达地区为 2；月平均收入按五分位数进行了分组；健康自评情况：好/很好为 0，其余为 1；慢性病数量：无为 0，1—2 为 1，≥3 为 2；失能状况：功能完好为 0，轻度失能为 1，中度失能为 2，重度失能为 3，极重度失能为 4。

为了解不同特征的城市社区老年人长期照护模式选择偏好，将解释变量与因变量进行交互分析，采用卡方检验和方差分析进行单因素分析。通过检验的变量有年龄、性别、教育程度、退休前职业、独居情况、经济状况、本市子女数、所在地区、自评健康状况、患慢性病数量、失能状况。具体情况见表 4-12。

表 4-12 社区老年人群的长期照护递送方式选择偏好的单因素分析

变量	机构照护	社区照护	居家照护	F 值/X² 值/P 值
	%/x̄	%/x̄	%/x̄	
前倾因素				
年龄（岁）				
<75	0.28	0.51	0.21	61.55/<0.001
≥75	0.09	0.52	0.39	
性别				
男	0.26	0.45	0.28	12.09/0.002
女	0.18	0.55	0.27	
职业				
职业地位高	0.30	0.49	0.21	35.18/<0.001
职业地位低	0.15	0.54	0.32	

续表

变量	机构照护	社区照护	居家照护	F 值/χ^2 值/P 值
	%/$\bar{x}$	%/$\bar{x}$	%/$\bar{x}$	
教育程度				
初中以下	0.09	0.53	0.38	88.53/<0.001
初中及以上	0.31	0.51	0.18	
使能因素				
婚姻状况				
有配偶	0.21	0.53	0.26	3.43/0.180143
无配偶	0.19	0.48	0.33	
独居				
无	0.19	0.54	0.28	39.76/<0.001
有	0.54	0.24	0.22	
本市子女数	0.95±0.80	1.85±1.00	2.09±0.91	87.49/<0.001
地区				
经济发达地区	0.25	0.51	0.24	
经济较发达地区	0.19	0.60	0.22	24.37/<0.001
经济欠发达地区	0.19	0.44	0.37	
经济状况（元）				
<1500	0.07	0.60	0.33	
1500—1999	0.10	0.53	0.37	
2000—2799	0.14	0.51	0.35	90.01/<0.001
2800—3399	0.29	0.51	0.21	
≥3400	0.39	0.47	0.14	
需求因素				
自评健康				
好/很好	0.26	0.58	0.16	26.45/<0.001
其他	0.18	0.49	0.32	
患慢性病数量				
0	0.29	0.60	0.11	
1—2	0.19	0.51	0.30	19.04/<0.001
≥3	0.22	0.48	0.31	

续表

变量	机构照护	社区照护	居家照护	F 值/χ² 值/P 值
	%/x̄	%/x̄	%/x̄	
失能状况				
功能完好	0.26	0.51	0.23	
轻度失能	0.07	0.61	0.33	
中度失能	0.11	0.49	0.41	48.93/<0.001
重度失能	0.09	0.60	0.30	
极重度失能	0.22	0.33	0.44	

由于因变量是多分类无序变量，因此选择 Multinomial Logit Model 回归模型相关因素对城市社区老年人长期照护模式选择偏好的影响。回归结果如表 4-13 所示，所纳入的前倾因素对长期照护模式选择的影响均不显著。在使能因素中，独居对机构照护和社区照护选择均有显著性影响，相对于居家照护模式，独居老年人更倾向于选择机构照护，非独居老人更倾向于选择社区照护。在其他条件不变的情况下，独居老人选择机构照护的概率发生比是非独居老人这一概率发生比的 2.77 倍；独居老人选择社区照护的概率发生比是非独居老人这一概率发生比的 0.33 倍；本市子女数对长期照护模式选择的影响部分显著，对机构照护有显著性影响，但对社区照护服务无影响。本市子女数越少越倾向于选择机构照护。这反映了老年人的家庭结构或是老年人能够获得的人力资本情况，决定着老年人是否可以获得非正式照护地区显著影响长期照护模式选择。

表 4-13　　长期照护服务递送方式选择的多项 logit 回归结果

变量	机构照护		社区照护	
	RRR	Std. Err.	RRR	Std. Err.
前倾因素				
年龄：<75（ref）				
≥75	0.60	0.28	0.94	0.26
性别：男（ref）				

续表

变量	机构照护		社区照护	
	RRR	Std. Err.	RRR	Std. Err.
女	0.69	0.17	1.18	0.21
职业：职业地位高（ref）				
职业地位低	0.83	0.22	0.81	0.17
教育程度：初中以下（ref）				
初中及以上	1.75	0.66	1.44	0.37
使能因素				
婚姻状况：有配偶（ref）				
无配偶	0.96	0.46	1.17	0.28
独居：无（ref）				
有	2.77*	1.67	0.33**	0.16
本市子女数	0.25***	0.05	0.90	0.11
地区：经济发达地区（ref）				
经济较发达地区	2.46***	0.82	1.32	0.32
经济欠发达地区	2.02*	0.76	0.47***	0.13
经济状况（元）：<1500（ref）				
1500—1999	0.36*	0.20	0.59*	0.18
2000—2799	0.39**	0.18	0.45***	0.12
2800—3399	0.66	0.36	0.43**	0.16
≥3400	1.49	0.92	0.53	0.23
需求因素				
自评健康：好/很好（ref）				
其他	0.95	0.31	0.724	0.19
患慢性病数量：0（ref）				
1—2	0.66	0.31	0.461*	0.18
≥3	0.50	0.33	0.38*	0.20
失能程度：完好（ref）				
轻度	0.62	0.37	0.85	0.27
中度	1.92	0.96	0.60*	0.18
重度	8.48***	6.54	0.82	0.36
极重度	14.29**	17.08	0.33	0.28

变量	机构照护		社区照护	
	RRR	Std. Err.	RRR	Std. Err.
常数项	6.75**	5.68	14.28***	8.97

注：***表示p<0.01，**表示p<0.05，*表示p<0.1。

经济较发达地区、经济欠发达地区的老年人选择机构照护的概率与居家照护的概率之比，分别是经济发达地区老年人的2.46倍、2.02倍，即相较于经济发达地区的老年人，经济较发达与欠发达地区的老年人更倾向于选择养老机构接受照护。经济欠发达地区的老年人选择社区照护的概率与居家照护的概率之比，是经济发达地区的老年人的0.47倍，即经济发达地区的老年人倾向于选择社区照护。可能的原因在于，经济发达地区的社区照护设施建设相对完善，来自社区的照护资源可及性更高；从个人经济状况来看，经济状况对机构照护、社区照护均有显著影响，经济收入水平处于中等位置的老年人相对于经济收入水平差的老人，更加倾向选择居家照护模式，主要原因可能是经济贫困的老年人能得到国家政策补贴，而中等收入的老年人不在国家补贴范围之内，但其经济能力在负担养老机构费用和社区机构照护费用方面又存在困难。因此，相关政策制定应当更加关注由于收入差距导致的长期照护服务的需求差异。此外，需求因素中的慢性病数量显著影响长期照护服务模式选择，机构照护与居家照护比较时，慢性病数量因素不显著，而社区照护与居家照护比较时慢性病数量因素显著，患慢性病数量越高的老年人越不倾向于选择社区照护服务，可能是这类老年人因自身身体状况更倾向于获得上门服务。失能状况对长期照护模式选择有显著影响，重度、极重度失能的老年人选择机构照护的概率与居家照护的概率之比，分别是功能完好老年人的8.48倍、14.29倍，表明重度、极重度失能老年人更倾向于选择在养老机构接受照护服务，中度失能老年人选择社区照护的概率与居家照护的概率之比，是功能完好的老年人的0.60倍，表明目前中度失能的老年人倾向于选择居家照护。

2. 基于健康状况差异的城市社区老年人长期照护服务需求分析

基于健康状况差异的城市社区老年人长期照护服务需求结果如表

4-14 所示，健康体检、家政服务是社区每位失能老年人都需要的服务。这主要是因为老年人拥有较高的健康管理意识和慢性病预防意识，同时对家政服务需求旺盛的可能原因是随着家庭结构的改变，失能老年人无法获得或得到的家人支持十分有限，不得不向外界寻求帮助。轻度失能老年人对老年人文化娱乐活动、康复指导类服务、医疗服务和具有低照护性质的生活照护类服务需求较大，表明除了通过社区卫生服务机构提供的医疗服务之外，社区其他组织还应提供就餐、家政服务等生活照护类服务以及娱乐活动以丰富老年人的精神生活。对于中度、重度、极重度失能老年人而言，由于出现基本日常生活活动能力衰退，与轻度失能老年人相比，其对社会服务类中的事务代办、就医或购物陪同、生活照护类中的家政服务和医疗护理类中的医疗服务需求普遍高于其他需求。极重度失能老人对医疗护理服务也有着较高的需求。中度和重度失能老年人对康复指导类中的老年人互助组织活动、健康教育与健康促进和非专业性的精神慰藉服务的需求排名也位居前列。因此，社区照护服务提供者在向社区内老年人提供长期照护服务时，要重视不同健康状况的老年人之间的服务需求差异。当老年人失能等级发生变动时，照护提供者应及时调整所提供服务的种类和侧重点，以适合老年人身体状况和意愿的变化。

需要指出的是，虽然自理老人不属于长期照护服务对象范围，但这类群体也表示出对长期照护相关服务内容有一定的需求，其需求排名前五的服务内容与轻度失能老年人总体一致。社区内失能老年人对社会服务类、生活照护类中的个体照顾、家政服务和医疗护理类中的健康体检、上门巡诊、家庭病床、医疗护理、临终关怀的需求率随着失能程度的提高而相应提高。

（二）城市社区老年人长期照护服务实际利用情况

如表 4-15 所示，本次调查的城市社区老年人长期照护服务在社区内及家中的利用情况，利用率从高到低的服务项目顺位为：精神慰藉（97.12%）、家庭访视（74.11%）、家政服务（63.83%）、就餐服务（61.17%）、中医保健服务（35.51%）、社会支持服务（28.10%）、上门巡诊（25.66%）、个体照护（9.40%）、社区环境支持性服务（7.41%）、药物配送（4.20%）、康复训练/治疗（0.33%）、紧急救援

表4-14　基于不同健康状况的社区老年人长期照护服务需求情况

维度	项目	功能完好		轻度失能		中度失能		重度失能		极重度失能	
		需要率（%）	排序	需要率（%）	排序	需要率（%）	排序	需要率（%）	排序	需要率（%）	排序
社会服务类	事务代办	11.82	17	44.74	13	88.91	9	100.00	1	100.0	1
	就医或购物陪同	15.86	16	59.22	12	95.92	8	100.00	1	100.0	1
	交通接送服务	6.23	19	17.12	17	48.53	16	75.54	13	77.88	9
	家庭设施改造	1.35	23	9.28	20	11.70	22	15.13	22	44.47	17
生活照护类	社区老年食堂就餐或送餐	58.02	11	81.64	8	88.97	9	88.72	10	55.63	15
	个体照顾	1.04	24	3.95	22	9.49	23	28.37	18	44.45	17
	家政服务	94.63	5	100.00	1	100.00	1	100.00	1	100.00	1
医疗护理类	医务人员定期家庭访视	62.20	10	94.72	5	98.8	4	98.12	8	88.97	7
	健康体检	99.78	1	100.00	1	100.00	1	100.00	1	100.00	1
	中医保健	85.57	7	80.33	9	74.33	13	52.82	17	66.73	12
	紧急救援	27.76	13	14.57	18	24.62	18	15.11	22	33.35	20
	药物配送	32.17	12	19.76	15	45.64	17	56.64	15	44.44	17
	上门巡诊	90.14	6	94.79	5	98.87	4	100.00	1	100.00	1
	家庭病床	1.73	22	1.37	24	13.56	20	22.66	19	55.64	15
	医疗护理	3.06	21	6.61	21	13.56	20	20.83	20	100.00	1
	协助转诊	73.95	8	76.33	10	77.23	11	84.97	11	66.73	12
	临终关怀	11.32	18	13.25	19	21.67	19	20.85	20	22.22	22

续表

维度	项目	功能完好		轻度失能		中度失能		重度失能		极重度失能	
		需要率（%）	排序	需要率（%）	排序	需要率（%）	排序	需要率（%）	排序	需要率（%）	排序
康复指导类	老年人互助组织活动	98.53	3	98.71	4	96.56	7	92.52	9	66.78	12
	术后康复训练/康复治疗	3.44	20	2.62	23	8.83	24	5.71	24	11.17	24
	家庭教育	73.69	9	72.44	11	76.67	12	79.27	12	77.86	9
	健康教育与健康促进	98.57	3	94.75	5	98.25	6	100.00	1	88.94	7
精神慰藉类	陪同聊天读报	20.06	14	28.93	14	64.36	14	75.59	13	33.35	20
	心理疏导、心理咨询	18.59	15	19.72	15	53.84	15	56.67	15	22.22	22
	老年人文化娱乐活动	99.78	1	100.00	1	100.0	1	100.00	1	77.82	9

表4-15   城市社区老年人长期照护服务实际利用情况

项目	利用率 N（%）	照护服务提供者				
		社区卫生服务机构 N（%）	社区老年照护机构 N（%）	社区组织 N（%）	家人、朋友 N（%）	其他 N（%）
社会支持服务	254（28.10）	0	32（12.59）	220（86.61）	226（88.98）	0
社区环境支持性服务	67（7.41）	0	1（1.49）	66（98.51）	2（2.99）	0
个体照顾	85（9.40）	0	1（1.18）	11（12.94）	85（100.0）	0
就餐服务	553（61.17）	0	36（6.51）	529（95.66）	257（46.47）	0
家政服务	577（63.83）	0	13（2.25）	547（94.80）	316（54.77）	4（0.69）
精神慰藉	878（97.12）	0	59（6.72）	873（99.43）	569（64.81）	0
家庭访视	670（74.11）	23（3.43）	15（2.24）	668（99.70）	0	0
中医保健服务	321（35.51）	319（99.38）	0	2（0.62）	0	0
上门巡诊	232（25.66）	232（100.00）	1（0.43）	0	0	0
药物配送服务	38（4.20）	38（100.00）	0	0	0	0
家庭病床	1（0.11）	1（100.00）	0	0	0	0
康复训练/治疗	3（0.33）	3（100.00）	0	0	0	0
紧急救援	0	0	0	0	0	0

（0）。社区内老年人精神慰藉服务利用率最高，表明老年人精神照护需求越来越被重视。从长期项目提供者来看，社区组织在社会支持服务、社区环境支持性服务、就餐服务、家政服务、精神慰藉、家庭访视服务发挥着重要作用；社区卫生服务机构在中医保健服务、上门巡诊、药物配送、家庭病床、康复治疗等医疗康复护理类服务上发挥着重要作用；社区老年照护机构在社会支持服务、就餐服务、家政服务、精神慰藉、家庭访视等服务上提供了一定的帮助；家庭、朋友等非正式照护者主要在社会支持服务、个体照护、就餐服务、家政服务这类生活照料服务及精神慰藉上提供了帮助，尤其是目前居家老年人的个体照护主要由家庭、朋友等非正式照护者承担。

五　小结

首先，应当根据社区老年人不同的健康状况采取针对性的干预手段，以预防老年人个体机能的损伤或进一步恶化。同时应当关注一些容易发生失能的群体，比如：高龄、女性、教育程度低、月收入水平中等、视力状况差、步速慢、罹患多种慢性疾病的老年人。此外，社区卫生服务机构应进一步强化基层医疗服务网络功能，深化开展社区老年健康管理服务，尤其是针对慢性病老人健康管理工作，通过多途径、多方位的宣传，提高老年人服务的知晓率和可及性，鼓励社区老年人更直接地参与长期照护服务体系。

其次，以居家为基础、社区服务为依托、机构养老为补充的照护服务体系，符合中国老年人长期照护递送方式选择偏好。应进一步优化以社区为核心的长期照护服务递送模式。轻、中度失能的老年人以社区/居家照护为主，重度失能老年人以机构照护为主。在进行服务规划时，要因人、因地、因时而异，充分考虑到不同的影响因素对其长期照护服务模式选择偏好影响。政策制定者在提供服务时应特别关注一些在获得长期服务资源上处于弱势地位的人群，例如，独居老人、本市子女数少的老人、中等收入层次、患慢性病数量多的老人，以保障长期照护服务提供的公平性。

最后，社区老年人的长期照护服务需求呈现多样化，还存在服务需求与利用不能完全匹配的情况。不同供给主体所覆盖的服务类型不同，各照护服务供给主体应充分发挥自身在提供不同类型的照护服务上的优势，在此基础上，通过相互整合、补充、充分利用社区资源如社区卫生服务，为老年人提供医疗保健康复等方面的优势，社区组织在社会支持服务、社区环境支持性服务的优势，家人和社区老年人照护机构的日常照料优势，形成协同化、融合化的服务递送链，优化以社区为核心的长期照护服务递送体系。

第五章

老年长期照护服务体系协同
治理过程

在分析老年人长期照护服务体系协同治理发生条件的基础上，本章将通过典型案例研究探讨长期照护服务体系协同治理运行过程。协同治理运行过程是一个包含协同发起、驱动引擎、协商方式、建立信任与行动准则、达成共识与完成协同行动计划的过程，涉及长期照护服务体系医疗保健和日常照料有机整合的服务规划与提供，能力提升及服务评价的协同。在此过程中，需要多元利益主体的积极参与和协同分工，进而揭示协同产生的主要矛盾提出解决策略。因此，本章我们将选择长三角地区的长期照护机构作为长期照护服务体系协同治理运行过程的案例研究对象，基于协同发起与促动因素，考察医疗保健和日常照料服务有机整合的协同过程，探索长期照护服务过程利益相关者的协同分工与矛盾解决措施。

第一节　长期照护协同治理典型案例研究
对象选择与概况

长江三角洲地区是中国经济社会发展的重要引擎，也是中国老龄化水平较高的区域，高龄化问题突出。该地区在开展老年人长期照护服务、医养结合政策、长期照护保险制度以及老龄化健康政策等领域具有显著的典型意义。因此，本章典型案例分析将选择江苏地区的长期照护机构作为研究对象，剖析长期照护服务协同治理过程。本节将介绍典型案例研究对象的选择，分析该长期照护机构照护服务的提供与利用情况。

一 典型案例研究对象选择的背景情况

2022 年末，中国 60 周岁以上老年人口已超过 2.8 亿人，占总人口比例达到 19.8%，65 岁及以上 2.1 亿人，占 14.9%。预计 2050 年达到峰值 4.8 亿人，占 35%，进入重度老龄化国家。2.8 亿老年人中，失能老人达到近 5000 万人，患有慢性病的老人达到 1.5 亿人[①]。面对严峻的老龄化形势，与之相应的日常照料、医疗护理、老年病康复和医疗需求压力日益凸显。然而，照护机构中存在卫生资源配置不足的情况，全国有医疗保健服务的长期照护机构不足 20%，例如南京市长期照护机构 280 家，其中有医疗保健服务的长期照护机构仅 80 家，绝大多数长期照护机构不能解决老年人医疗保健服务利用的问题，从而造成老年人医疗需求与保障出现矛盾。老年人小病大治长时间住院压床，造成医院床位周转率低。同时，重危病人无法住院、大型医院资源更为紧张，造成公共医疗资源浪费，影响医院正常的医疗服务效率。长期照护服务体系协同治理体现为不同服务机构协同合作下的医疗保健和日常照料服务的有机整合，从而能够高效地满足老年人，特别是失能老年人的"就医""养老"的双重需求。

近年来，为更好推行老年人长期照护行业发展，地处中国东部长三角地区的江苏省出台了一系列推进长期照护发展的工作文件，初步建立长期照护的政策体系。2014 年 8 月，江苏省率先出台《关于全面推进医养融合发展的意见》（苏政发〔2014〕39 号），积极推动长期照护行业发展。江苏省在 2017 年制定了促进医疗保健服务和生活照料服务融合的政策，具体对长期照护服务体系的主要任务、目标和基本原则以及相关保障制度等进行了详细的阐述和要求。

为了剖析多元主体协同治理下的医疗保健和日常照料服务有机整合的协同过程，我们选择江苏省 A 医院作为协同治理典型案例分析的核心利益相关者。江苏省 A 医院是一家定位为老年医院的综合医院，该

---

① 国家统计局：《2022 年国民经济和社会发展统计公报》，http：//www.gov.cn/xinwen/2023－02/28/content_5743623.htm。

院聚焦老年医学，包括教学、科研、医疗康复保健以及长期照护的整体型医疗机构。同时，江苏省 A 医院还是江苏省干部疗养机构，承担了公务员、国家干部和所属地周边社区的医疗保健服务，也是医疗保险的定点机构。该院主体结构包括本部、分院以及附属的长期照护机构等。A 医院坚持老年医学特色，注重老年人慢性病的防治和照护，形成了独具特色的发展路径。面对老龄化社会需求与老年人长期照护政策推动，近几年江苏省 A 医院重点定位老年人长期照护服务发展，多措并举，积极探索医疗卫生服务与日常照料服务的融合发展，推进医疗资源在照护机构的介入与融合，进而满足老年人对日常照料和医疗服务的双重需求。A 医院在江苏省 B 养老机构内部设立了分院，派驻医护人员提供医疗保健、慢性病管理、康复护理、痴呆康复与护理等方面的服务。护理人员全天候轮班，派驻医生保证定期巡诊，并为 B 养老机构住养老人和周边社区居民提供全面的医疗和健康管理服务。

A 医院负责运营与管理一家提供老年人养老、医疗保健、康复护理、临终关怀和失能失智老年人专业照护服务的长期照护机构——C 护理院。该机构经过数年的发展逐步形成了老年人失能失智管理、慢性病管理、日常生活照料管理等专业服务的品牌形象。C 护理院设计床位共计 1112 张，目前开放照护床位 680 张，护理院内部设立了护理、康复和养老区域。C 护理院是江苏省的规范化养老照护机构，也是南京市 5A 长期照护服务机构。"医康养护"的一体化服务新模式入选全国医养结合典型经验案例。护理院拥有一个具备老年健康护理、老年医学经验丰富的团队，主要为失能老年人提供日常生活照料、医疗保健、心理健康等方面的综合服务。护理院建立压疮防治中心、舒缓治疗（临终关怀）中心，满足失能老年人护理需求。同时发挥老年康复优势，构建一个专业化的失智老人的康复照护中心，为其提供专业全面的医疗护理服务，结合完备的设施、药物以及规范的康复锻炼方案等，形成高质量、高标准的服务团队。利用"慢性病与健康管理平台"，让老年人享受无缝对接的日常照料和医疗保障服务，并可与家庭共享数据。此外，C 护理院长期照护机构和社区居家照护、日间照料等有机结合起来，运用"互联网+技术"为江宁区老年人群提供多层次的照护服务。

护理院的基础设施完备舒适，为入住老年人提供了花园式的居住条件，建筑风格人性化设置，常年植被覆盖。为了满足老人文化娱乐需求，设置了棋牌书画室、健身房、运动场、读书室等，还设置了蔬菜种植区，花园苗圃等场所，可以满足老年人的不同爱好和娱乐需要。房间内除了配备丰富的日常生活家电家具外，还配备呼叫系统和安全无障碍设施。餐厅膳食丰富多样，提供套餐与自助餐等各种配餐方式，同时聘请烹饪专业级人才和健康管理师对老人餐饮方案提供咨询和指导。护理院还设有老年大学分校，院内老人可免费入学，定期组织健康讲座、健身及文化娱乐活动，丰富老人的住养生活，提升老人的生活品质。

江苏省 A 医院在 C 护理院基础上又探索了新型长期照护项目。与南京市江宁区民政部门协作，在江宁区 D 村建立了城乡联动的照护新模式，注重社区居家照护服务，结合机构照护服务作为补充，探索了城乡联动长期照护服务创新模式，同时与江宁区一街道打造特色田园乡村照护合作项目，为入住老人提供居家照护、医疗护理服务，实现日常照护服务和医疗保健服务的有机结合，打造新型长期照护特色示范村。为了吸引城市老人到美丽乡村接受长期照护服务，A 医院与南京市鼓楼区、建邺区 12 家养老院、护理院签约建立合作关系，逐步开展转诊绿色通道、巡诊服务、培训带教、综合评估、慢性病管理、检验检查技术支持等工作，提升长期照护机构综合照护水平。江苏省 A 医院还与江苏某老年养怡股份有限公司等共同开展合作共建项目，推进老年长期照护服务发展。

江苏省 A 医院"多点发力"推进医疗保健资源与日常照料服务在长期照护机构和社区的有机融合，探索了多种形式的老年人长期照护模式。因此，本章典型案例分析将以江苏省 A 医院作为长期照护协同治理的核心利益相关者，研究江苏省 A 医院与政府公共机构、市场组织、其他非政府机构、接受服务的老人及家庭等协同治理的运行过程。本章案例分析是通过调查问卷、现场勘察、关键人物访谈等方法，来分析江苏省 A 医院长期照护服务提供、机制建设以及推进长期照护服务协同治理的过程，并试图分析协同治理过程中的多元利益主体面临的困境与矛盾和相应的解决措施，揭示长期照护协同治理过程中江苏省 A 医院在探索医疗保健服务和日常照料服务有机整合方面的优势和局限，为中国长期照护服务体系的协同发展提供参考依据。

二　江苏省 A 医院长期照护服务项目与利用情况

C 护理院是江苏省 A 医院发展最为成熟的长期照护服务项目。课题组于 2020 年 6 月对 C 护理院的老年人长期照护服务利用情况进行了问卷调查，护理院当前开放床位 684 张，收住 55 岁以上具有自理能力和失能失智老人 598 人。剔除部分失智老人的无效问卷样本，本次问卷调查获得有效样本 378 人。问卷调查主要包括：老年人口学特征、失能情况（ADL 和 IADL）、选择护理院原因、健康状况、慢性病情况、长期照护费用、长期照护服务需求、护理院长期照护服务提供与服务利用情况。C 护理院长期照护服务主要包括日常生活照料、健康管理服务、医疗服务、护理服务、专业康复服务和社会心理支持六个方面的内容，涵盖了 20 项具体的服务项目。

（一）护理院老人的基本情况

表 5-1 展示了 C 护理院调查的 378 位入住老人的人口学特征。75 岁以上的老人占比达到 52.38%。男性女性比例分别为 38.89% 和 61.11%，大专及以上学历比例为 12.96%。退休前主要在公有制企业（30.69%）就业或从事个体自由职业（28.57%），绝大多数老人经济来源于退休工资（68.52%）。基本医疗保险主要以城镇职工（29.89%）或新型农村合作医疗保险（52.38%）为主。

表 5-1　　　　　　　　护理院老人基本特征

特征	分类	人数（人）	占比（%）
年龄（岁）	55—64	67	17.72
	65—74	113	29.89
	≥75	198	52.38
性别	男	147	38.89
	女	231	61.11
婚姻状态	未婚	1	0.26
	已婚	264	69.8
	离婚	14	3.70
	丧偶	99	26.19
文化层次	未受过教育	38	10.05
	小学	127	33.60

续表

特征	分类	人数（人）	占比（%）
文化层次	初中	91	24.07
	高中/中专	73	19.31
	大专及以上	49	12.96
以前职业情况	机关与事业单位	65	17.20
	公有制企业	116	30.69
	非公有制企业	76	20.11
	个体与自由职业	108	28.57
	农业	13	3.44
经济来源	退休工资	259	68.52
	个人储蓄	49	12.96
	子女及亲属	57	15.08
	其他经营性收入	13	3.44
月均收入（元）	≤2500	139	36.77
	2501—3000	23	6.08
	3001—3500	89	23.55
	3501—4500	54	14.29
	>4500	73	19.31
基本医疗保险	公费医疗	29	7.67
	城镇居民医疗保险（城乡居民医疗保险）	67	17.72
	城镇职工医疗保险	113	29.89
	新型农村合作医疗保险	198	52.38

表5-2给出了老年人选择机构照护的原因。老人选择机构长期照护的主要原因是能够获得更好的照护服务（52.11%）。依托医院设立的护理院相对于居家社区照护而言，在医疗卫生护理、健康管理等方面更具有专业性，因此成为老年人选择机构照护首要原因。

表5-2　　　　　　　　老人选择机构照护的原因

原因	人数（人）	占比（%）
不想给子女带来麻烦	60	15.87

续表

原因	人数（人）	占比（%）
子女不能在身边照顾或者无子女	78	20.63
能够与其他老人沟通交流	22	5.82
能够获得更好照护服务	197	52.11
希望与子女分开住，但自身无住房	7	1.85
其他原因	14	3.70

此外，从表 5-2 能够看出，子女不能在身边照顾或者无子女也是选择机构照护的重要原因（20.63%），这反映了经济发展、社会结构变迁的结果，城市低生育率和独生子女政策产生了小规模家庭，这种家庭结构的变化导致了失能老人家庭照护的不足。不想给子女带来麻烦（15.87%）也是老人选择机构照护的主要原因之一，这也反映出了当前子女的照护负担较重，甚至可能影响家庭的正常生活，造成不良影响。因此，减轻子女亲属的照护负担就成为失能老人选择机构照护的原因。

（二）护理院老人健康状况

表 5-3 显示了调查护理院老人的一般健康情况。整体失能老人的自评健康状况较低，自评一般及不好的比重达到 72.75%。视力和听力下降且影响到生活的占比达到 32.28% 和 30.16%。55 岁以上老年人 BMI 指数大于等于 24 占比达到 43.92%，表明近一半的老年人存在超重或肥胖的情况。步频方面，超过 60% 的老人连续直走 4 米需要 5 秒以上，这也反映了护理院老人的失能状况。

表 5-3　　　　　　　护理院老人一般健康状况

项目	分类	人数及构成		P 值
		人数（人）	占比（%）	
自评健康	很好	7	1.85	<0.001
	好	83	21.96	
	一般	181	47.88	
	不好	94	24.87	
	非常不好	13	3.44	

续表

项目	分类	人数及构成		P 值
		人数（人）	占比（%）	
视力	良好	115	30.42	<0.001
	下降不影响生活	137	36.24	
	下降影响生活	122	32.28	
	完全失明	4	1.06	
听力	良好	118	31.22	<0.001
	下降不影响生活	140	37.03	
	下降影响生活	114	30.16	
	完全失聪	6	1.59	
BMI	<18.5	8	2.12	<0.001
	18.5—23.9	204	53.97	
	≥24	166	43.92	
步频	5 秒及以下	145	38.36	<0.001
	5 秒以上	233	61.64	

注：步频是指连续直走 4 米需要的时间。

表 5-4 按照 IADL 和 ADL 对护理院老人的失能状况进行了分类：无 IADL 失能的划分为功能完好、仅有 IADL 失能的为轻度失能、有 1—2 项 ADL 失能的为中度失能、3—4 项 ADL 失能的为重度失能、5—6 项 ADL 失能的为极重度失能。护理院中功能完好的占 43.12%，有 3—4 项以上 ADL 重度失能及极重度失能的老年人占比达到 37.56%，轻度失能和中度失能占 19.31%。

表 5-4　　　　　　　　　　护理院老人失能情况

	程度	人数及构成		P 值
		人数（人）	占比（%）	
失能状况	功能完好（无 IADL 失能）	163	43.12	<0.001
	轻度失能（仅 IADL 失能）	46	12.17	
	中度失能（1—2 项 ADL 失能）	27	7.14	

程度		人数及构成		P 值
		人数（人）	占比（%）	
失能状况	重度失能 （3—4 项 ADL 失能）	25	6.61	<0.001
	极重度失能 （5—6 项 ADL 失能）	117	30.95	

注：ADL 包括进食、洗澡、修饰、上厕所、转移、平地行走、上下楼梯、穿衣、大小便控制等活动。IADL 包括上街购物、外出活动、食物烹调、家务维持、洗衣服、使用电话的能力、服用药物、处理财务能力等项内容。

慢性病是导致中老年人失能的重要因素。表5-5 的结果显示，C 护理院老人普遍患有高血压、脑血管疾病、心脏病、糖尿病等十几种慢性疾病。其中，按照排序来看，从高到低依次为高血压、脑血管疾病、心脏病、骨关节疾病和糖尿病，患病人数占比分别达到 79.89%、38.62%、37.57%、35.98% 和 20.11%。此外，我们还计算了老年人患慢性病的数量情况，结果显示患有两种以上慢性病的老年人占比高达 80.00%，三种以上慢性病的老年人占比也达到 51.00%。这表明护理院的失能老年人大多受到慢性病的影响，对其身体功能将可能进一步产生负面影响。

表 5-5 　　　　　　　　　护理院老人患慢性病情况

种类	人数及构成		
	人数（人）	占比（%）	患病排序
高血压	302	79.89	1
脑血管病	146	38.62	2
心脏病	142	37.57	3
骨关节病	136	35.98	4
糖尿病	76	20.11	5
白内障	55	14.55	6
老年性痴呆	33	8.53	7
胃病	10	2.58	8

续表

种类	人数及构成		
	人数（人）	占比（%）	患病排序
瘫痪	10	2.58	8
腰椎间盘突出	10	2.58	8
高血脂	9	2.33	11
恶性肿瘤	8	2.07	12
慢性阻塞性肺病	7	1.81	13
其他	29	7.49	—

（三）护理院老人长期照护服务需求和利用情况

表5-6测算了C护理院老人对长期照护服务项目的细分需求状况。功能正常的老年人群对长期照护服务项目的需求主要集中在医疗服务、健康管理服务和社会心理支持服务方面。具体来看，医疗服务方面，紧急救治（89.06%），日常诊疗（85.39%），主管医生定期访视（70.62%）占比最高；健康管理服务方面，定期健康体检（84.72%），健康指导（78.51%）和全面健康评估（74.23%）占比最高。在社会心理支持方面，组织社会活动（93.91%）项目的占比最高。轻度失能的老年人医疗服务方面的需求主要是日常诊疗（87.01%），紧急救治（78.32%）以及主管医生定期访视（69.62%）；健康管理服务需求则主要是定期健康体检（65.21%）；社会心理支持服务需求主要是组织社会活动（78.39%）、协调朋友、亲人探望陪伴（71.74%）。对于中度失能老年人而言，社会心理支持服务的协调朋友、亲人探望陪伴（100.04%），医疗服务的日常诊疗（100.09%），主管医生定期访视（100.02%）等均达到100%，说明随着失能程度的加深，老人更需要心理支持和基本医疗服务。此外，医疗服务的紧急救治（96.30%）、健康管理服务的定期健康体检（96.30%）、全面健康评估（92.59%）和健康指导（92.59%）、日常生活照料服务的后勤保障（92.59%）、个性化膳食服务（88.97%）、事务代办（81.53%）、社会心理支持服务的组织社会活动（92.59%）等需求占比也较高。

表 5-6   护理院老人的长期照护服务需求细分情况

	具体项目	整体老人 （%）	功能正常 （%）	轻度失能 （%）	中度失能 （%）	重度失能 （%）	极重度失能 （%）
日常 生活 照料	个体照护	48.93	7.44	26.16	70.44	100.00	100.00
	后勤保障	82.52	70.62	65.23	92.59	100.00	100.00
	事务代办	67.71	41.74	52.23	81.53	100.00	100.00
	个性化的膳食服务	70.64	53.47	34.86	88.97	92.08	100.00
医疗 服务	用药服务	78.33	63.28	58.77	88.94	100.00	100.00
	紧急救治	92.37	89.06	78.32	96.30	100.00	100.00
	日常诊疗	92.12	85.39	87.01	100.09	100.00	100.00
	主管医生定期访视	83.63	70.62	69.62	100.02	100.00	100.00
健康 管理 服务	全面健康评估	81.51	74.23	45.77	92.59	96.08	100.00
	健康指导	85.21	78.51	60.97	92.59	96.08	100.00
	定期健康体检	88.97	84.72	65.21	96.30	100.00	100.00
护理 服务	24 小时护理	27.89	8.65	10.97	14.87	24.02	65.06
	医疗护理	28.01	8.07	6.56	11.11	16.02	70.91
	临终护理	18.51	8.66	6.52	3.72	8.07	42.76
社会 心理 支持	协调朋友、亲人探望陪伴	80.44	63.89	71.74	100.04	100.00	98.33
	陪同聊天、读报	54.87	40.57	26.13	51.98	80.07	81.21
	心理状况监测与干预	38.49	45.43	21.77	37.06	28.02	37.62
	组织社会活动	80.23	93.91	78.39	92.59	92.04	56.42
专业 康复 服务	现代康复治疗	49.56	27.04	34.87	51.93	52.06	85.52
	传统康复治疗	67.21	48.55	34.84	81.54	96.08	96.68

　　重度失能老年人的后勤保障，个人照护，定期健康体检，事务代办，紧急救治，用药服务和日常诊疗，主管医生定期访视，协调朋友、亲人探望陪伴的需求率均达到了100%，表明了重度失能老人对长期照护服务具有全面的依赖性。此外，对于健康评估和健康指导、康复治疗也具有强烈的需求。对于极重度失能老年人而言，健康管理类、日常照料类、医疗服务类的长期照护项目需求占比均为100%，反映了该群体对各类长期照护服务的全面性依赖。另外，对于专业康复服务、护理服务的需求占比也明显高于其他类别失能老人。

　　表5-7报告了护理院老人的长期照护服务实际利用和未利用情况。

从实际利用来看，日常照料服务利用的比例最高，达到 93.39%。其次是健康管理服务和医疗服务，也分别达到 88.10% 和 80.69%。从未利用的相关原因的结果来看，日常生活照料服务和医疗服务未利用的主要原因是无需求（96.00%，72.60%），健康管理服务未利用则是其他原因（51.11%），护理服务与专业康复服务主要未利用的原因也是没有相关需要（97.25%，68.45%），社会心理支持服务未利用的主要原因是认为无作用（48.18%）。

表 5-7 护理院老人长期照护服务项目实际利用情况

项目	利用情况占比	未利用情况及占比					
	N（%）	无需求 N（%）	机构没有 提供 N（%）	经济条件差 N（%）	专业人员 能力欠缺 N（%）	无作用 N（%）	其他 N（%）
日常生活照料 服务	353（93.39）	24（96.00）	0（0.00）	0（0.00）	0（0.00）	0（0.00）	1（4.00）
医疗服务	305（80.69）	53（72.60）	1（1.37）	1（1.37）	4（5.48）	0（0.00）	14（19.18）
健康管理服务	333（88.10）	15（33.33）	5（11.11）	0（0.00）	0（0.00）	2（4.44）	23（51.11）
护理服务	160（42.33）	212（97.25）	3（1.38）	1（0.46）	0（0.00）	0（00.0）	2（0.92）
社会心理支持 服务	241（63.76）	42（30.66）	1（0.73）	0（0.00）	11（8.03）	66（48.18）	17（12.41）
专业康复服务	210（55.56）	115（68.45）	11（6.55）	7（4.17）	9（5.36）	9（5.36）	17（10.12）

此外，我们还调查了 C 护理院失能老人的平均花费情况。费用支付的均值是 5289.47 元，支付费用的来源主要是退休工资或存款（60.33%），其次是来自子女的资助（20.91%）或者子女老人一起支付（18.52%）。与老人的平均月收入相比，有 52.65% 的老人的费用支付超过其月收入，这也说明机构长期照护费用还是比较高的，可能会对很多老人带来经济方面的压力。

三 小结

本节介绍并明确选择江苏省 A 医院作为长期照护服务体系协同治理案例研究的对象，主要是因为江苏省 A 医院在推进医疗保健资源与日常照料服务在长期照护机构和社区的有机融合方面，探索了多种形式的长期照护协同模式，其"医康养护"的一体化服务新模式更是入选全国医养结合典型经验案例。因此，我们将以江苏省 A 医院作为研究的立足点，通过深入案例剖析，分析其与政府公共机构、市场组织、其他非政府机构、接受服务的老人及家庭等利益相关者协同治理的运行过程。

对江苏省 A 医院 C 护理院长期照护服务提供与利用情况的分析表明，老年人长期照护服务需求和实际利用之间存在不一致的情况，表明长期照护机构提供服务项目的匹配度还需要进一步优化。此外，该照护机构有一半老人的服务费用超过月收入，费用的来源主要是退休工资或存款，老人及其家庭经济负担较重，说明进一步构建和完善相关长期照护保险制度，降低失能老人照护的经济费用负担也是当前中国长期照护政策调整应当关注的问题。

第二节　江苏省 A 医院长期照护服务模式探索与实践历程

江苏省 A 医院是一家定位为老年医院的综合医院，该院聚焦老年医学，包括教学、科研、医疗康复保健以及长期照护的整体型医疗机构。同时，江苏省 A 医院还是江苏省干部疗养机构，承担了公务员、国家干部和所属地周边社区的医疗保健服务，也是医疗保险的定点机构。面对老龄化社会需求与长期照护相关政策推动，江苏省 A 医院重点定位失能老人长期照护发展，多措并举，积极探索医疗保健与日常照料服务融合发展，推进医疗资源对长期照护的介入与融合，进而满足老年人对长期照护服务的多重需求。

一　医疗资源在长期照护中的有效介入与融合：无缝连接初形成

中国长期照护服务发展起步较晚，相关的政策于 2013 年相继出台。在此基础上，江苏省也大力助推长期照护相关项目，但是长期照护服务中仍然缺乏医疗资源的有效介入。江苏省 A 医院根据自身医学特色背景，判断老年人群长期照护是中国重度老龄化社会所需要的重要服务形式，参与长期照护项目有利于提高 A 医院的社会影响力，因此将其作为 A 医院发展的一个重点方向。

目标方向确定之后，A 医院在江苏省政府的大力支持下参与了省政府建设的长期照护机构（B 养老机构）。当时政府承诺建好之后，A 医院拥有其运营权。然而，2012 年国家规定公建民营，不能公办公营。因此，面对国家政策改革，A 医院错失了直接获取运营权的良机。在整个项目推进中期，江苏省政府不得不放弃 A 医院，指定由民政厅直属单位扬州市 E 医院接管，注册为"民康服务中心"，属于民办非企业。E 医院与南京由于距离问题，选择与南京市 G 医院合作，E 医院拥有管理权、G 医院拥有运营权负责对 B 养老机构的老年人提供门诊、急诊等医疗服务。在运用过程中，E 医院和 G 医院在长期照护的认知和管理方面出现了分歧，出现 B 养老机构无人管理的窘境。2013 年，江苏省 A 医院与扬州市 E 医院达成了共同运营和管理江苏民康服务中心的合作意向，明确由江苏省 A 医院向江苏省 B 养老机构提供医疗保健服务。

然而，在进行资质审批时，卫生行政部门不予批准。理由是公立医院不能办企业。江苏省 A 医院针对这一问题，与扬州 E 医院、江苏省卫生行政部门进行多次交涉，江苏省卫健委建议以在 B 养老机构内增加医疗执业地点的方式提供医疗服务，即建设分院形式。经过卫健委与民政厅的沟通，2013 年 9 月获得江苏省卫健委正式批复和省民政厅同意，在江苏省 B 养老机构内设立江苏省 A 医院分院。江苏省 B 养老机构是一家公益性的，政府出资设立的非营利性、示范性公建民营长期照护服务单位，实行社会化运作、企业化管理模式。合作原则遵循共同投资建设、共同管理运行、共享合作成果、共担合作风险。因此，江苏省 A 医院分院与江苏省 B 养老机构携手，在 B 养老机构内设置 A 医院分院，同时提供日常照料服务与医疗保健服务。

经过数年的运行，实现了 A 医院分院与 B 养老机构的共同发展。然而，在此过程中也发现这种长期照护服务的老年对象人群具有特殊性，服务对象主要是省、市党政领导、公务员、退休教师等高知识分子，社会中绝大部分老人无法享受到此类融合式的长期照护服务。此外，江苏省 A 医院发现随着老年人入住后时间的推移，一些老年人相继出现失能和失智情况，而 B 养老机构提供的服务要求所有入住老人是非失能失智的，这种无缝对接的融合型长期照护服务模式无法满足失智失能的医疗需求和其他照护需求。因此，江苏省 A 医院面临新的需求，需要新的探索和构思。

二 "医康护养一体化"：长期照护资源深度融合

无缝对接模式存在服务对象、服务范围的局限性，为了满足更多老年人群需求及为失智失能老人提供医疗服务，江苏省 A 医院继续发力，通过多方交流互动，学习经验，在政府、企业等各方协同努力下，2015年 10 月，江苏省 A 医院参与了南京市江宁区 C 护理院招标。C 护理院属于公办民营的项目，是南京市江宁区民政局"十二五"民生三大工程之一。这个项目是江宁区政府以及民政部门共同投资设立的当地一项重大的民生工程。在国家长期照护机构公建民营的政策指导下，C 护理院将服务经营管理权实施公开招投标，最终 A 医院成功中标。江苏省 A 医院中标之后，护理院还没正式投入运营就遇到棘手的政策问题，江宁区政府投标文件要求规定：院长和法人代表必须是企业，不能是政府公职人员，因此作为公立医院的江苏省 A 医院院长就不能作为法人代表。面对这一政策难点，A 医院通过咨询公共管理领域专家、与南京市民政部门领导讨论协商后，江苏省 A 医院决定以"技术支持、不出资金"方式，跟企业合作，由企业出注册资金，但法人代表依然是 A 医院院长，由此获得 C 护理院的经营管理权。C 护理院的所有权属于民政部门，A 医院与江宁区政府签订五年协议，2020 年到期，然后经过考核决定 A 医院是否具有运营权。考核的目的是提高运营方的长期照护服务质量、效率和服务能力。

江苏省 A 医院在获得 C 护理院的管理经营权以后，对其进行科学规划，配备床位 1112 张，当前开放床位 680 张。护理院根据评估等级，为老年人安排入住医疗护理区、康养区以及养老区等不同区域，在服务规模和服务分区设计上实现了长期照护资源的深度融合。护理院建立了以老年人综合评估为基础的连续性专业评估体系，对所有入住护理院的老人的失能状态等进行多次动态评估，从而针对老年人失能状况的差异性设计长期照护服务模块。经过近五年的运行，护理院形成了以医疗保健与日常照料服务融合、失能失智照护、慢性病管理、老年康复、安宁疗护等连续型的"医康护养一体化"长期照护模式。然而，在整个模式运营过程中，"医康护养一体化"的长期照护模式并没有满足更多城市老年人医养需求，一个关键原因在于 C 护理院收费较高。根据第一节的调查测算结果，费用支付的均值是 5289.47 元，支付费用的来源主要是退休工资或存款（60.3%），而且有 52.6%的老人的费用支付超过其月收入，入住老人的经济负担是相对较重的。由于较高的费用，实际上还有很多城市老人在没有能力支付，长期照护服务的人群覆盖率依然很低。老年人群需要花费较少、环境好的农村享受长期照护服务，农村具有空间大、环境优美、空气新鲜等特点。特别是那些环境优美、医疗资源相对充足的农村地区更适合城市老年人集中照料养护。C 护理院的"医康护养一体化"模式并没有满足大部分老年人需求，那么如何保证农村的长期照护机构的条件能够满足绝大部分老人日常照料与医疗保健需求？这些都需要江苏省 A 医院的进一步探索和思考。

三 "城乡联动"长期照护项目：长期照护服务新模式

江苏省 A 医院经过详细调研和研讨发现，相较于 A 医院分院长期照护服务的无缝对接模式、江宁区 C 护理院"医康护养"一体化长期照护模式，在农村探索城乡联动长期照护模式在服务范围上能够服务更多、更基层的城市老年群体，通过这种模式为它们提供包含医疗保健服务的长期照护服务包，实现更多的老年人享受规范化长期照护服务的一个初步探索。在南京市政府、南京江宁区政府、江苏省 A 医院、F 企业等多主体的协同合作下，D 村的助老服务中心成立。这是江苏省 A 医院城乡联动的长期照护服务创新新模式。该服务中心由 C 护理院经营接管，也就是说该中心是 C 护理院在农村地区的分支机构。这样可以将 C 护理院的优质照护资源引入农村地区，是长期照护服务体系内部服务模式和组织机构的创新。

该项目推进之初，出现城市老年人入住 D 村的难题，主要问题在于符合条件的居家照护家庭与社区服务的匮乏，更为重要的是在 D 村项目地融合提供老年医疗保健服务问题。为了解决此难题，首先由政府、企业对乡村进行外部环境改造，江苏省 A 医院及 C 护理院在当地设立"乡里乡亲助老服务中心"对人员进行专业培训，考虑到居住环境是否达标、家庭氛围是否融洽、照顾者是否有爱心等问题，需要经过严格审查才能确认符合条件的居家照护家庭。乡里乡亲助老服务中心设施完备，餐厅、棋牌书画室、健身房等设备精良，完全可以满足老年人的娱乐锻炼、饮食、医疗护理康复等方面的需要。同时，由于部分生活照料服务来自于当地的家庭或个人，所以中心会对服务提供者定期进行考核，对其提供的服务质量进行评估，并且督促改进服务质量，从而提升整体长期照护服务水平。

在解决日常照料需求后，江苏省 A 医院与 C 护理院负责老年人的医疗保健护理服务。C 护理院的医护人员每周定期巡诊，主要进行健康教育和一些常规的检查。针对专科服务的需求，护理院每月都会派驻医护专家包括老年慢性病常涉及的神经内科、内分泌科、心脏科等进行上门服务，满足老年人的医疗保健需求。此外，与江苏省 A 医院及其他三甲医院建立急救绿色通道，保证老年人突发危急重症时得到及时救治。驻点医生可以对突发疾病老人进行及时性抢救。在实际运行中，A 医院发现江宁区 C 护理院的医生和护士不能天天都驻扎在 D 村，导致了所提供医疗保健服务的及时性大大降低。针对老年人基础病多、慢性病多且易发生并发症、入住老人健康问题碎片化等问题，为了全面管理 D 村老人健康问题，2018 年江苏省 A 医院找到 F 企业进行合作，联合公共管理和信息技术专业人员，建立长期照护慢性病与健康管理平台，为老年人开展全面健康管理。该信息管理平台针对老年人长期照护服务，能够实现医疗保健护理服务与老年人的健康保健信息数据的相互结合。这不仅可以帮助医护人员更加及时准确地提供医疗保健、健康教育等相关服务，而且医护人员可以远程服务，实现照护机构与专业医疗机构的信息共享，这样可以提升长期照护服务的可及性和针对性。

四　小结

面对中国日益严重的老龄化问题，老年人长期照护行业一直备受中国政策支持和推动，发展融合式的长期照护服务模式是打破传统医疗保健服务、日常照料服务分离的现实困境，也是实现满足老年医疗、康复、保健等需求的必然选择。2012—2020 年，江苏省 A 医院"多点发力"推进长期照护模式的过程中取得了一定的经验。在具体推进过程中，根据实际需要、特定条件、点面结合、开展了多种形式的长期照护服务模式，满足不同层次老年人的医疗需要。江苏省 A 医院在老年人长期照护服务探索中发现问题、解决问题、不断优化，以多种方式实现医疗保健服务与日常照料服务资源的融合，为探索长期照护服务体系可持续、健康、长效化发展提供了有价值的参考。

然而长期照护体系行政分割的多头管理体制，医疗保健与日常照料服务的融合动力不足，医疗机构如何嵌入长期照护资源等问题依然存在。在服务供给与传输阶段，顶层设计不完善、部门协调难、专业服务人才不足、服务质量有待提升等问题依然突出。因此，如何突破这些困境，从而继续推进长期照护行业发展，满足中国高度老龄化社会下对老年照护资源的强烈需求，还需要政府、医疗机构、市场主体、接受服务的老年人和家庭等多元主体协同合作。本章下面两节将基于江苏省 A 医院的发展实践历程，深入剖析长期照护服务协同治理的发起、动因以及实现医疗保健和日常照料服务有机整合的协同运行过程，揭示协同治理运行过程背后多元利益主体的协同分工与矛盾解决措施，为中国长期照护服务体系的协同治理提供典型案例依据。

第三节 案例剖析：长期照护服务体系协同治理的发起与关键促动因素

本案例分析在多次考察的基础之上，2020 年 6 月，我们设计问卷对江苏省 A 医院、江苏省 B 养老机构、江苏省南京市江宁区 C 护理院、江苏省南京市江宁区 D 村助老服务中心进行现场调查。同时，我们还对江苏省 A 医院院长 f1、江苏省 A 医院副院长兼 C 护理院执行院长 f2、江苏省 A 医院长期照护项目办公室主任 f3、C 护理院主任兼 D 村长期照护项目主要负责人员 f4、江苏省 A 医院分院护士长 f5、江苏省 A 医院某护士等核心关键人及其团队成员进行了深度访谈，及时获得第一手有关三种长期照护服务模式的翔实材料，此外还收集了江苏省 A 医院推进长期照护相关总结、《护理院工作制度与岗位职责》等资料。同期我们还对江苏省民政厅养老处 f6、南京市江宁区民政局 f7、江苏省卫健委老龄健康处 f8 和涉及的相关企业的核心关键人以及接受服务的老年人等进行了深度访谈。在深入了解江苏省 A 医院的实践历程基础上，剖析长期照护服务体系协同治理的关键促动因素和协同治理的运行过程。根据第三章的理论分析，长期照护服务体系协同治理的关键促动因素主要包括四个：内外部激励、促动式领导力、相互依赖程度和基本规则及决策过程的透明性。

一 内外部激励

(一) 内部激励

协同治理的内部激励是指长期照护服务体系内部的利益相关者发现问题、产生资源需求或者感受到发展压力、威胁、机遇等。江苏省 A 医院领导团队感到医院在自身的发展过程中存在问题，面临巨大的竞争压力，A 医院副院长 f2 在访谈中谈道"老年综合医院，在医疗技术水平、医疗服务、教学和科研水平上是不能和大医院相比的，也是无法和大医院直接竞争的，如果想要发展，必须要找到符合自身特点的道路"。面对严峻的老龄化形势，养老、护理、老年病康复和医疗需求压力日益凸显，国家及江苏省也积极推动长期照护行业发展。江苏省 A 医院感觉到了新的发展机遇。A 医院副院长 f2 在访谈中谈道："南京乃至整个江苏长期照护服务市场发展不成熟，我们医院能做个什么标准，怎么样提供我们的医疗服务，怎么样把医疗保健和日常照料服务相结合。比如南京有个居家护理中心，因为他没有人员，他没办法提供医疗服务这一块，他希望我们给他做一个医疗的支撑。这让我们感受到做长期照护服务这一块应当是非常有发展的潜力。更重要的是我们有自己的特色，老年医学是我们的特色。"

确定了发展方向以后，A 医院领导团队认识到，创新长期照护服务模式仅通过自身的努力是无法完成的，必须要积极利用和获取各种外部资源，和政府部门、社会组织、失能老人及家庭的跨部门协同合作才可能实现。A 医院副院长 f2 在谈到参与省政府建设的 B 养老机构项目时表示："当时我们医院领导一下子也就统一了思想，认为 B 养老机构项目对我们医院来讲，应该是我们发展的一个重点方向。我们主动找到民政厅协商，签了相关协议，后来我们医院就把 B 养老机构接下来了。这种模式当时称其为'二老结合'。这种合作对我们发展长期照护服务来说是一种激励，因为他有房子，我们进去以后除了我们自己对外门诊，接收病人以外，同时对江苏省 B 养老机构的老人提供医疗服务。相当于我们利用那个地方作为了分院。" C 护理院的运营也是充分利用外部资源，抓住发展机遇的结果。

C 护理院是南京市江宁区政府的重点民生工程之一。江苏省 A 医院副院长 f2 在访谈中谈道："首先是我们发现并抓住了机遇，得知相关消息后我们主动与江宁区政府、社会福利中心接洽，表达了我们的意愿；其次是江宁区政府对长期照护服务的高度重视和支持，它们也在寻求合适的合作伙伴，而我们的无缝对接长期照护模式经验和多年来医院的老年医疗特色也让它们相信我们有这个实力办好护理院，这对于最后成功中标起到关键作用。"D 村"城乡联动"长期照护模式也是体系内部发现机遇的典型。D 村所处镇政府负责人在访谈中谈道："我们接到区政府的指示后，在南京市政府的协调下找到 A 医院进行协商，它们很快同意接手该项目，但是表示需要多方资源的支持开展工作。"江苏省 A 医院长期照护办公室主任 f3 在访谈中说："我们确实在寻求多方支持，选地、房屋和政策需要当地政府支持，资金需要企业支持，同时还需要南京市政府的总协调。这是我们医院长期照护项目发展的一个极具挑战性的机遇，这种模式在江苏省乃至全国都属首创，发展得好可以作为标准化的样板进行推广，这对我们院的长期照护发展而言更是一个良好的激励。"

（二）外部激励

外部激励是指协同治理的外部制度环境、形势以及发展的趋势等。中国长期照护服务体系和制度存在的缺陷以及国家的政策导向等，都给该体系的跨部门协同治理提供了良性的外部激励。

就当前中国长期照护服务而言，无论是作为一个社会服务体系，还是作为一个产业，其发展还处于起步阶段，存在诸多问题。面对严重的老龄化趋势，中国长期照护服务需求旺盛。然而，当前长期照护服务中卫生资源配置不足，特别是长期照护机构不能缓解老人看病难的问题，从而造成老年人医疗需求与日常照料服务的供需矛盾。此外，从管理体制和制度来看，中国老年人长期照护服务中的医疗保健和日常照料两大类服务长期以来分属于医疗、民政以及其他社会、市场组织，这使得服务缺乏照护连贯性、协调性和经济性。因此，跨部门的协同治理应当是长期照护服务行业发展的必然趋势。各级政府也不断出台相关激励政策措施，2013 年，国务院在官方文件中正式指出医养融合与长期照护服务体系发展的指导意见。随后民政、发改委以及卫健委等政府部门也陆续颁布一系列政策支持长期照护的政策措施。2014 年，江苏省制定了全面促进长期照护行业发展的指导意见，2017 年则进一步明确了长期照护服务体系医疗保健服务与生活照料服务融合的政策目标，进一步完善了江苏省长期照护的政策体系。

相关政策措施的出台为江苏省 A 医院的长期照护服务模式的协同创新创造了有利的外部环境。江苏省 A 医院副院长 f2 在访谈中谈道："我们之所以敢去做长期照护服务模式的探索和创新，主要是由于国家大政策环境的影响。我们还是比较了解当前中国长期照护行业发展状况的，长期照护是中国重度老龄化社会所需要的重要服务形式，在相关政策的激励下，通过与不同部门和组织的协同合作，探索长期照护服务模式的创新，有利于提高我们医院的社会影响力。"江苏省民政厅养老服务处 f6 在访谈中表示："江苏省出台长期照护相关政策还是比较及时的，2014 年我们就制定了发展长期照护的一个综合意见。长期照护服务应当是未来中国老年事业发展的重点内容，也是我省老龄事业关注的重点，我们将会出台一系列相关政策措施来推动和引导该行业的发展。"

二　促动式领导力

领导力是组织利益相关者参与协同治理过程，引导参与者克服协同过程所面临的困境的关键因素。在本案例中，长期照护服务体系协同治理的发起人是江苏省 A 医院，同时也发挥了促动式领导力的角色。结合自身医学特色，江苏省 A 医院领导团队认为，长期照护服务是中国重度老龄化社会所需要的重要服务形式，参与长期照护项目有利于提高医院的社会影响力，并明确作为医院发展的一个重点方向。江苏省 A 医院副院长 f2 在访谈中谈道："当时包括院长在内的领导团队认为是我们医院在整个医疗技术水平上，综合的水平上是不能和大医院相比的，我们有自己的特色，老年医学是我们的特色，所以，医院错位发展，发挥我们的特长，发挥医疗特色，去创新长期照护模式和工作。"因此，A 医院决定错位发展，发挥特长，发挥医疗特色，进行创新长期照护的发展方向。同时 A 医院领导团队也认识到，创新长期照护服务模式仅通过自身的努力是不够的，必须要和政府部门、社会组织等协同合作才可能实现。

在由"无缝对接模式"向"医康护养一体化"长期照护模式探索的过程中，同样发挥了 A 医院的促动式领导的作用。"无缝对接模式"

存在服务对象、服务范围的局限性，为了满足更多老年人群及为失智失能老年人提供医疗服务，A 医院主动与多方交流，学习经验，提议并在同政府部门、企业协同合作下，完成了"医康护养一体化"长期照护模式的构建。江苏省 A 医院副院长 f2 在访谈中谈道："我觉得主要有两个方面的因素促成：一是医院领导的认同和重视，特别是院长一直非常重视政府部门对我们医院长期照护服务的认可和支持；二是前期 A 医院与 B 养老机构合作开设江苏省 A 医院分院这一'无缝对接'长期照护模式探索的有益经验，和多年来医院老年医疗特色的积淀也为这次的合作奠定了良好基础。我们管理层的共识就是 A 医院必须要在长期照护服务体系构建中发挥主动性和主导作用。"面对中标后，公立医院不能担任 C 护理院法人代表这一政策难题，A 医院充分发挥主动性推动解决该问题。江苏省 A 医院副院长兼 C 护理院的执行院长 f2 在访谈中谈道："C 护理院当时的直接投标是属于先斩后奏的，为了抓住发展机遇事先没有向卫健委报告，江宁区政府部门的设计就是要么是老年照护机构或者是康复机构或者医养结合性机构。中标完了以后不是要去注册嘛！注册以后要注册成民营企业，我们当时就发挥了主动性，和卫健委以及江宁区政府协商是否可以让医院不出钱注册，因为医院出资注册是不符合相关政策规定的。最终协商的结果是找一家企业合作，然后企业出这个注册资金，但是，法人代表也是我们医院，然后就注册下来了。"

"城乡联动"长期照护服务模式的拓展，是在南京市政府的建议下由省 A 医院主导发起的。江苏省 A 医院长期照护办公室主任 f3 在访谈中说："D 村是个保姆村，村里一些中年妇女在城里给省里一些领导家当保姆，一些保姆因有事要回农村老家，但老人已经离不开她了，其家人决定让保姆把老人带回农村老家照料。南京市政府一些领导了解事情后，就建议这种照护模式是否可以进行推广，让更多的城市老人到农村来接受长期照护服务。"一个现实的问题是，如何满足老人医疗保健服务需求？农村医疗服务资源相对匮乏，城市老人到农村之后，如何保障医疗服务的供给？南京市政府、江宁区政府及 D 村所处镇政府负责人找到江苏省 A 医院进行协商。江苏省 A 医院长期照护办公室主任 f3 在访谈中说："A 医院领导团队认为 D 村长期照护服务是一种可以尝试的新模式。江苏省 A 医院基于政府对 D 村的发展规划（比如江宁区美丽乡村建设，D 村作为启动乡村），结合前期调研，在新需求、新问题背景下，A 医院最后决定主导推进 D 村长期照护服务项目。"

促动式领导力可以把利益相关者组织凝聚在一起，使他们以协作的精神积极参与协同治理。江苏省 A 医院领导团队通过自身的能力发起和获取所需的资源，并且引导协同参与者克服长期照护服务不同模式构建过程中的困境；促动式领导力的另一个关键作用在于赋权协同的弱势利益相关者，如失能老人及其家庭，努力实现权力、资源、知识等在利益相关者之间的平衡。江苏省 A 医院副院长 f2 在访谈中谈道："针对老年人身体状况的差异性，不同老年人的身体状况所需的医疗服务是不同的。C 护理院除了建立了以老年人综合评估为基础的连续性专业评估体系之外，对所有入住护理院的老人提供了试住 15 天，与失能老人和家庭共同协商制订照护计划，并根据老人和家庭对照护服务需求的变动进行动态调整等，充分赋予失能老人和家庭服务选择权，并通过此过程不断提高老年人和其家庭对长期照护服务的认知。"

三　相互依赖程度

第三章的理论分析表明：如果协同治理的利益相关者意识到可以通过自己单方面努力实现其期望的目标和利益时，那么只有当利益相关者与其他参与者高度相互依赖时，协同治理才会起作用。如果利益相关者认为其目标的实现必须依赖于其他利益相关者的合作，那么参与协同治理的激励和动机也会增强。

在中国的长期照护服务协同治理体系中，家庭、接受服务的老年人希望获得连续、优质高效、低成本的长期照护服务，他们寄希望于在发起人或领导者的主导下不断完善长期照护服务体系，提升服务质量；医疗机构、照护服务机构自身的发展同样依赖于长期照护服务体系的健康发展，它们希望通过政府公共机构的政策导向、资金支持、不断创新服务模式，实现其自身的发展目标；政府公共机构则希望通过制定政策、提供相关支持策略，引导长期照护服务行业的良性发展，最终推动中国老龄事业的发展，实现既定的政策目标，进而提升政府治理水平和信誉。可以看出，每一个利益相关者实现自己目标的过程都需要其他利益相关者的协作，利益相关者之间实际上形成了相互依赖的合作关系，而且相互依赖程度越高，参与协同治理的动机越强。

在"无缝连接模式"阶段，B 养老机构项目是 A 医院与江苏省卫健委、民政厅和其他社会组织之间相互高度依赖合作下的产物。江苏省 A 医院副院长 f2 在访谈中谈道："当初在省政府的协调下我们参与设计了 B 养老机构项目，设计好了以后是说给我们到时候运营，但是在 2012 年盖好的时候，其实那个时候已经提到公建民营了，然后已经不能公办公营了。"虽然一波三折，2013 年 A 医院还是与江苏省扬州市 E 医院以合作的形式达成一致意见，由 A 医院为机构老人提供医疗服务。然而，由于当时公立医院不能办企业，资质审批时卫生行政部门又不予批准。江苏省 A 医院长期照护办公室主任 f3 在访谈中说："A 医院又与扬州 E 医院、江苏省卫生行政部门、民政厅进行多次沟通，希望得到政府部门的支持和认可。最后确定以在 B 养老机构内增加医疗执业地点的方式提供医疗服务。"在谈到对利益相关者的依赖程度时，江苏省 A 医院副院长 f2 表示："创新长期照护服务模式仅通过我们医院自身的努力和资源是不够的，必须要和政府部门、社会组织等协同合作才可能实现。我觉得我们之间是相互依赖的，A 医院依赖于政府的政策导向和支持，依赖于其他社会组织的各种资源，而他们的利益实际上也依赖于 A 医院的发展状况，所以 B 养老机构项目确立的合作原则是共同投资建设、共同管理运行、共享合作成果、共担合作风险。"

C 护理院和乡里乡亲助老服务中心的成功运营则直接反映了江苏省 A 医院、南京市与江宁区政府、公共管理专家、企业等利益相关者之间紧密的相互依赖关系。面对 C 护理院院长和法人代表必须是企业的政策难题，江苏省 A 医院找到南京市和江宁区政府进行协商，咨询公共管理方面的专家，寻求帮助。最后确定"技术支持、不出资金"的方式，寻求企业合作，明确法人资格。A 医院院长 f1 在访谈中谈道："依赖是相互的，我们需要法人资格，政府需要我们这样的专业机构参与运营，企业需要业务拓展和声誉。只不过我们在此过程中更加主动一些，因为我们确实想把 C 护理院接管过来，实现我们的发展目标。"江宁区政府相关负责人表示："之前我们也考察了深圳、宁波等多地的公建民营的养老机构项目，我们清楚地知道需要一个什么资质的机构去运营 C 护理院项目。A 医院确实是我们寻找的合作对象，因此我们也积极地协调帮助它们解决一些政策上的问题。"D 村助老服务中心项目中，南京市政府、江宁区政府、江苏省 A 医院、F 企业等多元利益主体同样是一个相互依赖的协同整体。江苏省 A 医院长期照护办公室主任 f3 提到相互依赖问题时说："这个项目能成功运营，我觉得是多方共同发力的结果。从我们医院的角度看，项目运营依赖于江宁区政府提供的土地、房屋等，我们的资金支持依赖于 F 企业，政策支持和总协调依赖于南京市政府介入。南京市和江宁区政府则依赖于我们的医疗保健服务能力和以往的经验。"

四　协同治理基本规则设计

基本规则设计是协同治理的重要促动因素，只有依据规则真正参与的利益相关者才能形成对整个协同过程的承诺。

（一）参与者的广泛性和包容性

长期照护服务体系的协同治理必须广泛地包括所有受这一问题影响或关心这一问题的利益相关方，排除任何关键利益相关者都会导致协同治理的失败。本案例中，在江苏省 A 医院主导下的协同治理体系涉及了众多参与主体：江苏省卫健委、民政厅、南京市政府、江宁区政府、A 医院、企业组织、公共管理专家、接受服务的老年人及家庭等。江苏省 A 医院院长 f1 谈到参与者的范围时表示："其实我们也没有刻意设计到底哪些具体的主体参与协作。首先我们医院要想顺利开展相关长期照护项目必须要尽可能地获取各方的支持和协助。只有尽可能多的主体参与进来，才能最有效地推动项目开展，取得成功。"在谈到参与主体的多元化问题时，江苏省 A 医院副院长 f2 表示："我们最大可能地包括更多的决策主体参与协作，即使是相对弱势的老年人及其家庭。我们充分赋予老年人和家庭服务选择权和参与权，采取各种措施调动他们的积极性，如与老人及其家庭共同协商制订照护计划；对入住的老人提供试住服务；不断根据老人和家庭照护服务需求的变动进行动态调整等。"参与的包容性使协同治理的结果代表了最广泛的共识。

（二）明确基本规则及决策过程的透明性

明确基本规则可以使利益相关者确信协同治理是公平公正的，决策过程的透明意味着利益相关者可以确信相关结果是真实可靠的，证明协同过程不存在暗箱交易的可能。长期照护服务体系中的一些相对弱势的利益相关者，如接受服务的老人、家庭等通常是以怀疑的心态参与协同合作的，他们关注公平性，关注其他利益相关者的权力会不会操纵协同的结果等。在谈到如何明确老年人及家庭的服务选择参与权时，江苏省A医院副院长f2表示："一开始一些老人是不太信任我们的，我们在邀请老人参观护理院时，向他们展示了各种标准化的照护方案和配套的硬件设施，甚至提供试住，尽量把服务标准和过程做到规范化、透明化，使老人相信他们在这里有充分的选择权和参与权。这样一方面可以吸引更多符合条件的老人入住护理院；另一方面可以让入住的老人积极参与我院长期照护服务的质量评价与方案调整等。"C护理院主任f4在访谈中谈道："我们护理院建立了以老年综合评估为基础的连续性专业评估体系，对所有入住护理院的老人进行多次失能评估，例如评估准备、首次评估、即时评估等。每一次评估的标准、目的等都会与老人及家庭进行沟通。此外，我们会邀请老人及家庭参与其照护方案的设计，特别是针对一些个性化的服务项目。"C护理院某入住老人在访谈中表示："我对护理院提供的服务还是满意的，我在这里住了两年多，护理院对我也进行了三次评估检查，他们会根据我的身体状况和我的要求调整服务项目，而且服务的标准也会让我们知晓。"保持决策过程的透明性、开放性对于长期照护服务体系利益相关者之间建立信任，进而实现共同的协同治理目标至关重要。

五 小结

结合医院的发展历程和深度访谈资料，本节主要分析了江苏省A医院主导下的老年人长期照护服务体系协同治理的发起与关键促动因素。从激励因素、领导力、相互依赖性和决策透明性四个方面深入剖析了江苏省A医院在长期照护服务模式构建，与政府、市场组织、接受服务的老人及家庭等其他利益相关者发起协同合作中采取的策略措施。

江苏省A医院自身的竞争压力和面临的发展机遇以及外部政策环境不断激励医院与政府、市场组织等利益相关者进行长期照护模式的协同创新。A医院领导力的发挥充分体现在对不同长期照护模式的探索过程中，不断地引导协同利益相关者克服长期照护模式构建过程中的困难。此外，不同长期照护模式的成功构建都是政府公共机构、江苏省A医院、市场组织等多元利益主体相互高度依赖的合作结果，这种依赖程度是促进协同治理的重要动因。最后，在A医院主导下的协同治理体系参与者的广泛性，以及基本规则和决策过程的透明性的策略措施，有利于利益相关者之间建立信任，促进推动实现共同的协同治理目标。总之，本节的关键促动因素分析为进一步剖析长期照护体系医疗保健与日常照料服务的有机协同过程提供了动力依据。

第四节　案例剖析：长期照护体系医疗保健和日常照料服务有机整合的协同过程

长期照护服务体系表现为医疗保健和日常照料服务的结合模式，体现了不同服务机构、不同专业服务的有机整合，着力于卫生、民政等政府部门以及医疗养老机构、市场组织的跨界协同治理。江苏省 A 医院发展了"无缝连接模式""医康护养一体化模式""城乡联动模式"等多种长期照护服务模式。每种模式的构建都涉及多元利益主体的协同合作，根本目标是实现长期照护医疗保健服务和日常照料服务的有机整合，提升长期照护的服务提供能力与服务质量。此外，在江苏省 A 医院主导下的长期照护服务有机整合的协同过程中，多元利益主体的协同分工差异必然会产生各种矛盾与冲突。本节主要剖析江苏省 A 医院在不同长期照护服务模式下，如何实现长期照护服务规划的跨部门协同合作，如何完成医疗保健和日常照料服务有机整合的协同治理过程，并揭示多元利益主体协同分工的主要矛盾及解决措施。

一　长期照护体系医疗保健和日常照料服务规划的跨部门协同

在江苏省 A 医院主导下的不同长期照护模式的构建过程实际上就是卫生行政部门、民政部门、其他地方政府部门以及医疗养老机构、市场组织的跨界协同治理过程。长期照护体系涉及政府、民政部、人社部、医保部、卫生部等主体管理部门，这些管理部门所扮演的角色是不同的：如政府主要是制定政策、购买服务等；民政及人社部门主要是对长期照护中日常照料服务，即一般的养老服务进行牵头负责；卫生医保部门则负责医疗保健服务。因此，只有跨部门的协同合作才能成功推进长期照护服务体系的发展。

江苏省 A 医院的"无缝连接模式"就是政府全力推进民政、卫生等部门明确权责范围，跨部门协同合作的典型。A 医院是在江苏政府的大力推进下参与省政府建设的江苏省 B 养老机构项目，省政府是购买服务的部门，也是长期照护项目的总协调人。江苏省 A 医院院长 f1 在访谈中谈道："民政厅找到我们协商，表示这是江苏省首次大力助推长期照护项目，但 B 养老机构的日常照料服务缺乏医疗保健力量的融合，希望我们医院能够为长期照护服务的整合健全提供医疗支持。对于我们而言，发挥医疗特色，去创新长期照护项目应当是医院发展的重要方向。"面对面对话是一种在协同治理过程中确定利益相关者互利机会的重要手段。面对面对话不仅仅是商讨的手段，更是建立信任、相互尊重、达成共识和承诺的前提。在项目推进中期，公办民营的政策改革导致省政府放弃了 A 医院，改由民政厅直属单位扬州 E 医院接管，然而由于种种原因，在民政厅的协调下，2013 年扬州 E 医院又与 A 医院达成了运营和管理江苏省 B 养老机构的合作意向。

江苏省 A 医院副院长 f2 在谈到通过跨部门协同努力再次建立信任时表示："当时我们一度也很失望，省政府和民政厅再次找到我们寻求合作时，说实话我们也是抱有怀疑的心态的，我们主要怕又会有政策变动的影响。当时省政府特别是民政厅的领导、扬州 E 医院和我们团队进行了反复深入的交流，明确了在现在的政策框架下我们之间协同合作的必然性，向我们提出了一系列的承诺。"因此，面对面对话是建立信任的有效手段。

卫健委等部门的管辖范围是医疗卫生保健，民政部门主要服务则注重生活照料为主的养老服务的管理，这种管理的割裂阻碍了日常照料和医疗保健服务的整合。在本案例中，江苏省 A 医院为 B 养老机构长期照护服务的整合提供医疗支持时，却受到了卫生行政部门资质审批的限制。江苏省 A 医院院长 f1 在访谈中谈道："卫生部门的规定是公立医院不能办企业，这使我们非常被动。后来我们思考能不能变通方式绕开这个政策规定？我们觉得这个问题可能不是卫生行政部门一家能够解决的，需要省政府、民政部门、卫生行政部门和我们的协同努力。"在谈到医疗保健和日常照料服务的跨部门协同时，江苏省民政厅养老服务处 f6 在访谈中表示："两大类不同长期照护服务分属于两个政府部门管理，使得长期照护服务很难融合。我们本身也不太了解卫生部门对医疗服务的管理相关规定，所以要解决这个问题，我们需要和卫健委协同合作。"关于该问题的跨部门协同合作，江苏省 A 医院副院长 f2 在访谈中表示："在省政府的协调下，我们针对这一问题，与扬州 E 医院、卫健委和民政厅进行多次协商和谈判，最终获得江苏省卫健委和民政厅联合批复，在江苏省 B 养老机构内设立江苏省 A 医院分院的方式提供医疗服务。"此外，B 养老机构项目所确定的共同投资建设、共同管理运行、共享合作成果、共担合作风险的合作原则实际上是利益相关者对协同过程的承诺，也是他们对该项目协同合作达成的共识。

江苏省 B 养老机构项目的成功开展应该是长期照护服务协同治理过程的阶段性成果，这种阶段性成果对于促成新的协同治理的成功结果至关重要，它会进一步促进利益相关各方的对话，提升参与者之间的信任水平，鼓励建立承诺和达成共识的良性循环，进而促进新协同治理过程的顺利开展。"医康护养一体化"模式的 C 护理院项目就是在阶段性成果基础上的成功典范。C 护理院主任 f4 在访谈中谈道："江苏省 B 养老机构的经验给了我们很多启示，特别是和一些政府部门、社会组织怎样去沟通和合作。应该说 C 护理院项目的成功开展与我们前期和江苏省民政、卫生等政府部门形成的良好合作关系及经验密切相关。这些成功的经验也使得我们在招投标过程中更具有优势。"江苏省 A 医院院长 f1 在访谈中谈道："所以当这次碰到关于法人注册政策难题的时候，我们很自然地想到还是要和政府部门协同合作，而且由于有之前江苏省 B 养老机构的良好合作经历，我们找到卫健委、南京市及江宁区民政部门和公共管理专家，很快就找到了解决的方法，即采用'技术支持、不出资金'方式，跟企业合作，但法人代表仍是我们。"A 医院介入护理院的管理有效地促进了长期照护日常照料服务和医疗保健服务的有机整合。

基于各方良好的协同关系和合作经验，长期照护的"城乡联动模式"是医疗保健服务与日常照料服务跨部门协同合作的又一成功案例。江苏省 A 医院长期照护办公室主任 f3 在访谈中说："D 村城乡联动长期照护项目是一种可以尝试的新模式。政府对 D 村的发展规划更多的是倾向于一个一般性的养老场所。但是农村医疗服务资源相对匮乏，城市老年人到农村之后，如何保障医疗服务的需求，如何把日常照料服务和医疗服务有机融合是江宁区政府迫切需要解决的问题。当南京市政府和江宁区政府找到我们的时候，我们调研发现，这个项目还是比较复杂的，不仅需要政府支持，还要有稳定的资金投入，我们必须还要寻求其他合作伙伴。"最终，A 医院在南京市及江宁区政府的协助下，与 F 企业协同合作，在 D 村开展"城乡联动"新型长期照护模式。江宁区民政部门 f7 在访谈中谈道："我们一直在考虑如何把医疗服务引入农村的养老机构。这是一个有益的尝试，有一家专业老年医疗机构作为后盾，我们相信一定会提升农村长期照护服务的质量，从而推动江宁区老年人长期照护行业的发展。长期以来，医疗服务和日常照料服务的分割化配置是导致我们国家长期照护服务发展落后的重要原因，应该说 D 村项目为两者的有机整合提供了一种跨部门协作的可行性方案。"

二 长期照护服务有机整合的协同过程：驱动引擎与协同行为

根据第三章的综合一体化模型，长期照护服务体系的协同治理过程主要包括两个模块：驱动引擎和协同行为。两者紧密衔接、共同协调了长期照护体系日常照料服务和医疗保健服务协同治理的系统行为、决策和活动。

（一）长期照护服务的协同驱动引擎

协同驱动引擎主要包含三个要素：原则性约定、共同的动机和联合行动能力。这三个要素间相互作用形成了一个封闭的循环。原则性约定是指协同各方的利益相关者通过沟通交流发现、定义、商议和决定共同价值的过程。A 医院"无缝连接模式"就是省政府、民政厅和 A 医院相互沟通交流发现共同价值的过程。江苏省 A 医院院长 f1 在访谈中谈道："我们能够参与 B 养老机构项目的建设，主要是我们与省政府、民政厅有着共同的价值，即政府部门需要专业医疗资源进入长期照护服务，我们需要新的发展机遇，共同的目标和价值就是推动江苏长期照护服务行业的发展。"共同动机是指利益相关者之间的相互信任、理解和承诺。共同动机与原则性约定是相互强化的过程。江苏省 A 医院副院长 f2 在访谈中表示："B 养老机构项目是我们医院参与的第一个长期照护项目，省政府对我们的医疗服务能力还是相当信任的，我们也相信政府的承诺，虽然过程有些曲折。'二老'携手为后来 C 护理院项目和 D 村项目的合作奠定了良好的相互信任和理解的基础条件。"

长期照护服务体系的联合行动能力主要指四个方面：程序和制度安

排、领导力、知识和资源。程序和制度安排与领导力在上节的案例剖析中已经涉及。知识积累是指数据和信息的收集、分配和重组以及共享知识的生成和积累。组织内部和组织间传递知识的能力是高效协同治理过程的保障条件。谈到信息收集与知识共享的重要性，江苏省 A 医院院长 f1 在访谈中谈道："B 养老机构项目在运营的过程中，由于对内无偿提供医疗服务导致 A 医院出现无收入、无法维持自身基本运营问题。针对这一现状，卫健委和公共管理专家建议我们扩大服务对象，并为我们提供智力支持，指导规划了新的服务方案。最终，我们为 B 养老机构住养老人和驻地居民同时提供门急诊医疗服务和住院医疗服务，保证了一定的营业收入。"在谈到利益相关者之间的知识共享时，C 护理院主任 f4 表示："老人及其家庭对一般的照料服务还是熟悉的，对相对专业的医疗保健服务知晓度相对较低。在与入住的老年人和家庭共同协商制订照护计划的过程中，我们会将一些康养知识不断地向入住的老人共享。特别是每次对老人进行动态评估时，我们会邀请老人及家庭参与其照护方案的设计，这一过程也会不断提升老人及其家庭对专业照护知识的理解。"长期照护服务体系协同治理的重要资源包括资金支持、行政和医疗照护组织资源、公共管理与健康管理专业知识以及信息技术等。江苏省 A 医院长期照护办公室主任 f3 在访谈中表示："'D 村城乡联动'项目涉及的资源最为广泛，难度也最大。F 企业的资金支持部分解决了运营资金问题，南京市和江宁区政府的行政资源支持提供了运营场所和相关政策规划，我们医院的医疗护理资源解决了长期照护专业医疗保健服务缺乏的问题，公共管理专家和信息技术人员的专业技术支持建立了慢性病与健康管理平台，大大提高了农村长期照护医疗保健服务的可及性。"

总之，在 A 医院主导下的长期照护服务体系的原则性约定和共同动机的相互作用产生了联合行动的能力，这种联合行动能力是原则性约定和共同动机相互作用下的中间结果。随着制度和程序的健全、领导力的发挥以及知识和资源的充分利用，联合行动能力反过来又会进一步促进原则性约定和共同动机的良性循环，从而产生强大的协同驱动引擎，推动产生长期照护体系医疗保健和日常照料服务有机整合的协同行动。

（二）医疗保健和日常照料服务有机整合的协同行动

长期照护服务体系协同行动主要包括接受服务的老年人对医疗保健和日常照料服务的整合利用，专业人才培养，制定医疗保健和日常照料服务有机整合的政策，体系内不同照护服务人力资源的整合配置，长期照护设施的选址与建造，实施新的医疗保健和日常照料服务有机整合的管理模式等。

1. "无缝连接模式"下的协同行动

首先，满足了老年人医疗保健和日常照料服务的有机整合需求。在江苏省 A 医院与 B 养老机构初步合作达成之后，A 医院如何实现医疗保健服务更好地介入养老照护资源，满足老年人医疗、护理、康复、日常照料等需求。江苏省 A 医院分院以内设的形式入驻在 B 养老机构，只是实现形式上的结合，面对老年人群患病率高、疾病复杂及周期长等特点，A 医院分院在 B 养老机构内设立老年人专门医疗综合科，开设十余个门急诊科室、专家门诊及相应的配套检查科室，专门服务于 B 养老机构。另外，为老年人建立健康档案，负责 B 养老机构老年人的健康管理。以多学科人员组成医护团队，为住院患者联合制定个体化诊疗和专科化护理方案，全面系统治疗老年人多种心身疾病，护士 24 小时接收 B 养老机构住养老人急病传呼和医生每周定期上门巡诊服务，为老年人实施健康照护服务。

其次，实现了体系内长期照护服务人力资源的整合配置。江苏省 A 医院设有专门科室对 B 养老机构老年人开放，A 医院将本院的医疗卫生人力资源配置到该科室，但是，这个科室就经济上来说是不太挣钱的。为了调动该科室医务人员的积极性，整合医院医疗人力资源更好地为老年人提供长期照护服务，A 医院采取了一些积极措施。江苏省 A 医院副院长 f2 在访谈中表示："我们从医院派人过去，但是这个科室的收入有限，根本不能保证医务人员的工资奖金，不能满足他们工作奖励的。我们医院采取的做法就是他们的工资、奖金等按照工作绩效从 A 医院出、工作绩效按照该科室的实际情况单独测算。实际上就是由 A 医院来支持和补偿他们的收入，这样做可以调动这部分医务人员的积极性，更好地服务 B 养老机构的老人。"江苏省 A 医院分院老年服务中心护士长 f5 在访谈中谈道："我们在 A 医院分院工作，虽然我们也为当地居民提供门急诊医疗服务和住院医疗服务,有一定的收入,但还是无法完全补偿医务人员的工资的,更多的还需要 A 医院本部的支持。我们的工作绩效考核以本部平均绩效为基础,根据我们分院的绩效考核标准进行调整。"

最后,制定了医疗保健和日常照料服务有机整合的政策制度。以 A 医院分院的形式介入 B 养老机构的长期照护服务是多方协同治理的决策结果,为医疗保健和日常照料服务有机整合提供了制度保障。A 医院院长 f1 在访谈中谈道:"当资质审批受到卫健委的限制时,我们没有放弃,而是与省政府、民政厅和卫健委进行了反复磋商,最终经江苏省卫健委和民政厅联合批复,确定了在 B 养老机构内增加医疗执业地点的方式提供医疗服务,从而推动医疗保健和日常照料服务的有机整合。应该说这个联合批复是我们顺利开展 B 养老机构项目的政策保障。"

2. "医康护养一体化模式"下医疗保健和日常照料服务深度融合的协同行动

首先,实现老年人对医疗保健和日常照料服务的整合利用,构建了医、康、护、养一体的连续性照护服务模式。C 护理院建立了以老年人综合评估为基础的连续性专业评估体系。对所有入住护理院的老年人进行多次评估,如评估准备、首次评估、即时评估等。具体评估流程如图 5-1 所示。评估流程分为四大步骤,分别为评估准备(对入住意愿进行调查)、等级评估(确定护理等级、入住区域)等。

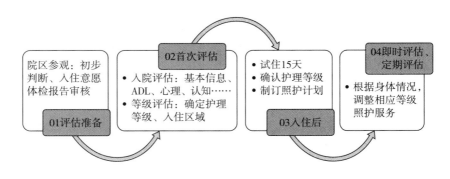

图 5-1 评估流程

然而,在综合评估的基础上,护理院认为这仍然无法完全推进医疗保健和日常照料服务的有机整合，决定进一步积极探索如何实现医疗保健与日常照料服务的深度融合。C护理院主任f4在访谈中谈道："我们会根据评估等级，在服务规模和服务种类上分区设计，为老人安排入住养老区、康养区和医疗护理区等不同区域。以前护理院本身就有一定的医疗资源，为失能老人医疗、护理奠定了一定的基础，我们的介入在提升医疗护理能力的同时，主要在探索日常照料和医疗护理服务在最大限度上的整合。"护理院根据老人身体状况设计了差异化的医疗保健和日常照料整合服务组合，为每位老人提供最合适的长期照护服务，形成集医、康、护、养于一体的连续性照护服务模式（见图5-2）。该模式可以为护理院的老年人分层提供基本医疗服务和生活居家服务等，最大化实现长期照护服务资源的整合利用。

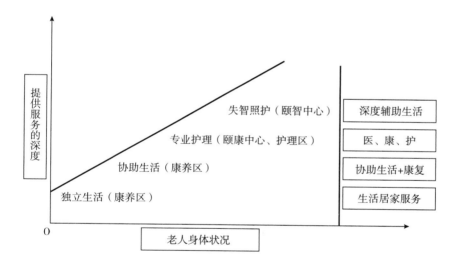

图5-2 医疗保健与日常照料深度融合的连续性照护模式

另外，针对入驻失能老年人的健康状况，重点培育了一个设施和人才队伍一流的失能老人的康养中心。在康养中心搭建了一支管理智能化、护理专业化、治疗规范化的专业技术团队。根据老人的失能状况，采用科学规范的诊疗方式、药物治疗、康复训练以及日常生活照料等，最大限度地改善失能老人的身体功能、提升其生活质量。

其次，实施长期照护专业人才整合配置与培养相结合的协同行动。

C护理院是公办民营项目，工资待遇水平有限，面临着比较激烈的人才竞争，医务护理人员短缺且专业水平不高，护理人员数量不足。针对这种情况，一方面从江苏省A医院安排调度，整合现有的医护人力资源。C护理院主任f4在访谈中谈道："因为C护理院是一个民营企业，招人蛮困难。相对来讲，招医生最为困难，护士相对好些。主要原因是工资待遇相对较低，特别是和A医院这样的医疗机构相比，人员工资低，待遇相对较差，职业发展空间也有限。因此，在我们护理院的运营中非常缺乏专业医护人才，我们首先能够想到的就是从A医院调配相关医护资源，与护理院原来的照护人力资源进行整合，提升护理院医疗保健服务专业人才素养。"另一方面加强对护理院和当地社区照护人员的培训，定期开展医疗护理培训班，不断提升照护人员的专业知识和技能。江苏省A医院某护士在访谈中谈道："我们一般每隔一段时间都要到护理院及周边社区开展培训活动，主要是日常护理、医疗保健护理相关的内容。因为护理院原先的一些工作人员包括当地社区长期从事照护的服务人员，实际上都没有相关医疗护理的知识。所以我们的培训除了护理技能外，也包括A医院一些医生开设的基础医学知识培训。"

3. "城乡联动"模式下农村照护资源与城市医疗服务资源有机整合的协同行动

D村的"城乡联动"长期照护模式能够服务更多、更基层的老年人群体，在南京市政府、江宁区政府、江苏省A医院、F企业等多主体协同合作下，形成了农村日常照料与城市医疗保健服务相结合的一个创新模式。

首先，提升农村日常照料服务质量的协同行动。最初D村缺乏符合条件的居家照护家庭与社区服务，老年人医疗保健服务更是缺乏。为了提升居家和社区照护服务质量，D村所在乡镇联合F企业对乡村环境进行了改造，江苏省A医院则在当地设立了助老服务中心，主要提供老人餐饮、娱乐和康复设施，同时负责人员培训和居家照护资格审查，并对提供日常照料服务的个人或家庭进行定期考核和满意度调查，持续提升服务质量。D村长期照护项目负责人f4在访谈中表示："农村居民对长期照护的理念不了解，在城乡联动长期照护模式推进过程中，我们发现农村村民由于教育水平有限，存在很多观念上的问题。他们的服务意识相对薄弱，对收入金钱更为看重，存在排外意识，对老年人不能提供等值的照料服务等。为此，我们 A 医院派专业人员长期驻扎在 D 村，在村和社区的协调下，对村民进行教育培训，加强沟通交流和考核。"

其次，实现农村居家照护与城市医疗服务资源整合的协同行动。在初步完善农村居家日常照护服务后，如何提供医疗保健服务，如何实现居家照护与医疗服务资源的有机整合？江苏省 A 医院副院长 f2 在访谈中谈道："我们建立了两个机制：一是和本部以及其他省内著名三甲综合医院建立了绿色通道，确保老年人的急重症的救治；二是 A 医院和 C 护理院的医护人员每周定期巡诊，主要进行健康教育和一些常规的检查。针对专科服务的需求，护理院每月都会派驻医护专家包括老年慢性病常涉及的神经内科、内分泌科、心脏科等进行上门服务，满足老年人的医疗保健需求。"在谈到助老服务中心内部如何通过协同管理实现长期照护服务的有机整合，D 村长期照护项目主要负责人员 f4 表示："除了 C 护理院的医护人员每月巡诊之外，我们和 F 企业进行合作，联合开发了老年慢性病与健康管理软件平台，实现老年人健康信息数据与医疗护理服务紧密结合。这样，A 医院、C 护理院的医护人员就可以及时地远程提供慢性病预防、干预、治疗和康复服务，指导服务中心的日常照料服务，从而实现日常照料服务和医疗保健服务的有机融合，保障失能老年人享受有质量的长期照护服务。"

三 长期照护服务体系协同过程多元利益主体的分工与矛盾解决措施

在江苏省 A 医院主导下的长期照护服务体系协同过程涉及不同利益主体和专业人员的分工协作，着力于保障不同照护服务模式的可持续发展与长期照护服务质量及规范的提升。在此过程中由于涉及的利益主体众多、分工复杂，必然会产生各种矛盾和困境。本部分主要分析协同治理过程多元利益主体的分工、产生的主要矛盾以及可能的解决措施。

（一）长期照护服务模式可持续发展的矛盾与多元主体分工

首先，B 养老机构和 C 护理院都属于"公建民营"长期照护服务项目。公建民营单位即引入民间组织或企业进行管理，但其仍然不能以盈利为目的。这种公建民营模式有其优势，但是主要问题是维持机构的盈利和正常运营，确保长期照护服务机构的长期可持续发展。江苏省 A

医院副院长 f2 在访谈中谈道："C 护理院注册后每次审计的时候都存在问题。注册需要出资 85 万元，但是医院没出钱，仅采用'技术支持、不出资金'的方式和企业合作，由企业直接将资金打到注册的账户上。然而，这笔钱到底是捐款还是投资在审计的时候就出现了定性矛盾。后来，我们让企业出具了捐款证明才基本解决这个定性问题。"

其次，D 村项目有大量的人员是从 C 护理院和 A 医院派过去的，这些人员的工资都是由 C 护理院和 A 医院承担的。F 企业虽然对这个项目进行了投资，但是后期如果没有持续性的资金支持，是很难以可持续性运营下去的。江苏省 A 医院院长 f1 在访谈中谈道："D 村项目是一个很好的长期照护服务模式，但是要实现这个项目的可持续发展，就需要政府全力推进，医保、民政、卫生等部门明确权责分工，有稳定的资金支持，多元主体协同推进。民政和卫生部门主要负责项目的规划、审批和政策支持，医保部门负责长期服务购买和对失能老人的费用补偿。现在的问题主要在于稳定的资金投入。F 企业虽然前期对该项目进行了投入，但是后期并没有明确表明投资的意愿，这是目前该模式可持续发展的最大的问题。"

再次，当前长期照护服务可持续发展的一个主要矛盾在于医保部门。例如，C 护理院虽然被纳入市医保定点机构，但是很多服务没有纳入医保范围，这就造成了老人宁愿住在医院，也不去相关长期照护服务机构，因此各大医院老年科人满为患。因此，长期照护服务费用不仅需纳入医保范围，医保部门应当对其服务对象、服务内容也需进一步完善。江苏省 A 医院副院长 f2 在访谈中说："长期照护服务纳入医保范围问题不仅会诱使部分照护机构套用医保基金，造成医保基金浪费，而且导致了医疗服务与日常照料服务之间的割裂和分离。所以，医保部门除了加强基金监管之外，应当进一步调整扩大长期照护服务项目的覆盖范围，或者考虑建立单独的长期照护保险制度。"

最后，长期照护服务模式的可持续发展还存在一些跨部门间协同的障碍和矛盾，例如，养老服务和医疗保健服务管理部门之间沟通还不够顺畅，江苏省 B 养老机构和 C 护理院在设立之初，由于民政部门、卫生部门以及江宁区政府部门间的协同合作沟通不畅，出现了资质审批、法人注册等方面的问题，结果造成了长期照护服务模式发展流程方面的混乱和滞后。在 A 医院的主导和协调下，最终促成了各部门的有效协同合作，解决了长期照护服务模式发展初期的障碍和难题。

（二）日常照料与医疗保健服务整合协同过程中的矛盾与解决措施

日常照料与医疗保健服务整合协同过程中的矛盾主要集中在两个方面：一是专业人力资源的矛盾；二是政府规划协调与资金资源的矛盾。

专业人才资源方面主要表现为专业长期照护人才的缺乏和老年人旺盛的长期照护服务需求之间的矛盾。江苏省 A 医院分院设有专门科室对 B 养老机构老人提供医疗保健服务，但是专业医护人员都来自 A 医院的调配，B 养老机构自身是不具备医护相关人力资源的。此外，B 养老机构的日常照料专业服务人员也是不足的。A 医院分院（B 养老机构）护士长 f5 在访谈中谈道："B 养老机构项目的生活照料服务的专职工作人员一是数量不足，而且流动性很大；二是年龄偏大，专业素养普遍不高，这主要与我们国家实际上没有相关完善的职业资格培训有关。医护人员的工资由 A 医院承担，而生活照料服务人员的工资是由 B 养老机构承担，待遇偏低，很多人不愿意从事这个行业。"因此，虽然 A 医院的医疗资源融入了 B 养老机构的长期照护服务，但是在日常照料与医疗保健服务整合协同过程中仍然存在专业人才资源不足、医护专业人员和生活照料服务人员管理激励差异的矛盾。同样地，C 护理院依托单位是江苏省 A 医院，属于公办民营项目，工资待遇水平有限，面临着比较激烈的人才竞争。生活照料护理人员短缺且专业水平不高，人员待遇差，职业发展空间比较小。江苏省 A 医院副院长 f2 在访谈中表示："C 护理院的医护专业技术人员都是 A 医院安排调过来的。但是，这仍然无法从根源上解决普遍存在的专业照护人才缺失的问题。我们当前能做的就是让 A 医院的医护人员提供服务的同时，不断加大对 C 护理院原有的照护人员的培训和培养，充分利用现有的人力资源。当然，我们也在通过各种途径吸纳更多的照护人才加入。"

在日常照料与医疗保健服务整合协同过程中的政府规划协调与资金资源矛盾，主要表现为行政分割的多头管理、协调矛盾，以及资金与资源不足导致医疗保健与日常照料服务融合动力弱化的问题。江苏省民政厅养老服务处 f6 在访谈中表示："长期照护服务整合政策的制定及执行牵扯到民政、卫生、人社、医保、医院等多部门，但是部门之间的管理

协调存在问题。比如民政和卫生部门对日常照料与医疗保健服务整合协同都有政策规划的支持，然而医保部门的报销困难却导致老年人照护成本增加，很多老年人难以负担，进而可能制约了长期照护服务行业的发展。"此外，在医疗保健服务与日常照料服务资源整合时，长期照护服务中的"医"要比正常医疗服务盈利低，江苏省 A 医院院长 f1 在谈到 D 村项目时表示："D 村城乡联动模式刚开始，F 企业是注入大量资金的，但是由于低盈利性，二期时候企业并没有注资。我们 A 医院在 D 村坚持下去是很困难的，不仅距离远、服务成本高，而且自身医疗资源就很紧张。D 村城乡联动模式需要政府财政或企业资金的进一步支持。"因此，资金和医疗资源的不足会弱化日常照料与医疗保健服务协同整合的动力。政府部门在此过程中应当进一步发挥推进作用，从政策供给和财政支持等方面全方位支持长期照护体系的健康发展。

（三）提升长期照护服务质量与规范的矛盾与解决措施

长期照护服务模式仍然处于探索之中。虽然江苏省 A 医院已经开展多种医养结合模式，如江苏省 A 医院分院"无缝对接模式"、C 护理院"医康养护一体化模式"、D 村"城乡联动模式"等，而且每年政府部门都有对其财政收入进行审计、监督，但是所有长期照护服务模式都在某种程度上存在缺乏提升服务质量与规范的监督措施。例如，D 村"城乡联动模式"中，村民本身就不愿意接受助老服务中心的指导与管理，再加上地理条件的限制，A 医院的医护人员能够一直驻扎在中心的也是非常少，助老服务中心的服务人员大部分都是从当地招聘的，在服务质量监督管理上是存在困难的。D 村长期照护项目负责人 f4 在访谈中表示："长期照护机构对于村民来说是外来人，如果对他们直接进行管理，他们会抵触，甚至态度恶劣。部分发展示范户的服务意识薄弱，对服务质量自我要求较低。从政府层面来讲，支持力度也有点少，好多农村问题，要靠村书和社区的人来协调。如果他们袖手旁观，好多矛盾是解决不了的。"因此，A 医院通过部分专业人员长期驻扎的方式，在村和社区的协调下，对参与长期照护项目的村民进行培训，不断加强沟通交流和考核力度。

提升长期照护服务质量与规范是一个艰难而又复杂的工程，建立有效的长期照护服务提供模式是高质量、高水平照护服务的重要保障。江苏省 A 医院副院长 f2 谈道："我国的长期照护服务市场发展不协调，我们一直在思考江苏省 A 医院能不能为长期照护服务作一个标准，就是怎么样把医疗保健服务和日常照料服务高质量的相融合。比如南京有个居家护理中心，因为没有相关人员，没办法提供医疗保健服务，他们希望我们给他做一个医疗保健的支撑。然而，我们以什么样的模式与他们合作能够保证提供的长期照护服务的质量与规范是我们医院着重考虑的问题。我想我们不能只是给你的居家护理中心打工，更重要的是形成标准化的服务模式，保证长期照护服务的高质量。"

四 案例总结

2012—2020 年，江苏省 A 医院"多点发力"推进长期照护服务协同治理模式创新的过程中取得了一定的成功经验。总结该典型案例，在长期照护服务模式协同治理过程中，我们认为有以下几个关键因素值得关注：

关键因素一：江苏 A 医院在长期照护协同治理过程中主导作用的发挥。

无论是"无缝连接模式""医康护养一体化"模式或者"城乡联动模式"，每种模式的成功运营都涉及协同体系中多元主体作用的发挥。然而，多元主体中的 A 医院发挥了主导作用。这种主导作用体现在两个方面：一是领导者的作用，如"医康护养一体化""城乡联动模式"，都是在政府的倡议下，由 A 医院主导模式设计，联合民政、卫生等相关部门协同合作的成果；二是协调者的作用，当 B 养老机构项目出现资质审批限制时，当"医康护养一体化"模式遇到法人注册难题时，都是由 A 医院充分发挥主动性，协调政府、民政和卫生行政部门共同推动解决相关问题。

关键因素二：长期照护服务协同体系参与主体的包容性与开放性。

长期照护服务协同体系参与主体的包容性是服务模式创新取得成功的关键因素。在本案例中，江苏省卫健委、民政厅、南京市政府、江宁区政府、江苏省 A 医院、企业组织、公共管理专家、接受服务的老人及家庭等构成了最广泛的多元化参与主体，即使是相对弱势的失能老人及家庭均具有主动性的服务选择权和参与权。参与主体的包容性与开放性是协同治理成功的重要制度保障。

关键因素三：江苏省 A 医院的医疗保健护理专业人才资源保障。

专业人才资源是长期照护服务模式创新的关键条件。长期以来，中国具有规范资质的生活照料服务专业人才和医疗护理人员相对匮乏。江苏省 A 医院通过长期照护服务融合模式创新，一方面向长期照护机构直接注入专业医疗保健护理人才；另一方面通过培训和再教育的方式不断提升机构原有照护服务人员的专业素质。专业人才基础是长期照护服务协同体系的重要资源条件。

关键因素四：医疗保健与日常照料服务跨部门协同整合有效机制的形成。

三种长期照护服务创新模式成功的关键因素之一是形成了医疗保健与日常照料服务的跨部门协同整合的有效机制。这种跨部门的协同整合机制包含两层含义：一是民政、卫生老年医院、企业、公共管理专家等部门明确权责范围，形成长期照护服务协同过程的共同承诺，建立跨部门共识的良性循环；二是在 A 医院主导下，在驱动引擎的作用下，产生有效的长期照护服务有机整合的协同行动。

然而，本案例分析中也反映出长期照护服务体系协同治理过程中仍然存在比较突出的问题和矛盾。如医疗保健和日常照料服务行政分割的多头管理体制困境，两者融合动力不足，医疗机构融入养老机构资源的矛盾等。此外，在长期照护服务供给与传输阶段，仍存在顶层设计不完善、跨部门协同不畅、专业服务人才和资金不足、服务质量有待规范和提升等问题。总之，江苏省 A 医院在长期照护服务模式创新的协同过程中发现问题、解决问题、持续探索，以多种方式实现医疗保健与日常照料服务的有机整合，为中国探索长期照护服务可持续、长效化的协同模式提供了有价值的参考。

第六章

老年长期照护服务体系协同治理
效果的评估

第五章通过案例研究，剖析了长期照护服务体系的协同治理过程，总结了协同治理过程中的关键因素。本章将在此基础上进一步分析长期照护服务体系协同治理过程产生的效果与相关影响。协同治理效果一方面表现为协同目标的达成、公共利益的协调与优化；另一方面表现为协同过程对长期照护服务质量的影响。因此，本章分析的长期照护服务体系的协同治理效果主要包括两个主题：一是长期照护服务体系协同过程对卫生、民政和社保等政府部门利益协调的影响；二是长期照护服务体系协同过程所实现的医疗保健和日常照料服务有机整合对照护服务质量的影响。需要指出的是，由于本课题协同治理过程研究是基于江苏省A医院相关长期照护项目开展的，因此我们将同样选择该案例对象从上述两个方面对协同治理效果进行评估，并没有涉及社区居家长期照护服务模式。

第一节 长期照护服务体系协同过程对政府部门
利益协调的影响分析

长期照护服务体系的协同治理需要卫生、民政以及社保等政府部门的协同合作，而医疗保健和日常照料服务的有机整合过程势必影响不同政府部门之间的利益协调，进而产生利益的重新配置问题。本节首先分析长期照护服务体系中不同政府部门利益协调的决定因素，在此基础上探讨协同治理过程对利益协调的影响和可能存在的问题。

一 长期照护服务协同治理体系中政府部门利益协调的决定因素

长期照护服务协同治理体系中相关政府部门的利益协调包含四个核心的决定因素：长期照护资源的供需匹配、长期照护体系政策与制度协调、内部成本与收益以及政府部门间的协同合作态度。

（一）长期照护资源的供需匹配

长期照护资源的供需匹配主要涉及需求偏好、长期照护服务供给实力两个方面的内容。该因素是长期照护服务体系内部政府部门利益协调的重要决定因素。前述章节的分析也表明，长期照护服务资源的供需不匹配是产生不同部门利益矛盾的基础性原因。

第三章协同治理的综合模型显示，长期照护服务体系中的政府机构开展协同治理的主动性是与其在体系中的地位和资源条件密切相关的。长期照护服务体系中政府部门的资源主要体现为照护服务的供给能力，此外就是一个政府机构对其他机构资源的需求程度。如果政府机构的资源不具有替代性，而其他部门对这种资源的依赖性很强，那么该部门在协同治理体系中具有资源优势和主动性。在长期照护服务体系中，医疗保健资源和日常照料服务资源是政府机构掌握的核心资源。然而，这两种核心资源是分配于不同的政府机构的，卫生机构掌握医疗保健资源，人社和民政部门则控制日常照料为主的一般性养老服务资源。现实中长期照护服务体系中日常照料服务对医疗保健服务具有较强的依赖性，因此长期照护服务体系中的卫生部门实际上具有资源的主导权。

政府部门之间的利益协调需要的是资源的共享。然而，卫生部门虽然占据长期照护资源的主动权，但是由于前期中国卫生资源本身存在不足和资源配置不合理的问题，导致当前长期照护服务体系中无论是机构还是社区医疗保健服务相对欠缺，只能主要提供日常生活照料服务。全科医生培养、家庭医生签约的实施应该是医疗卫生资源融入一般日常养老服务的关键环节。与此同时，民政与社保部门则希望医疗保健资源的共享和引入。这种医疗卫生资源在供需上的不匹配导致了不同政府机构之间利益矛盾和冲突。

（二）长期照护体系政策与制度协调

政策制定与行政制度的运行会影响长期照护服务体系不同政府部门

间的利益协调。具体来说，长期照护政策制定的片段化、政策在部门间的冲突性、部门职能界限的模糊性以及政府行政管理体制的局限性，是部门间利益协调的重要影响因素。

首先，第二章有关中国长期照护服务政策的演变历程的分析表明，相关政策的制定存在片段化、分割化的态势。卫生行政部门侧重于卫生保健服务政策，民政和社保部门则侧重于一般养老服务政策的制定，当前来看并没有一个系统性的长期照护服务政策体系。这种政策制定的分割性导致了不同部门之间政策的冲突性，进而影响部门间的利益协调。例如，江苏省 A 医院"多点发力"推进长期照护服务协同治理的案例中，江苏省 B 养老机构"无缝连接模式"就曾出现民政部门的长期照护机构经营政策和卫生行政部门的资质审批政策相冲突的情况，虽然后来通过变通的方式解决了这个问题。这种政策冲突的背后则反映了卫生和民政部门在长期照护服务体系政策利益协调的不畅。其次，民政部门和卫生行政部门在长期照护服务体系中管理职能界限的模糊性也是影响利益协调的关键问题之一。例如，对于长期照护对象的管理，民政机构主要针对贫困、孤寡老人，并不考虑老年人的失能状况，而卫生行政部门虽然将长期照护服务对象界定为失能失智老人，但其下属机构实际运营中也包括了健康老年人群，如江苏省 A 医院的江苏省南京市 C 护理院有 30% 的健康老年人入住。这种对象管理界限的模糊性可能会加剧部门间的利益冲突。最后，政府部门的上下级之间存在严格的行政隶属关系，下级部门在处理跨部门的协同问题时，其权利范围受到上级部门的限制。因此，下级部门很难突破本部门的利益诉求去满足其他政府部门的利益要求，进而不同政府部门之间产生协同利益的冲突问题。

（三）内部成本与收益

长期照护服务体系不同政府部门之间的协同治理是基于成本收益比较结果前提下的自发行为。不同政府机构会根据行动过程带来的收益和成本进行理性判断，进而影响协同治理的进程。

具体来看，首先出于协同成本的考虑，主要有两个方面：资源流失和管理风险。一是资源流失。主要体现在长期照护服务体系中医疗部门的医疗资源向一般养老服务部门的注入会导致卫生行政部门医疗资源的流失。例如，支持长期照护机构发展也需要医疗卫生部门的人力资源，江苏省 A 医院在发展江苏省南京市 C 护理院以及 D 村长期照护项目时，很多专业医疗护理人员都是来自江苏省 A 医院，这种医疗人力资源的注入可能会在一定程度上影响医疗机构自身的发展，这也是政府卫生部门考虑的资源成本之一，在一定程度上会影响政府部门间的协同程度和利益协调。二是管理风险。第五章的案例分析，江苏省 B 养老机构"无缝连接模式"中存在一个管理问题，即卫生部门在长期照护机构内设医疗机构的审批问题。民政部门期望卫生行政部门能够开放长期照护机构的内设卫生机构审批权，但是卫生行政部门却表现得很慎重，主要原因在于医疗保健服务专业性强，如果直接开放审批程序将会给卫生行政部门带来更高的监督管理风险。因此，卫生行政部门的管理风险成本和民政部门的利益诉求之间的矛盾会导致彼此利益协调的不畅。

其次，收益因素。政府政策收益是一个广泛的概念，既包括政绩与权力分配等直接指标，也包括价值观的影响等间接指标。收益是促动政府协同行为的重要力量，在长期照护服务体系中，政府部门的利益主要体现在不断提升不同部门的地位、作用和实现公共利益的价值观，也包括相关资金的支持等。在我们的访谈中南京市民政部门也表示，卫生部门相关审批政策的调整对民政、社保等部门的长期照护相关工作是具有促进作用的。收益能够协调部门间的利益矛盾，促进多方的协同合作。

（四）政府部门间协同合作的态度

协同合作的态度主要包括跨部门沟通的程度和自我职能定位的准确性两个方面。一方面是在第三章 SIFC 模型中，相互间的沟通是长期照护服务体系协同治理过程的开端，同时也是影响跨部门利益协调的重要因素。长期照护服务体系中民政部门和卫生行政部门之间的沟通仍然存在不够畅通的情况，例如江苏省 A 医院在江苏省 B 养老机构项目、江宁区 C 护理院项目及江宁区 D 村长期照护项目的推进过程中，均存在由于沟通不畅、政策差异而出现过资质审批、经营资格审核等各方面的问题。当前来看，民政、卫生以及社保等相关部门缺乏正式的相互沟通的制度保障，在长期照护服务政策方面交流相对欠缺。沟通是建立相互信任的前提，缺乏沟通会直接形成跨部门利益协调的障碍。

另一方面是不同部门自我职能定位的主动性。自我职能定位在长期照护服务体系中表现为协同合作，即卫生行政部门和民政部门在长期照

170

护服务中应当发挥主动性，而不是相互推诿。我们在访谈中也发现，民政部门觉得卫生行政部门应该在长期照护服务体系中承担更多的责任，因为医疗卫生保健服务是当前长期照护体系中较为薄弱的环节，而卫生行政部门则认为民政部门应该在长期照护服务体系中发挥主导作用，因为老年人长期照护应该是民政部门的业务范畴，卫生保健是为长期照护体系服务的。因此，协同体系中不同政府部门间自我职能定位的主动性缺失会导致利益矛盾，影响跨部门的利益协调。

二　协同治理过程对不同政府部门利益协调的影响分析

（一）协同治理过程推进政府部门间的利益与政策协调

在典型案例分析中，在民政部门支持下，江苏省 A 医院为江苏省 B 养老机构长期照护服务的整合健全提供医疗支持，但是受到了卫生行政部门资质审批的限制，即公立医院不能办企业。同样由于民政部门对长期照护机构公建民营的政策要求，江苏省南京市 C 护理院在法人注册时也是困难重重。这些都体现了长期照护政策的片段化、政策在部门间的冲突性等带来的利益协调的矛盾。

江苏省 A 医院协调下的长期照护服务体系协同治理过程把利益相关者组织凝聚在一起，引导民政和卫生行政部门的政策协调，促使部门间利益协同的初步形成。江苏省民政厅养老服务处 f6 在访谈中表示："两大类不同长期照护服务分属于两个政府部门管理，涉及不同政府部门间的利益分配问题，不论是部门利益还是公共利益。我们部门本身也不太好去直接干涉卫生部门对医疗服务管理相关政策措施。就江苏省 B 养老机构和江苏省南京市 C 护理院项目来说，如果没有江苏省 A 医院的协调，我们很难发现问题并且和卫健委达成一致。这种一致性的背后实际上牵涉多方的利益问题，能达成一致本身可能就是各方利益均衡的结果。"江苏省卫健委老龄健康处 f8 在访谈中提到："我们部门政策倾向于老年疾病防治、医疗照护、老年人心理健康与关怀服务等方面，推进建立和完善老年健康服务体系。在长期照护方面我们和民政部门虽然有分工框架，但具体的政策执行方面可能还存在部门间不一致的地方，这里肯定有部门利益的考虑的。江苏省 A 医院相关长期照护项目确实促进了不同政府部门的协同合作与政策协调。我个人认为如果能够建立一个跨部门的政府协同平台来解决这些问题可能更为科学规范。"江苏省 A 医院院长 f1 在访谈中谈道:"B 养老机构项目成功运行是整个协同治理过程的重要阶段性成果,它促进了政府相关各方的对话,初步推动了民政和卫生部门有关长期照护政策的协调一致。C 护理院项目法人注册问题的解决,本质上虽然没有改变原先的政策,但是也是在 B 养老机构项目成功经验的基础上,民政和卫生行政部门协调一致的结果。"

(二) 协同治理过程促进长期照护资源在部门间的优化配置

长期照护服务体系的运行的核心是资源配置,特别是卫生资源的跨部门优化配置。长期照护服务体系中日常照料服务对医疗保健服务具有较强的依赖性,医疗保健资源是服务体系的主导核心资源,而当前中国长期照护服务体系中较为欠缺的也恰恰是卫生保健资源。卫生保健资源除了总量提升之外,实现现有资源的优化配置应当是现实的路径。

江苏省 B 养老机构、江苏省南京市 C 护理院等项目的协同治理过程促进了医疗保健资源在长期照护服务体系内的跨部门优化配置。江苏省 B 养老机构、南京市 C 护理院以及 D 村长期照护项目的医疗保健资源大多来自江苏省 A 医院。B 养老机构是采取公寓内办医疗机构的方式,江苏省南京市 C 护理院及下属的 D 村长期照护项目则是直接派遣医务护理人员的方式实现医疗保健资源与养老资源的融合。江苏省 A 医院副院长兼 C 护理院执行院长 f5 在访谈中谈道:"江苏省 A 医院分院设有专门科室对 B 养老机构老人提供医疗保健服务,这种做法是获得江苏省卫健委和民政厅联合批复的。实际上民政部门是非常欢迎我们的优质医疗资源介入 B 养老机构的长期照护服务的,通过这种跨部门的协同合作,长期照护服务资源得到了重新优化配置。江苏省南京市 C 护理院本身是我们江苏省 A 医院经营的长期照护机构,通过我们直接注入医疗卫生资源有效提升了整体照护质量。"江苏省卫健委老龄健康处 f8 在访谈中谈道:"卫生保健资源如何优化配置到长期照护服务体系也是我们一直考虑的问题,这实际上需要与民政等部门协同谋划。江苏省 A 医院的相关项目应该说促进了长期照护资源的优化配置,特别是卫生保健资源与养老资源的融合方式方面。当然这里面也应该看到,虽然相关项目促进了资源的优化配置,但是卫生资源总量的不足问题依然突出。这其实是我们卫生行政部门与民政部门进行跨部门资源配置最大的障碍。"江苏省民政厅养老服务处 f6 在访谈中则表示："从我们部门来看，长期照护缺乏的是规范的医疗保健服务，江苏省 A 医院的长期照护项目是医疗保健服务融入一般性的养老服务的可行模式，为我们部门的长期照护服务管理提供了重要的卫生保健资源，也为促进民政与卫生部门之间实现长期照护资源的共享和优化配置构建了可行路径。"

（三）协同治理过程促进政府部门间共同利益点的形成和信任水平的提升

长期照护服务体系跨部门协同治理推动部门和集体的利益协调的同时，应当寻求建立跨部门的共同利益点。通过典型案例的实施，培育跨部门的协同治理文化，促使民政、卫生、社保等部门明确职能定位，承担部门在协同治理体系中的责任，关注社会公共利益，建立长期照护服务体系跨部门的共同利益点。共同利益点的形成有助于部门间信任水平的提升，进而改善协同参与者关系的稳定性，产生持续的协同治理效果。

江苏省 A 医院的长期照护项目推动了协同治理体系政府部门间共同利益点的形成。江苏省 A 医院副院长兼 C 护理院执行院长 f2 表示："我们医院的长期照护服务项目是在民政、卫生等政府部门及社会组织等协同合作下产生的。政府部门之间的利益是相互依赖的，江苏省 A 医院在政府的政策导向和支持下，通过多种长期照护服务模式的成功运营实质上间接实现了政府部门间的利益均衡。"江苏省 A 医院院长 f1 在访谈中谈道："江苏省 A 医院系列长期照护项目成功运行过程实际上也是民政和卫生部门共同利益点的形成过程。民政和卫生部门有着共同的价值目标，即推动江苏长期照护服务行业的发展。民政部门需要专业医疗资源进入长期照护服务与养老服务融合，实现长期照护服务规范化发展。卫生部门则要考虑在有限的医疗保健资源前提下，通过有效配置实现卫生保健服务与日常照料服务的有机结合。B 养老机构项目、C 护理院项目以及 D 村长期照护项目都为政府部门共同价值目标的实现提供了可行方案，并强化形成了政府部门间的共同利益点。"江苏省民政厅养老服务处 f6 在访谈中指出："长期照护服务政策的制定及执行牵扯到民政、卫生、人社、医保等政府部门。江苏省 A 医院长期照护项目更多的是我们和卫生部门之间的政策协调，两方协作容易形成共同利益点，提升相互间的信任水平。然而，长期照护体系的健康发展还需要人

社、医保等部门的资金保障和政策支持。多部门政策协调的共同利益点
的形成可能较有难度。"

三 小结

长期照护资源的供需匹配、长期照护体系政策与制度协调、内部成
本与收益以及政府部门间的协同合作态度是影响政府部门间利益协调的
关键因素，也是协同治理体系部门间利益协调的主要作用路径。江苏省
A 医院医疗保健服务与日常照料服务有机整合的协同过程首先通过利益
分配，推进卫生、民政部门的政策协调，促使部门间利益协同的初步形
成。其次，协同治理过程促进了医疗保健资源在长期照护体系中的跨部
门优化配置。江苏省 A 医院的优质医疗保健资源通过政府部门间的协
同合作有机融入长期照护服务体系，推动了江苏长期照护产业的健康发
展。最后，促进了协同治理体系政府部门间共同利益点的形成。江苏省
A 医院通过长期照护服务系列项目的成功实施，不断提升政府部门间的
信任水平，促成共同利益点的形成，进而产生持续的协同治理效果。

第二节 协同整合模式下长期照护服务质量评价的理论模型与量表编制

第五章的案例分析表明，江苏省 A 医院主导下的长期照护服务协
同治理过程（"无缝连接模式""医康护养一体化模式""城乡联动模
式"）实现了医疗保健服务与日常照料服务的有机整合。这种协同整
合对长期照护服务质量有何影响？在协同治理、不同照护服务有机融合
的背景下，如何评价长期照护服务的质量？本节将在服务差距模型
（5GAP 模型）的基础上构建长期照护服务质量评价框架，设计质量评
价的调研方案以及编制协同整合模式下照护服务质量评价量表。

一 协同整合模式下长期照护服务质量评价模型构建

5GAP 模型（服务质量差距模型）是目前服务质量评价领域中的经
典模型。该模型将服务质量评价划分为 5 个 GAP[1]。

---

[1] Lee Y. C. , et al. , "Applying Revised Gap Analysis Model in Measuring Hotel Service Quality", *Springer Plus*, Vol. 5, No. 1, 2016, p. 1191.

服务质量评价 5GAP 模型最初应用于市场营销领域。如图 6-1 所示，GAP 1 是管理者感知质量差距，也就是企业组织感受到的消费者的期望与消费者真实的期望值的差距。GAP 2 是企业相关管理者感受到的消费者的期望与产品实际的服务质量标准之间的差距。GAP 3 是产品服务质量标准与产品服务绩效间的差距。GAP 4 是实际传递的产品服务与外部承诺之间的差距。GAP 5 是消费者对产品或者服务的实际感受和其期望间的距离。该服务差距模型主要用来研究多元参与方对产品或者服务感受的服务质量与期望值的距离，首先可以评价服务质量水平，其次可以通过干预消除服务质量差距，提升产品服务的质量。

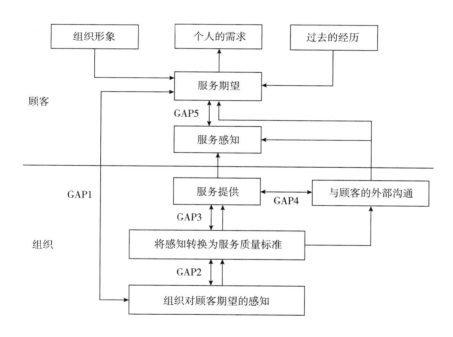

图 6-1 5GAP 模型

在 5GAP 模型框架下，我们认为，该模型适用于评价协同治理背景下长期照护服务质量提升与改进路径。首先，服务差距模型可以分析医疗保健服务和日常照料服务有机整合对接受服务老人感知的服务质量与期望质量间差距的影响。其次，可以评估长期照护服务体系管理者对老年人期望的感知、协同治理与照护服务有机整合的服务质量标准制定、服务提供的功能传递、服务宣传与承诺兑现等质量因素的影响，从管理者视角评价协同治理与长期照护服务质量。

如图 6-2 所示，长期照护服务质量评价框架中，GAP 1 是长期照护服务体系的管理部门、照护服务提供者感受到的接受服务老人的期望与老年人对长期照护的服务质量期望水平间的差距，进而明确照护服务的质量期望。GAP 2 是长期照护服务包改进与质量规范差距，指管理部门和服务提供方对老年人服务质量期望的感受和服务提供者提供的照护服务的服务包以及服务质量改善间的差距。GAP 3 是照护服务绩效差距，指长期照护服务提供方的服务递送行为过程与其设定的服务质量、标准之间的差距，表现为协同治理模式下长期照护服务提供者按照服务包和服务标准为老年人提供服务的能力与绩效激励性。GAP 4 是长期照护服务承诺差距，指长期照护服务管理者和提供方对服务项目及其质量的承诺与老人实际获得的服务之间的差距，反映了协同整合模式下长期照护服务承诺的落实程度。GAP 5 是老年人感知的照护服务质量差距，即建立在老人的需求和照护服务协同整合前的经历基础上，反映出协同整合模式下接受服务老人实际感知的与其期望的服务质量之间的差距。

二 长期照护服务质量评价的调查方案与方法选择

（一）问卷调查

首先，通过回顾国内外长期照护服务质量评价相关理论和实证研究，充分结合长期照护服务协同治理与有机整合的内涵和内容的基础上构建原始版量表。然后，通过关键人物访谈和召开专家咨询会方式进一步评估和修订量表的结构和相关内容，形成长期照护服务质量评价正式量表，具体见量表编制部分。

其次，通过问卷调查来评估 5GAP 模型中的接受服务的老年人感知的照护服务质量差距（GAP 5）以及管理者和服务提供者的感知期望差距（GAP 1）。问卷主要包括接受服务的老年人以及管理者、服务提供者问卷两类。老年人调查将选择江苏省 B 养老机构、江苏省南京市 C 护理院以及江苏省南京市江宁区 D 村助老服务中心接受服务的老年人（包括自理和失能老人）作为调查对象，调查协同治理与服务有机整合下的长期照护服务质量评价（GAP 5）。问卷主要包括两个方面内容：一是被调查者的性别、年龄、婚姻状况、受教育程度、医保类别、

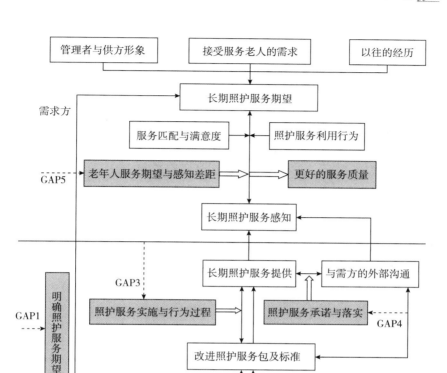

图6-2 基于5GAP模型的长期照护服务质量评价框架

经济收入、家庭情况、健康情况等社会经济方面。二是采用长期照护服务质量评价量表，分别从感知和期望两个方面来了解老年人对协同治理模式下长期照护服务项目的看法。管理者和服务提供者问卷也包括两个方面内容：一是社会经济因素，如性别、年龄、文化程度、职务类型、职称等。二是长期照护服务质量评价量表，从老年人的期望感知这一方面来了解管理者和服务提供者对长期照护项目的看法。通过与老年人问卷中的期望等进行对比分析，可以估计管理者和服务提供者的感知期望差距（GAP 1）。

（二）访谈方案

关键人物访谈主要是为了评估5GAP模型中难以定量的长期照护服

务包改进与质量规范差距（GAP 2）、照护服务绩效差距（GAP 3）以及长期照护服务承诺差距（GAP 4）。我们将对长期照护服务体系管理者、长期照护服务提供者和接受服务的老人分别进行访谈。访谈的重点分别为：管理者和服务提供者主要围绕长期照护服务协同有机整合成效，服务实施与行为过程（如服务的项目、频次、数量等要求）的科学性，长期照护服务从业人员的工作绩效表现，相关制度推行中的阻碍或困难等。接受服务的老人的访谈内容主要围绕对长期照护服务的了解程度，对医疗保健服务和日常生活照料服务有机整合的看法，与照护服务提供者的接触方式、相关长期照护服务承诺的方式和内容以及实际服务利用的效果和满意度等。

（三）调查样本选择

江苏省 A 医院主导下的长期照护服务协同治理过程实现了医疗保健服务与日常照料服务的有机整合。因此，首先以江苏 A 医院主导下的长期照护协同整合模式（"无缝连接模式""医康护养一体化模式""城乡联动模式"）作为调查对象，选择江苏省 B 养老机构、江苏省南京市 C 护理院以及江苏省南京市江宁区 D 村助老服务中心的老年人（包括自理和失能老人）作为问卷调查和访谈调查的样本。2020 年 12 月，课题组对江苏省 B 养老机构、江苏省南京市 C 护理院以及江苏省南京市江宁区 D 村助老服务中心的 1000 名接受服务的老年人进行了问卷调查，最终收回有效问卷 912 份，其中江苏省 B 养老机构 281 份，江苏省南京市 C 护理院 478 份，江苏省南京市江宁区 D 村助老服务中心 153 份。其次，还调查了江苏民政厅和卫健委熟悉长期照护业务的相关人员，以及江苏省 A 医院及下属长期照护服务机构管理长期照护服务工作的院长（或副院长）、长期照护服务医护人员、生活照料服务的专职工作人员等。共发放问卷 100 分，收回有效问卷 94 份。

定性访谈方面，选择江苏民政、卫生行政部门、江苏省 B 养老机构、江苏省南京市 C 护理院以及江苏省南京市江宁区 D 村助老服务中心长期照护服务管理者、服务提供者和接受服务的老年人，进行半结构式访谈。其中，江苏民政、卫生行政部门、江苏省 B 养老机构、江苏省南京市 C 护理院以及江苏省南京市江宁区 D 村助老服务中心管理者 8 名，长期照护服务医护人员、生活照料服务的专职工作人员 10 名，接受长期照护服务的老年人 10 名。在做访谈之前，告知被访谈者课题研究的目的和意义、相关方法和基本内容等，取得知情同意之后进行录音和访谈。访谈过程遵循匿名、自愿和保密的原则。

（四）分析方法

采用描述性分析、内部一致性检验、相关分析、探索性及验证性因子分析、T 检验，以及乘积标度赋权法、IPA 分析法等方法进行定量分析。采用现象学的质性研究方法对相关访谈资料进行处理和分析，包括深入阅读和理解所有访谈资料，获取和相关研究议题有关的陈述资料，并对该资料进行详细的提炼、归纳和总结。对访谈资料进行编码并按照编码归类，分析编码后的观点，形成主题和子主题，并将结果返回至相关研究对象，以求证准确性与真实性。

三 协同整合背景下长期照护服务质量评价量表编制

（一）量表编制

首先，我们根据长期照护服务协同治理的内涵，以及江苏省 A 医院医疗保健服务和日常照料服务有机整合过程的关键因素设计初步的量表维度。然后，我们选取 10 位民政、卫生系统的长期照护相关管理人员、高等院校健康管理专业相关研究学者组成专家咨询小组，对原始量表的维度和条目进行评议。专家咨询小组构成情况如表 6-1 所示。

表 6-1　　　　　　　　专家咨询小组构成情况

编号	学历	专业
1	博士	健康管理
2	博士	健康产业管理
3	硕士	卫生行政管理
4	博士	卫生经济学
5	博士	卫生事业管理
6	硕士	健康老龄化管理
7	硕士	养老服务管理
8	博士	老年医学
9	博士	社会学
10	博士	社会医学

专家咨询小组主要对量表的条目和维度的科学性、合理性进行评议，对条目的措辞的准确性，各条目和维度的重要性进行评判和修正。最终，根据专家意见进行修改，确定了长期照护服务可获得性、服务项目全面性、服务有机整合与连续性以及专业技术水平 4 个主维度，25个分属条目，形成了长期照护服务质量原始量表。量表计分使用李克特5 级计分法，其中 5 分为"非常好"，4 分为"比较好"，3 分为"一般"，2 分为"比较差"，1 分为"非常差"。最后，在预调查的基础上对量表的具体条目进行了检验和分析，经过修订和完善之后最终形成了正式的量表。如表 6-2 所示，包含 4 个主维度，23 个分属条目。

表 6-2　　　协同整合模式下长期照护服务质量评价量表（老年人版）

维度与条目		感受值					期望值				
可获得性	1. 当您需要生活照料服务时，机构能及时提供日常照料服务	5	4	3	2	1	5	4	3	2	1
	2. 当您生病或身体不适时，能够及时得到机构医护人员的诊治	5	4	3	2	1	5	4	3	2	1
	3. 机构能在您需要健康评估与指导服务时及时提供	5	4	3	2	1	5	4	3	2	1
	4. 机构提供的康复治疗服务等待时间可接受	5	4	3	2	1	5	4	3	2	1
	5. 机构提供的心理支持与干预服务等待时间可接受	5	4	3	2	1	5	4	3	2	1
项目全面性	6. 机构提供了您所需要的全部照护服务项目	5	4	3	2	1	5	4	3	2	1
	7. 机构提供的日常照料服务项目能够满足您的需要	5	4	3	2	1	5	4	3	2	1
	8. 机构提供的医疗保健服务项目能够满足您的需要	5	4	3	2	1	5	4	3	2	1
	9. 机构能够很好地提供心理监测与干预服务，组织社会活动	5	4	3	2	1	5	4	3	2	1
服务有机整合与连续性	10. 机构能够实现医疗保健服务很好地融入日常生活照料服务	5	4	3	2	1	5	4	3	2	1
	11. 机构能够根据身体状况设计差异化的医疗保健和日常照料整合服务方案	5	4	3	2	1	5	4	3	2	1

续表

维度与条目		感受值					期望值				
服务有机整合与连续性	12. 医疗保健和日常照料整合方案能提升您的生活质量	5	4	3	2	1	5	4	3	2	1
	13. 医疗保健和日常照料整合方案能改善您的身体机能，提升健康水平	5	4	3	2	1	5	4	3	2	1
	14. 机构能够根据您身体状况的动态变化调整服务方案	5	4	3	2	1	5	4	3	2	1
	15. 医疗团队提供诊疗服务后，后续能够继续提供健康指导、康复训练等服务	5	4	3	2	1	5	4	3	2	1
	16. 护理团队提供专业护理服务的同时，能够指导日常生活照料服务与康复训练等	5	4	3	2	1	5	4	3	2	1
	17. 机构与其他高级别医院建立急救绿色通道，能够提供突发危急重症救治	5	4	3	2	1	5	4	3	2	1
	18. 能够提供慢性病预防保健、干预与日常生活照料融合性服务	5	4	3	2	1	5	4	3	2	1
	19. 专业医疗护理服务能够与社会心理支持相结合	5	4	3	2	1	5	4	3	2	1
专业技术水平	20. 机构医疗团队在检查、诊治、康复方面具备良好的医疗技术水平	5	4	3	2	1	5	4	3	2	1
	21. 机构医疗团队能够提供良好的健康指导和用药服务	5	4	3	2	1	5	4	3	2	1
	22. 机构护理团队提供的护理服务专业规范	5	4	3	2	1	5	4	3	2	1
	23. 机构日常照料服务人员能够按照规范标准提供良好的生活照料服务	5	4	3	2	1	5	4	3	2	1

（二）量表检验

为了检验量表的科学性，我们将老人调查样本（N＝912）随机分为两组：第一组样本用于内部一致性的信度检验及探索性的因子分析；第二组样本用于量表的效度分析。

1. 量表信度检验

第一组样本的样本量为 440，量表 KMO 值显示为 0.85，显著性 P<0.05，说明该样本可以做探索性因子分析，相关结果如表 6-3 所示。与量表维度一致，提取 4 个特征值>1 的因子，从表 6-3 可以看出，题项的共同性在 0.49—0.91，方差贡献率累计值为 74.66%。

表 6-3 　　　　　　　　旋转矩阵结果 （n=440）

条目	因子的负荷量				共同性
	因子 1	因子 2	因子 3	因子 4	
1	0.11	0.38	0.39	0.49	0.59
2	0.08	0.12	0.14	0.82	0.88
3	0.11	0.20	0.20	0.96	0.91
4	−0.01	0.35	0.31	0.58	0.49
5	0.11	0.35	0.73	0.19	0.64
6	0.11	0.21	0.89	0.19	0.83
7	0.11	0.21	0.89	0.12	0.80
8	0.13	0.22	0.82	0.19	0.68
9	0.95	0.08	0.11	0.05	0.81
10	0.93	0.06	−0.01	0.11	0.76
11	0.96	0.03	0.04	0.09	0.83
12	0.93	0.14	0.15	−0.01	0.81
13	0.89	0.15	0.15	0.00	0.74
14	0.18	0.78	0.23	0.25	0.73
15	0.13	0.81	0.24	0.24	0.77
16	0.12	0.84	0.17	0.07	0.69
17	0.07	0.82	0.28	0.14	0.69
18	0.05	0.84	0.15	0.12	0.68
19	0.11	0.10	0.13	0.08	0.67
20	0.08	0.18	0.15	0.10	0.86
21	0.14	0.30	0.23	0.22	0.73
22	0.10	0.14	0.11	0.08	0.74
23	0.08	0.33	0.22	0.17	0.75

续表

条目	因子的负荷量				共同性
	因子 1	因子 2	因子 3	因子 4	
特征值	7.96	4.09	1.96	1.34	—
方差贡献率（%）	37.81	19.44	10.31	7.09	74.66

采用 Cronbach α 值进行一致性的评价。Cronbach α 值主要用于量表条目之间一致性的检验，Cronbach α>0.70 表明内部一致性结果好，当然越是接近 1 则表明条目的信度越高。本书研究采用了 Cronbach α 值对量表的内部一致性进行了检验，结果表明量表总的 Cronbach's α 值为 0.83，各个维度的相应值也在 0.79—0.89。因此，相关系数结果说明所设定的量表的内部信度良好。

2. 量表效度检验

量表相关效度的分析一般通过相关性分析和验证性的因子分析等方法来判断。具体来看，首先，采用相关性分析测算出量表维度的相关系数，结果显示四个量表维度与总分值的相关系数分别为 r = 0.72，P<0.05、r = 0.81，P<0.05、r = 0.70，P<0.05、r = 0.73，P<0.05。从结果可以看出，各个维度与总分之间相关性较高。其次，维度之间的相关系数分别为 r = 0.49，P<0.05、r = 0.53，P<0.05、r = 0.42，P<0.05、r = 0.38，P<0.05、r = 0.30，P<0.05、r = 0.30，P<0.05。维度与维度间的相关系数都低于各维度与总分之间的相关系数，这表明各维度间的独立性好，相关性则较低。最后，我们采用验证性因子分析方法对量表框架的拟合优度等进行检验。我们运用 AMOS 软件进行了验证性测算，其中 $RMR = 0.08$，$CFI = 0.91$，$GFI = 0.78$，$NFI = 0.90$，$RMSEA = 0.08$，$CMIN/DF = 4.47$。从相关结果可以判断，各个主要的指数都在合理的范围内，说明整个模型框架的拟合优度较好，量表的效度较高。

四 小结

质量差距模型（5GAP 模型）适用于评价协同治理背景下长期照护服务质量提升与改进。基于 5GAP 模型我们构建了协同整合模式下长期照护服务质量评价框架，从长期照护服务体系管理者、服务提供者对接受服务老人质量期望的感知、老年人自身对服务质量期望、长期照护服务质量规范及服务包的改进、服务能力与绩效、服务承诺落实等方面评价协同治理背景下的长期照护服务质量。通过专家咨询，我们构建了包括可获得性、项目全面性、服务有机整合和连续性以及专业技术述评五个方面共计 23 个条目维度的长期照护服务质量评价量表。整个量表的信度和效度检验结果良好。5GAP 框架模型和评价量表为协同整合模式下长期照护服务质量评价提供了理论依据和工具基础。

第三节　协同整合模式下长期照护服务质量评估结果

本节以江苏省 A 医院长期照护服务协同治理模式为调查对象，评估医疗保健服务与日常照料服务有机整合对长期照护服务质量的影响效应。基于协同整合模式下长期照护服务质量理论框架和评价量表，我们从五个方面进行了评价：接受服务的老年人感知的照护服务质量差距、长期照护管理者和服务提供者的质量期望差距、长期照护服务有机整合与质量规范差距、长期照护服务绩效差距、协同整合模式下长期照护服务质量承诺差距。

一　协同整合模式下老年人对长期照护服务质量评价

课题组于 2020 年 12 月对江苏省 B 养老机构、江苏省南京市 C 护理院以及江苏省南京市江宁区 D 村助老服务中心接受长期照护服务的老年人情况进行了问卷调查，主要包括三家照护机构 55 岁以上具有自理能力和失能老人共 1000 人，具体问卷设计见附录。剔除部分无效问卷样本，本次问卷调查获得有效样本 912 人，其中江苏省 B 养老机构 281 份，江苏省南京市 C 护理院 478 份，江苏省南京市江宁区 D 村助老服务中心 153 份。具体样本基本情况如表 6-4 所示。75 岁以上的老年人占比达到 50.11%。男性、女性比例分别为 42.65% 和 57.35%，大专及以上学历比例为 8.33%。退休前主要在公有制企业（28.62%）就业或从事个体与自由职业（30.15%），绝大多数老人经济来源于退休工资（73.25%）。基本医疗保险主要以城镇居民医疗保险（33.88%）或城镇职工医疗保险（57.24%）为主。失能状况中，功能完好的占比 35.75%，有 3—4 项以上 ADL 重度失能及极重度失能的老年人占比分别为 15.35%、17.87%，轻度失能和中度失能占比分别为 19.63%、11.40%。

表 6-4　　　　　　　　　　　样本基本情况

特征	分类	人数（人）	占比（%）
年龄（岁）	55—64	195	21.38
	65—74	260	28.51
	≥75	457	50.11
性别	男	389	42.65
	女	523	57.35
婚姻状态	未婚	5	0.55
	已婚	665	72.92
	离婚	49	5.37
	丧偶	192	21.05
文化层次	未受过教育	132	14.47
	小学	276	30.26
	初中	264	28.95
	高中/中专	163	17.87
	大专及以上	76	8.33
以前职业情况	机关与事业单位	116	12.72
	公有制企业	261	28.62
	非公有制企业	239	26.21
	个体与自由职业	275	30.15
	农业	22	2.41
经济来源	退休工资	668	73.25
	个人储蓄	135	14.80
	子女及亲属	82	8.99
	其他经营性收入	27	2.96
月均收入（元）	≤2500.00	289	31.69
	2501.00—3000.00	126	13.82
	3001.00—3500.00	223	24.45
	3501.00—4500.00	113	12.39
	4501.00 以上	161	17.65

续表

特征	分类	人数（人）	占比（%）
基本医疗保险	公费医疗	47	5.15
	城镇居民医疗保险（城乡居民医疗保险）	309	33.88
	城镇职工医疗保险	522	57.24
	新型农村合作医疗保险	35	3.84
失能状况	功能完好（无 IADL 失能）	326	35.75
	轻度失能（仅 IADL 失能）	179	19.63
	中度失能（1—2 项 ADL 失能）	104	11.40
	重度失能（3—4 项 ADL 失能）	140	15.35
	极重度失能（5—6 项 ADL 失能）	163	17.87

我们用老年人对长期照护服务的感受与期望值之间的差距衡量老年人对有机整合模式下长期照护服务质量的评价（GAP 5）。$Q=P-E$，其中 Q 是长期照护服务质量，P 是感受值，E 是期望值。显然，当 $Q>0$ 时，感受值高于期望值，表明老年人对长期照护服务质量评价很高；当 $Q<0$ 时，感受值低于期望值，表明质量评价相对不高；当 $Q=0$ 时，说明能够达到期望水平，长期照护服务质量较高。我们从条目、维度和总体三个层次来分析老人对长期照护服务质量的评价，总体质量评价可以表示为：

$$TQ = \sum_{i=1}^{n} W_i Q_i \tag{6-1}$$

其中，Q_i 是第 i 维度评价得分，W_i 是第 i 维度权重。各维度评价可表示为：

$$Q_i = \frac{1}{k} \sum_{m=1}^{k} Q_m \tag{6-2}$$

其中，$Q_m = \overline{P_m} - \overline{E_m}$，是 m 条目的评价得分，$\overline{P_m}$ 是感受值平均值，$\overline{E_m}$ 是期望值的平均分，K 是维度的条目总数。具体来看，各条目的测算结果如表 6-5 所示。

表 6-5　　接受服务老人长期照护服务质量感受与期望值

维度	条目	$\overline{P_m}$	$\overline{E_m}$	$\overline{P_m}-\overline{E_m}$	T 值	P
可获得性	1	4.87±0.57	4.94±0.41	−0.07±0.10	−16.22	<0.001

续表

维度	条目	$\overline{P_m}$	$\overline{E_m}$	$\overline{P_m}-\overline{E_m}$	T 值	P
可获得性	2	4.79±0.64	4.86±0.45	−0.06±0.19	−19.01	<0.001
	3	4.46±0.57	4.88±0.51	−0.41±0.49	−20.75	<0.001
	4	4.62±0.55	4.88±0.40	−0.26±0.51	−24.38	<0.001
	5	4.60±0.75	4.82±0.63	−0.22±0.21	−18.30	<0.001
项目全面性	6	4.71±0.61	4.81±0.45	−0.10±0.39	−17.22	<0.001
	7	4.84±0.74	4.91±0.58	−0.07±0.17	−15.31	<0.001
	8	4.81±0.54	4.91±0.50	−0.10±0.21	−16.48	<0.001
	9	4.50±0.60	4.88±0.87	−0.38±0.94	−21.58	<0.001
	10	4.78±0.80	4.81±0.97	−0.03±0.16	−17.05	<0.001
	11	4.91±0.98	4.90±1.25	0.01±0.07	−14.97	<0.001
	12	4.53±0.89	4.62±0.78	−0.09±0.37	−15.34	<0.001
	13	4.38±0.64	4.40±0.79	−0.03±0.42	−17.15	<0.001
服务有机整合与连续性	14	4.88±0.93	4.81±0.49	0.06±0.30	−19.00	<0.001
	15	4.50±0.88	4.49±0.68	0.01±0.10	−14.80	<0.001
	16	4.49±0.98	4.47±0.59	0.02±0.11	−15.38	<0.001
	17	4.35±0.58	4.52±0.50	−0.16±0.46	−22.10	<0.001
	18	4.41±0.66	4.42±0.69	−0.01±0.07	−16.28	<0.001
专业技术水平	19	4.03±0.54	4.23±0.71	−0.19±0.41	−18.93	<0.001
	20	4.68±0.82	4.81±0.53	−0.13±0.51	−20.02	<0.001
	21	4.39±0.66	4.64±0.53	−0.25±0.70	−23.17	<0.001
	22	4.30±0.88	4.60±0.68	−0.31±0.83	−25.17	<0.001
	23	4.21±0.58	4.79±0.78	−0.58±0.77	−20.20	<0.001

注：数据结果显示为"平均值±标准差"形式。

　　如表6-5所示，接受服务的老年人对协同整合模式下的长期照护服务感受值较高，条目最低值为4.03，最高值为4.91，表明老年人对各项长期照护服务质量的感受较好。从对服务的期望值来看，分值在4.23—4.94，表明老年人对长期照护服务的期望也较高。从期望和感受的差值来看，首先，总体来看，虽然除条目11、条目14、条目15、条目16外，所有差值均为负数，但是差值的绝对值并不大，最高为−0.58，这说明老年人对长期照护服务质量的感受与其预期差距不大；其次，服务有机整合与连续性方面的评价值差距最小，特别是条目 11、条目 14、条目 15、条目 16 的感受值超过期望值，说明老年人对长期照护服务差异化服务方案、服务动态调整以及医护服务的连续性方面的满意度最高。当然也应该看到，在日常生活照料服务规范性（-0.58）、健康评估指导服务的可获得性（-0.41）、心理监测与干预服务提供（-0.38）等方面还存在相对较大的质量差距。

根据式（6-2），我们可以计算出四个维度的评价值，如图 6-3 所示。从各维度的感受值与期望值差值来看，服务有机整合与连续性方面的绝对值最小为-0.04，期望值与感受值基本持平，说明老年人对江苏省 A 医院长期照护服务有机协同整合的质量评价最好，满意度最高。可获得性和项目全面性两个维度的期望值最高，分别达到 4.87 和 4.88，表明在长期照护服务质量评价中，老年人对这两个方面的内容更为重视。长期照护服务专业技术水平的期望值次之（4.71），但是差值绝对值最大，为-0.32，说明专业技术水平方面质量离预期值差距较大，可能还需要进一步改善和提升。

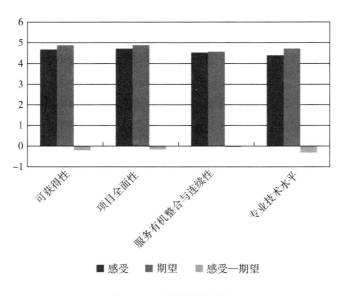

图 6-3　维度评价得分

根据式（6-1），我们计算了长期照护服务总体的质量评价得分。具体来说，式（6-1）中涉及的维度权重我们采用乘积标度法来赋权，即根据相关维度的重要性进行分类，同等重要性的维度标度取1，相对重要性较大的维度标度取值1.35，重要性更大的取1.35×1.35。期望水平与重视程度是密切相关的，老年人对长期照护服务不同维度的期望值决定了其对该维度的重视度。按照期望值进行排序依次为项目全面性、可获得性、专业技术水平以及服务有机整合与连续性。我们对各维度按照乘积标度法赋权，可以得到以上四个维度的权重分别为0.35、0.29、0.21和0.15。因此，我们根据式（6-1）可以计算出总体质量评价得分TQ为-0.13。可以看出，虽然总体质量评价得分为负，但绝对值较小，表明总体上接受服务的老年人对长期照护服务的质量评价还是比较满意。进一步我们可以计算出长期照护服务质量达到老年人期望的程度：

$$TQ_p = \frac{TQ - [\min(P) - \max(E)]}{-[\min(P) - \max(E)]} \times 100\% \tag{6-3}$$

其中，$\min(P) - \max(E)$表示最小感受值与最大期望值的差值。根据式(6-3)，我们可以算出值为93.5%，说明有机协同整合下的长期照护服务质量可以达到接受服务的老年人期望的93.5%。

二 长期照护管理者和服务提供者感知的质量期望差距

课题组调查了江苏民政厅和卫健委熟悉长期照护业务的管理者，江苏省A医院及下属长期照护服务机构管理长期照护服务工作的相关负责人、长期照护服务医护人员以及生活照料服务的专职工作人员等共计100人，收回有效问卷94份，具体问卷设计见附录。管理者和服务提供者的基本情况如表6-6所示。样本主要包括江苏省卫健委、民政等政府部门相关业务管理者4人，长期照护机构负责人9人，长期照护服务医护人员52人以及生活照料专职工作人员28人。文化层次多为本科（47.87%），中级职称占比41.49%，15.96%的从业者工作年限不足10年。

表6-6　　　管理者与服务提供者样本基本情况

项目与类别		人员数量（人）	占比（%）
年龄（岁）	<30	6	6.38
	31—40	26	27.66

项目与类别		人员数量（人）	占比（%）
年龄（岁）	41—50	46	48.94
	>50	16	17.02
性别	男	52	55.32
	女	42	44.68
文化层次	高中及以下	17	18.09
	大专	23	24.47
	本科	45	47.87
	硕士及以上	9	9.57
职称状况	初级及以下	27	28.72
	中级	39	41.49
	副高级	23	24.47
	正高级	5	5.32
服务提供者类型	卫健委、民政部门人员	4	4.26
	长期照护机构负责人	9	9.57
	长期照护服务医护人员	52	55.32
	生活照料专职工作人员	28	29.79
工作时限（年）	<10	15	15.96
	11—20	40	42.55
	21—30	29	30.85
	>30	11	11.70

　　为了分析长期照护服务体系管理者、服务提供者对接受服务老人质量期望的感受，与老人自身对服务质量期望之间的差距（GAP1），我们在问卷调查中同样运用量表6-2的内容来测度管理者、服务提供者对接受服务老人期望的感受程度，测度量表如表6-7所示。1分是不期望，2分是比较不期望，3分是一般，4分是比较期望，5分是非常期望。

表 6-7   长期照护服务质量评价量表（管理者、服务提供者版）

维度与条目		您认为的接受服务老人的期望程度				
可获得性	1. 当老人需要生活照料服务时，机构能及时提供日常照料服务	5	4	3	2	1
	2. 当老人生病或身体不适时，能够及时得到机构医护人员的诊治	5	4	3	2	1
	3. 机构能在老人需要健康评估与指导服务时及时提供	5	4	3	2	1
	4. 机构提供的康复治疗服务等待时间可接受	5	4	3	2	1
	5. 机构提供的心理支持与干预服务等待时间可接受	5	4	3	2	1
项目全面性	6. 机构提供了老人所需要的全部照护服务项目	5	4	3	2	1
	7. 机构提供的日常照料服务项目能够满足老人的需要	5	4	3	2	1
	8. 机构提供的医疗保健服务项目能够满足老人的需要	5	4	3	2	1
	9. 机构能够很好地提供心理监测与干预服务，组织社会活动	5	4	3	2	1
服务有机整合与连续性	10. 机构能够实现医疗保健服务很好地融入日常生活照料服务	5	4	3	2	1
	11. 机构能够根据老人身体状况设计差异化的医疗保健和日常照料整合服务方案	5	4	3	2	1
	12. 医疗保健和日常照料整合方案能提升老人的生活质量	5	4	3	2	1
	13. 医疗保健和日常照料整合方案能改善老人的身体机能，提升健康水平	5	4	3	2	1
	14. 机构能够根据老人身体状况的动态变化调整服务方案	5	4	3	2	1
	15. 医疗团队提供诊疗服务后，后续能够继续提供健康指导、康复训练等服务	5	4	3	2	1
	16. 护理团队提供专业护理服务的同时，能够指导日常生活照料服务与康复训练等	5	4	3	2	1
	17. 机构与其他高级别医院建立急救绿色通道，能够提供突发危急重症救治	5	4	3	2	1
	18. 能够提供慢性病预防保健、干预与日常生活照料融合性服务	5	4	3	2	1
	19. 专业医疗护理服务能够与社会心理支持相结合	5	4	3	2	1

续表

维度与条目		您认为的接受服务老人的期望程度				
专业技术水平	20. 机构医疗团队在检查、诊治、康复方面具备良好的医疗技术水平	5	4	3	2	1
	21. 机构医疗团队能够提供良好的健康指导和用药服务	5	4	3	2	1
	22. 机构护理团队提供的护理服务专业规范	5	4	3	2	1
	23. 机构日常照料服务人员能够按照规范标准提供良好的生活照料服务	5	4	3	2	1

长期照护服务体系管理者、服务提供者对接受服务老人期望的感受，与老人自身对服务质量期望之间的差距（GAP1）可以用 T 检验分析，结果如表6-8所示。

表6-8　　　　管理者与服务提供者感受与老人期望的差异性检验

维度	条目	老年人$\overline{E_m}$值	管理者与提供者$\overline{P_m}$值	T值	P
可获得性	1	4.94±0.41	4.72±0.63	−2.75	<0.001
	2	4.86±0.45	4.81±0.91	−0.02	0.903
	3	4.88±0.51	4.91±0.89	0.32	0.711
	4	4.88±0.40	4.80±0.70	−0.08	0.833
	5	4.82±0.63	4.54±0.80	−4.19	<0.001
	6	4.81±0.45	4.68±0.58	−3.79	<0.001
项目全面性	7	4.91±0.58	4.88±0.79	−0.20	0.621
	8	4.91±0.50	4.97±0.93	0.28	0.574
	9	4.88±0.87	4.49±0.74	−6.38	<0.001
	10	4.81±0.97	4.87±0.68	0.34	0.498
	11	4.90±1.25	4.82±0.57	1.18	0.221
	12	4.62±0.78	4.79±0.83	2.99	<0.001
	13	4.40±0.79	4.82±0.99	5.01	<0.001
服务有机整合与连续性	14	4.81±0.49	4.76±0.41	−0.44	0.609
	15	4.49±0.68	4.54±0.67	1.01	0.304
	16	4.47±0.59	4.40±0.89	−0.98	0.385
	17	4.52±0.50	4.60±0.89	0.74	0.453

续表

维度	条目	老年人$\overline{E_m}$值	管理者与提供者$\overline{P_m}$值	T 值	P
服务有机整合与连续性	18	4.42±0.69	4.67±0.60	3.90	<0.001
	19	4.23±0.71	4.57±0.79	5.95	<0.001
	20	4.81±0.53	4.84±0.64	0.10	0.731
	21	4.64±0.53	4.60±0.80	−0.11	0.678
专业技术水平	22	4.60±0.68	4.66±0.80	0.14	0.598
	23	4.79±0.78	4.84±0.90	1.12	0.264

注：数据结果显示为"平均值±标准差"形式。

长期照护服务可获得性方面，老年人对医疗护理、保健康复服务及时性的期望与管理者、提供者感受的老人期望之间是没有差异的，说明双方对服务质量的预期与感受是一致的。日常照料服务和心理支持干预服务双方的期望和感受是有显著差异的，且老年人期望显著高于管理者和提供者的感受，说明这些服务老人的重视度较高，可能还需要从服务提供方面进一步加强。项目全面性方面，在日常照料和医疗保健服务项目的全面性方面双方期望与感受没有显著差异，说明协同整合模式下的长期照护两大类主要服务能够充分满足老年人需求，但是在心理支持与社会活动等方面，老年人的期望显著高于提供者的感受。对于长期照护服务有机整合与连续性方面，10 个项目中有 6 个双方期望与感受没有显著性差距，表明长期照护服务有机协同整合下各方服务质量认同和感受的一致性。此外，在是否提升老年人生活质量，慢性病预防保健、护理服务与心理支持结合等方面，老人的期望值是显著低于管理者、提供者的感受值，这说明相对于接受服务的老年人而言，服务提供方更加关注这几个方面的内容，两者认知存在偏差。专业技术水平方面，管理者、提供者的感受期望程度与老年人的实际期望值之间没有显著差距，表明双方对这方面的质量期望值认知一致。需要指出的是，管理者、提供者与老年人之间的认知偏差可能产生于双方的沟通不畅或者对需求认知的偏差。因此，管理者、提供者与老人通过协同治理体系平台，应当进一步加强沟通交流，消除双方在长期照护服务质量方面的认知偏差。

三 长期照护服务有机整合与质量规范差距

长期照护服务有机整合与质量规范差距（GAP 2），指管理者和服务提供方感知的老人的质量期望值与其提供的长期照护服务质量规范、服务包改进之间的差距，即医疗保健服务和日常照料服务有机整合下管理者和服务提供者所感知的老人质量期望与服务改进之间的关系。

由于 GAP 2、GAP 3 和 GAP 4 均难以量化评价，我们采用了关键人访谈方法，在江苏省 A 医院、B 养老机构、南京市 C 护理院以及南京市江宁区 D 村助老服务中心选择 10 名医疗护理和日常生活照料工作人员作为服务提供者访谈对象，如表 6-9 所示，包括 3 名医生、3 名护士和 4 名生活照料工作人员；在江苏省民政厅、卫健委、江苏省 A 医院、B 养老机构、江苏省南京市 C 护理院选择 8 名相关负责人作为长期照护服务体系管理者的访谈对象，具体如表 6-10 所示。另外，在江苏省南京市 C 护理院、江苏省 B 养老机构中选择 10 位接受服务的老年人作为访谈对象。

表 6-9　　　　　　　　　长期照护服务提供者访谈对象

	年龄（岁）	性别	学历水平	岗位	工作时间（年）
e1	38	男	本科	江苏省南京市 C 护理院医生	12
e2	33	男	研究生	江苏省 A 医院医生	6
e3	41	男	本科	江苏省 A 医院分院医生	17
e4	32	女	本科	江苏省 A 医院护士	10
e5	29	女	本科	江苏省南京市 C 护理院护士	8
e6	34	女	本科	江苏省南京市江宁区 D 村助老服务中心护士	13
e7	45	女	高中	C 护理院生活照料工作人员	20
e8	51	男	初中	江苏省南京市江宁区 D 村助老服务中心生活照料工作人员	30
e9	33	女	大专	B 养老机构生活照料工作人员	10
e10	48	女	高中	C 护理院生活照料工作人员	16

表 6-10　　　　　　　　　长期照护服务体系管理者访谈对象

	年龄（岁）	性别	学历水平	岗位	工作时间（年）
f1	50	男	研究生	江苏省 A 医院院长	27
f2	45	女	本科	江苏省 A 医院副院长、南京市 C 护理院院长	20

续表

	年龄（岁）	性别	学历水平	岗位	工作时间（年）
f3	40	女	本科	江苏省 A 医院长期照护项目办公室主任	17
f4	43	男	本科	江苏省南京市江宁区 D 村助老服务中心负责人	21
f5	45	女	本科	江苏省 B 养老机构护士长	23
f6	48	男	研究生	民政厅养老服务处	24
f7	52	男	研究生	江宁区民政局	28
f8	42	男	研究生	卫健委老龄健康处	18

　　管理者访谈主要围绕长期照护服务有机整合成效、服务提供与行为过程（如服务的项目、频次、数量等要求）的科学性与规范性，以及服务有机整合与老年人质量期望之间差距的感受和判断等。服务提供者访谈的重点是长期照护服务从业人员的工作绩效表现、服务协同整合的阻碍或困难、对服务标准和老年人期望之间差距的感知等。接受服务的老人的访谈内容主要围绕对长期照护服务的了解程度，对医疗保健服务和日常生活照料服务有机整合的看法，与照护服务提供者的接触方式、相关长期照护服务承诺的方式和内容、实际服务利用情况和承诺兑现情况等。

　　（一）协同整合模式提升长期照护服务的科学性和规范性

　　长期照护服务体系管理者在访谈中表示，长期照护服务的协同整合进一步提升了服务标准的科学性与规范性。f7："中国的长期照护服务市场发展仍然相对滞后，特别是一般性养老服务以何种方式融合医疗保健服务实际上一直处于探索阶段。江苏省 A 医院这种有机整合模式是我们多方协作摸索的结果，应该来说为中国长期照护行业的发展提供了一种科学规范的医疗保健和日常照料服务高质量融合模式。"f8："我认为长期照护服务中医疗保健服务的规范性和标准化非常重要。江苏省南京市 C 护理院通过动态调整、差异化医疗保健服务方案，形成医、康、护、养一体的连续性照护服务模式。这种标准化服务模式不仅促进长期照护服务质量的提升，而且使得服务更加规范、科学。"f1："提升长期照护服务质量与规范是一个艰难而又复杂的工程，建立有效的长期照护服务提供模式应当是高质量、高水平照护服务的重要保障。我们实际上一直在探索，目前虽然有一些经验，但是，在日常照料服务的规范性方面可能还需要进一步加强。"f3："长期照护服务科学规范的前提是有高素质的专业人才，我们江苏省 A 医院医护人力资源的重新整合为江苏省南京市 C 护理院、江苏省南京市江宁区 D 村助老服务中心提供了全方位的医疗保健服务的人才支持。"

服务提供者在访谈中也探讨了整合型长期照护服务的特点和优势，以及对服务质量提升的作用。e1："我们 C 护理院对老年人进行失能等级评估，然后在服务规模和服务种类上分区设计，区分为养老区、康养区和医疗护理区等不同区域。每个区域医疗保健和日常照料服务的整合方案都不同，这种细分化方案极大地提高了服务的针对性，能够有效提升长期照护服务的质量。"e5："为了提升护理服务质量，我们江苏省 A 医院护理部门对护理院原先的一些工作人员，包括当地社区从事长期照护的服务人员定期进行日常护理、医疗保健护理方面的培训。相关从业人员通过我们的多次培训可以不断地提升自身的护理知识和技能。"e7："我主要负责老年人的日常生活起居，我们每周都有相关培训课程，护理院的医生和护士会讲解不同情况的老年人个人照料重点和需要注意的地方，特别是针对有慢性病和失能程度严重的老年人，我个人确实也学到了很多东西。"

（二）协同整合模式改进缩小了服务提供与老年人质量期望之间的差距

谈到长期照护服务协同整合服务改进与 B 养老机构老人的质量期望时，e3："一开始我们江苏省 A 医院分院入驻在 B 养老机构时，这里的老人对医疗保健服务的意见是很大的。他们主要觉得原先 B 养老机构的医疗护理服务不够规范，医生水平不高，而且他们需要的医疗保健服务得不到满足。我们入驻以后，面对老年人群患病率高、疾病复杂、疾病周期长等特点，设立专门医疗综合科，为老人建立健康档案，以多学科人员组成医护团队，为住院患者联合制定个体化诊疗和专科化护理方案，护士 24 小时接收公寓住养老人急病传呼，医生也每周定期巡诊，老人的评价和满意度明显提升。"入住 B 养老机构的老人王先生在访谈中表示："以前我们看病很不方便的，B 养老机构自己的医生又不充足。

我觉得他们入驻以后医疗和护理服务更加规范了，我也很信任江苏省 A 医院的医生和护士，有什么情况很方便就可以获得他们的帮助。相比之前，我对现在 B 养老机构的服务更满意。"

D 村助老中心成立以后，江苏省南京市 C 护理院主要提供医疗保健服务和对中心工作人员进行培训，实现了医疗保健服务与生活照料服务的有机整合。e6："我主要是在江苏省南京市 C 护理院工作，定期会去江苏省南京市江宁区 D 村助老服务中心。D 村在助老中心成立之前，医疗保健服务基本是空白，老年人去城里的医院很不方便。后来，助老中心成立后，我们 C 护理院的医生和护士每周都轮换提供医疗巡诊和护理服务，应该说这里的老人对此还是非常满意的。"f4："由于受限于教育水平，日常生活照料工作人员提供的服务不够规范。助老中心成立以后对相关人员进行了教育培训，并对提供日常照料服务的个人或家庭进行定期考核和满意度调查，不断提升他们的服务质量。"e8："我是本地人，以前从事过医院护工的工作，现在在助老中心照顾老人的日常生活。C 护理院的医生、护士会定期到我们中心对我们进行培训，主要是日常生活照料中的一些规范和知识。中心每隔三个月对我们的服务会进行考核，会有一些奖惩的措施。"长期在助老中心接受服务的刘女士和赵女士均表示："D 村助老中心成立之前，社区也有一些老年照护服务，但是，一是基本没有医疗保健服务，看病要到社区医院；二是生活照料服务单一，质量差。助老中心成立后，餐饮、娱乐和康复设施变好了，城里医院的医生和护士每天都在助老中心，看病和咨询很方便。我觉得服务质量比以前提高很多。"

江苏省南京市 C 护理院是江苏省 A 医院办得最为规范的长期照护服务机构，构建了集医、康、护、养于一体的连续性整合照护服务模式。在谈及提升长期照护服务质量和规范时，f2："医、康、护、养于一体有效地提升了长期照护服务的质量，我们也一直在思考如何形成标准化的长期照护服务模式。"入住护理院的王先生和张先生均表示："护理院会根据我们的身体情况设计不同的服务方案，我觉得这一点做得很好。我在江苏省 A 医院入驻前就住在这里，以前这里不叫 C 护理院，当时各方面条件都不理想。他们来了以后，我觉得最大的好处是我们看病有保障了，心里有底了，餐饮、娱乐和生活照顾也比以前好很多。"失智老人张女士的家人在访谈中表示："我们入住前也做了很多比较，这里的医护服务是非常专业的。我们家老人是重度失智，她入住的是护理院的重度失智区，在这里医护服务和深度生活辅助服务是一体化管理的，服务都是标准化的，这点我们非常满意。"

四 协同治理模式下长期照护服务绩效差距

长期照护服务绩效差距是指服务提供方的服务递送行为过程，人员绩效与设定的服务质量、标准之间的差距，即协同治理模式下长期照护服务提供者按照服务包和服务标准为失能老人提供服务的能力与绩效激励性。对于江苏省南京市 C 护理院的长期照护服务模式，江宁区民政部门领导 f7 在访谈中表示："江苏省 A 医院的介入对于我区长期照护服务能力提升明显。江苏省南京市 C 护理院目前应该是我区老年长期照护服务机构的模范样本，江苏省 A 医院专业医护人员的入驻直接提升了护理院的医疗保健服务能力，规范化的管理也使得一般性生活照料服务更加标准化和科学化。我个人觉得这应该是目前我省'医办养'长期照护模式值得推广的典范。"谈到 B 养老机构服务能力提升和服务绩效，f5 表示："我们的医护人员主要从江苏省 A 医院派出，既可以保证 B 养老机构的卫生保健服务质量，又可以有效提升 B 养老机构的其他日常照料服务的能力。当然，由于 B 养老机构的医疗服务收入有限，医护人员的工作绩效激励这块是由江苏省 A 医院来补偿和单独测算的。这样可以激励医护人员提供高质量的照护服务。"

江苏省南京市 C 护理院在长期照护服务融合、质量标准化方面卓有成效，然而在谈及服务能力和绩效激励时，江苏省南京市 C 护理院院长 f2 也指出了存在的一些现实差距："一是生活照料专职人员数量不足、专业素养不够高。二是虽然江苏省 A 医院派出了大量的医护人员进驻 C 护理院，但是还是不能完全满足护理院对医护专业人才的需要。因此，我们也在不断加大对 C 护理院原有的照护人员的培训和培养，不断提升他们的服务能力。三是绩效激励差异问题。C 护理院依托单位是江苏省 A 医院，属于公办民营项目，生活照料人员的待遇相对较低，职业发展空间比较小，很难建立有效的激励措施，而医护人员大多来自江苏省 A 医院，其激励、收入和职业发展主要依靠江苏省 A 医院。这种绩效激励的差异会在一定程度上影响服务质量和长期照护整体服务能力。"

五 协同整合模式下长期照护服务质量承诺差距

质量承诺差距主要是长期照护服务承诺的落实程度，即长期照护服务管理者和提供方对服务质量的承诺与老人实际获得的服务之间的差距。江苏省 A 医院长期照护项目办主任 f4 表示："江苏省南京市 C 护理院在服务提供过程中充分赋予老人和家庭服务选择和参与决策的权利，为了明确服务项目和质量要求，我们会与接受服务的老人和家庭共同协商制订照护计划，明确项目种类和质量标准要求，这实际上就是我们在提供服务之前的承诺书。"在谈到承诺的落实，让老人真正获得承诺的服务质量，江苏省南京市 C 护理院院长 f2 表示："最重要的是照护方案的标准化、整合化和透明化。标准化是体现为保证每项服务质量的一致性，整合化是通过医疗保健和生活照料服务的协同有机整合保证质量的高标准性，透明化主要是让双方的信息尽可能对称。另外提供试住服务，让老人直接感受服务的质量后再做决定。再者就是入住以后，老人和家庭在确定整合式服务包的基础上，定期进行监督和质量评价。"

对于如何缩短服务提供方服务质量承诺与老人实际获得服务之间的差距，江苏省南京市 C 护理院医生 e1 在访谈中表示："承诺的质量要求必须与实际提供相符，我们会在老年人入住前签订详细的服务协议，入住后按照服务协议内容提供服务，例如我们会对入住老年人定期进行健康状况动态评估，每一次评估都事先和老人及家庭进行沟通，让他们明白评估的目的是什么。根据评估的状况我们会不断调整每位老人的整合照护方案，这些调整老人和家庭是完全知晓的，并且是在充分听取他们的意见后，甚至他们也可以参与照护方案的个性化设计，然后再以书面的形式最终确定这一阶段的服务方案。这种通过事先明确约定的方式最大可能缩短了承诺质量与老人实际获得服务之间的差距。"江苏省 A 医院院长 f1 在访谈中表示："无论是在 B 养老机构还是在江苏省南京市 C 护理院，我们都采取了医疗保健项目和生活照料项目标准化整合服务模式。服务质量和满意度通过与老人不断的沟通，服务提供过程中老人积极参与、评价与反馈等机制得到有效的提升。机构与老年人之间的这种良性协同合作关系促使我们的服务承诺能够真正落实，从而使得老年人获得高标准、高质量的长期照护服务。"

江苏省南京市 C 护理院入住老人李女士在访谈中表示："我在这里

住了两年多了，一开始也是有些疑惑的，入住前我们了解的情况比较详细，护理院也向我们展示了很多服务项目，然后签订了服务协议。当时我们觉得江苏省 A 医院这么大的一家医院入驻护理院，应该在医疗护理方面会有保障的，这也是我非常看重的地方，所以也没多想就入住了。入住以后，因为我的慢性病种类多，较为严重，前后进行了三次的健康评估，他们也不断地根据我的情况调整我的服务方案。我觉得在这里最放心的一点就是所有的服务项目都是标准化程序，服务内容是透明公开的，便于我们监督和评价。我觉得在这里获得服务和当初的质量承诺差距不大。"在江苏省 B 养老机构居住时间超过 8 年的梅先生和张女士在访谈中表示："我们在 B 养老机构住的时间比较长了，以前江苏省 A 医院入住前 B 养老机构就是一个普通的养老院，只能照顾老人的日常生活，谈不上什么标准化服务。江苏省 A 医院入住后，给我们每人发了一本服务手册，上面对医疗护理、生活照料等服务都有详细的规定，特别是生活照料服务，连打扫卫生、辅助饮食、起居照料等都有标准，我们可以对照标准定期评价和提建议。总体上说，B 养老机构还是能按照约定的标准为我们提供服务的，这点我们比较满意。"

六 小结

本节基于 5GAP 模型对协同整合模式下长期照护服务质量进行了全方位评价。江苏 A 医院主导的协同模式下长期照护服务质量达到老年期望的 93.5%。其中，老年人对长期照护服务有机协同整合方面的质量评价最好，满意度最高，可获得性和服务全面性两个维度的期望值最高，技术水平方面需要进一步提升。服务提供方和接受服务的老年人在长期照护服务有机协同整合方面的服务质量的认同和感受具有一致性，在提升生活质量、慢性病预防保健、护理服务与心理支持结合等方面老年人的期望低于提供者的感受，提供者与老人应当通过协同治理体系平台进一步加强沟通交流，消除双方在长期照护服务质量方面的认知偏差。协同整合模式提升长期照护服务的科学性和规范性的同时，改进缩小了服务提供者与接受服务的老年人质量期望之间的差距，有效降低了服务质量承诺与老年人实际获得服务之间的差距。协同整合模式虽然在长期照护服务融合、质量标准化方面卓有成效，但是在生活照料、专职人员服务绩效激励方面还需要进一步加强。

第七章

促进老年长期照护服务整合协同发展的对策与建议

前面章节在分析长期照护服务体系协同治理发生条件的基础上，基于江苏省 A 医院长期照护项目案例剖析了协同治理的过程，并且从协同目标的达成、公共利益的协调优化以及协同整合对长期照护服务质量的影响等方面对协同治理效果进行了评估。本章将结合理论与实证分析结果，从系统、机构、服务整合以及专业人才培养层面，提出促进老年长期照护服务整合协同发展的对策与建议。

第一节 强化长期照护服务体系顶层设计与协同治理的政策驱动力

长期照护服务卫生、民政、社保系统相关医疗保健及老年日常照料服务顶层制度设计的充分性和完善性是实现协同治理的重要保障。第三章协同治理综合一体化模型也指出，协同治理是在制度环境的系统影响中发起和发展的，这些制度环境因素启动了协同驱动引擎，确定了协同治理机制的方向。因此，基于前述的理论与实证分析结果，我们认为应该从以下几个方面进一步强化长期照护服务体系顶层设计与协同治理的政策驱动力。

一 强化顶层制度设计的协同性和科学性

在长期照护服务协同治理体系中，政府的作用和定位非常重要，它要为协同体的良性运行和健康发展贡献制度与政策的支持。以综合协调为前提，政府作为协同治理的主导部门，要发挥好"发起者""引导者"的角色，不断完善长期照护服务顶层制度的设计，特别是不同部门政策协调和有机衔接。此外，政府是公共服务的提供者，对不同状况的老年人的养老服务和医疗保健负有主观的主体责任。

（一）加强长期照护服务体系顶层制度设计的协同性

首先，加强已有长期照护政策的执行和落实，特别是民政、卫生、社保部门相关长期照护政策应当实现具体、规范和可操作性的落实。我们在前期调研和案例分析中也发现，虽然全国和江苏省都陆续出台了很多激励长期照护行业发展的政策措施，但是在实施过程中一些政策还存在落实难的问题，比如长期照护人力资源培养政策的落实，特别是日常照护服务专业人才的培养和储备方面还较存在明显的不足，医疗保健专业人员也存在资源稀缺、配置效率低下等问题。因此，应当进一步加强和规范专业培训政策，完善职业资格评价和相关人事政策的制定和实施。

其次，进一步完善政府部门顶层制度设计的协同性。长期照护服务政策的设计牵扯到民政、卫生、人社、医保等多部门，我们的案例分析揭示这些部门之间的制度协调仍旧存在不足。例如，江苏省 A 医院在民政部门支持下参与了 B 养老机构建设，当时政府承诺建好之后，江苏省 A 医院拥有其运营权，但是 2012 年的政策调整规定公建民营，不能公办公营，致使江苏省 A 医院错失了直接获取运营权的良机。后来，在资质审批时又碰到与卫生部门政策抵触的问题，最后只能通过在 B 养老机构内增加医疗执业地点的方式提供服务；又如江苏省南京市 C 护理院在设立之初，由于民政部门、卫生部门以及江宁区政府部门间的政策冲突，也出现了法人注册困难问题。此外，民政和卫生部门对日常照料与医疗保健服务都有政策规划的支持，然而医保部门的长期照护保险政策的配合却相对滞后，经济困难导致老年人照护成本增加，增加老年人家庭负担，进而制约长期照护服务行业的发展。因此，加强长期照护服务体系顶层制度设计的协同性，进一步理顺不同部门间的政策配合，从顶层政策规划层面将养老政策、卫生政策以及医疗保险政策甚至救助等社会保障政策进行有机衔接，从而实现长期照护服务政策体系的协同。

（二）注重组织整合创新推动顶层制度设计的科学性

长期照护服务资源在卫生、民政等部门的分割化配置和管理是制约该行业发展的重要瓶颈。因此，打破现有体制机制障碍，建立多部门参与的协同治理体系非常关键。从先前的案例分析中我们也发现，虽然在江苏省 A 医院的努力协调下，民政和卫生等政府部门以及照护机构、相关企业和接受服务的老人在不同的长期照护项目上形成了较好的协同治理关系，但是明显缺乏一个强有力的顶层政策协调者和主导者，使得协同过程存在诸多问题。因此，加强长期照护服务体系顶层制度设计的协同性应当注重组织整合创新，例如可以建立一个国家长期照护管理专门机构，整合不同部门的行政资源和医疗养护资源，主导协调多元主体的核心利益，通过规划设计不同管理部门政策体系的有机衔接，协调部门间的长期照护政策冲突和矛盾等①。

二　强化长期照护服务体系政策保障与服务整合驱动力

（一）提升政策保障与供给力度，消除跨部门协同管理壁垒

政策保障与供给是推进长期照护服务体系发展的关键。我们前期曾经对江苏省 28 家长期照护服务提供者（包括社区和长期照护机构）进行问卷调查，超过 2/3 的管理者认为政策保障力度不足是开展长期照护服务遇到的最大难点，超过一半的管理者认为政府在长期照护政策供给方面所发挥的作用欠缺。例如，长期照护服务支付政策体系的不健全，导致入住机构的失能老人无法直接通过医保结算来减轻医护成本，或者出现滥用医保政策的情况，这些都会影响长期照护服务的有效需求，进而影响整个长期照护服务行业的可持续发展。因此，应当不断提升长期照护服务政策的保障和供给能力，补足政策体系中的短板，是实现跨部门协同治理的基础条件。具体来说，应当加快推进长期照护保险制度的建立和发展，不断提升保障覆盖范围和水平，切实降低失能老人及家庭经济负担，进而提高长期照护服务的可及性。

除了相关政策体系的供给力度之外，如何消除长期照护服务体系跨部门协同管理的壁垒也很关键。前面提到要完善政府部门顶层制度设计

---

① 许豪勤：《人口老龄化视域下老年健康服务体系建设——以失能失智老人长期照护体系建设为例》，《唯实》2020 年第 5 期。

的协同性，打破行政分割的多头管理体制。在实际的案例分析中我们可以看到，管理职责的重复性和缺位均会导致长期照护服务项目推进过程中的障碍和阻力。因此，消除体制、机制障碍及跨部门管理壁垒是长期照护服务协同治理体系健康发展的重要驱动力。

（二）充分激励多元主体在长期照护服务协同治理体系发展中的作用

政府、照护机构、企业、家庭和个人等不同参与主体在长期照护服务体系协同治理中都发挥着重要的作用。然而在调查中我们发现，除了政府在长期照护政策供给方面所发挥的作用有所欠缺外，长期照护提供者、相关投资企业在长期照护服务项目的技术资金支持方面所发挥的作用也有所欠缺。例如，在江宁区 D 村城乡联动长期照护模式中，项目开始时地产企业注入了大量资金，但是后来的二期时相关企业的资金投入出现了不足的状况。由于距离远、服务成本高，以及自身医疗资源紧张的问题，江苏省 A 医院很难在 D 村坚持下去。因此，D 村"城乡联动模式"在没有外部政策、企业资金的支持情况下，很难维持自身正常运转。

此外，社会资源在长期照护服务购买方面发挥的作用也有所欠缺。例如，D 村长期照护项目是由村子里的人对老年人提供日常照料服务的，然而当地人还存在服务意识薄弱、责任心不强，不能对老人提供等值服务的现象。虽然在长期照护服务模式中，医疗机构发挥着重要的医疗保健作用，但我们也不能忽视基本日常照料服务的质量。因此，应当设计内外部的激励措施，鼓励长期照护协同治理体系的不同参与者充分发挥其正向作用，进而实现整个体系的协同效应，推动长期照护产业健康发展。

三　强化医疗保健服务与日常照料服务有机整合的政策驱动力

医疗保健与日常照料服务的融合程度，直接决定长期照护服务的质量。根据我们对质量评估的结果，老年人和管理者对长期照护服务有机整合方面的满意度还是比较高的。然而，前期我们对南京长期照护提供者的调查也发现，虽然大多数能够在服务整合方面做很多努力，但是支持长期照护服务有机整合的配套支持政策还较为缺乏。例如，很多医院和长期照护提供者之间缺少转诊服务和相关政策支持，导致许多可以转入长期照护机构的老人长期滞留医院，医疗成本大大增加。此外，长期照护服务整合模式的盈利性偏低，如果没有相关政策和资金的支持，仅靠企业以推销自己产品为基础进行投资，一是难以保证可持续发展；二是背离了长期照护服务福利性的初衷。

面对长期照护服务有机整合政策驱动力不足的情况，需要进一步强化相关政策措施，调动医疗机构与长期照护服务提供者开展医疗保健与日常照料服务有机整合模式的积极性，从而促进长期照护服务行业的健康持续发展。首先，各级政府部门应当推动具有丰富医疗卫生资源的各级医疗机构的转型升级，开办长期照护服务机构或者与社区养老服务部门合作，更好地为失能老人提供高质量医疗服务，从而实现医疗保健与日常照料服务的深度融合。其次，丰富筹资融资渠道，加大政府投入，整合社会上各种资源，包括激励企业和社会组织提高社会参与度，为长期照护服务提供相应的硬件和信息技术支持，如建立信息交流平台、改善基础设施等。最后，政府和相关长期照护提供部门加大医疗保健服务和日常照料服务有机整合模式的宣传力度，特别是在广大的农村地区进行宣传，加深老年人对这一模式的认知。

四 建立有效监督机制，提高长期照护服务协同整合的"执行力"

建立有效的监督机制是保证长期照护服务协同整合高质量推进的关键因素。民政部门、卫生主管部门以及长期照护涉及的其他政府部门应当建立健全长期照护的相关法规，构建和完善监管与评估制度，激励多部门、多元主体发挥在长期照护相关标准、规划以及服务质量等方面的监督作用。

（一）构建科学规范的长期照护有机整合服务需求评估机制

第五章案例分析中，江苏省南京市 C 护理院建立了以老年综合评估为基础的连续性专业评估体系，护理院根据老人需求和身体状况设计了差异化的医疗保健和日常照料整合服务组合，为每位失能老人提供最合适的长期照护服务。建立长期照护有机整合服务需求评估机制，完善服务评估指标体系及评估流程，以老人身体状况和实际医疗与照护需求为核心，设计合理方案应当是长期照护服务走向科学化和精细化的重要制度保障。然而，由于缺乏统一的标准，不同地区、不同提供者的长期照护整合服务需求评估标准存在差异，甚至许多长期照护服务并没有科学规范的需求评估制度。当前中国长期照护服务需求评估内容和程序主要由照护提供者自行规定，评估结果和使用效果具有很大的差异。

课题组前期走访了江苏、安徽多家社区和长期照护机构，大多并没有可操作性的评估指标和方法，甚至一些地方对老年人的需求评估还停留在"目测"阶段，其服务质量和规范性可想而知。另外就是缺乏需求评估的专业人才，当前无论是社区、医疗机构还是长期照护机构都缺乏接受相关专业培训的人员，对长期照护服务评估的知识与工具认知不足，进而很难进行科学评估和管理。有鉴于此，国家应当构建老年人的失能状况及活动能力的专业评价的标准，对不同状况的老年人的失能失智程度、健康等级、照护服务需求等进行科学的评估，从专业人员、服务对象以及社会第三方视角构建综合评估体系，进而形成科学规范的长期照护服务需求评估机制。只有建立科学规范的长期照护服务需求评估机制，才能保证照护服务质量的同时实现长期照护资源有效配置。

（二）建立服务资质与能力审查监管机制

政府作为主导部门，要发挥好"监督者"的角色作用，对长期照护机构的资质、服务能力进行严格审查和监督。长期照护服务的从业者要具有在卫生行政部门或者相关医疗机构的执业许可证及资格备案，与此同时在民政老龄化健康管理部门应当同时进行资格认定和备案。政府相关行政部门应当对长期照护提供者的服务内容和能力范畴进行规范和监督，比如明确服务项目范畴，规范化长期照护服务流程等。此外，长期照护服务从业人员自身应当具备相关专业的资格认证证书，符合该行业对其资质的认可和条件，即使是生活照料从业人员也应该具有相关部门颁发的资格证书和培训记录。

2019年，中央政府联合十部委共同出台了《关于深入推进医养结合发展的若干意见》（国卫老龄发〔2019〕60号），明确了长期照护行业发展应当由卫生主管部门主导负责、民政等其他政府部门监督的明细化管理体系。据此，国家卫健委进一步制定了医养结合机构的服务方案和指南，进一步规范了长期照护提供者设置、服务、资质等方面的要求。相关文件明确了政府相关部门的监管任务和分工，多部门的联合发力提高了长期照护服务协同整合的"执行力"，为长期照护服务协同监管提供了依据。

（三）加强长期照护服务质量监管与评估体系建设

除了对服务资质、服务流程、人员配备等进行监督管理之外，应当加强对长期照护服务质量进行定期或者不定期监督检查，确保长期照护服务市场的健康发展。第六章我们运用5GAP模型对江苏省A医院长期照护服务协同治理模式的服务质量进行评测，总体上看接受服务的老人对服务质量的认可度较高，但提供方和接受服务的老人在服务质量某些方面的认知还存在偏差，在生活照料专职人员服务绩效激励方面还存在不足。当然，我们的分析仅是针对江苏省A医院长期照护项目，未涉及社区长期照护服务质量问题，可能普适性方面还存在欠缺。服务质量监管的前提是建立科学规范的质量评估方法和指标体系，因此如何发挥多元主体的作用，构建规范的服务质量评估体系是行政监督部门需要解决的首要问题。此外，长期照护服务质量监督的实施主体是卫生、民政等政府部门，他们可以委托第三方机构，如权威科研机构、高校院所等开展科学规范的周期性长期照护服务质量评估评测，为相关激励政策的制定提供科学依据。

第二节 强化多元主体协同治理框架下的长期照护服务供给能力

长期照护行业的发展过程需要各个主体充分发挥各自的作用。协同治理框架下，无论是社区居家照护还是机构照护，其供给模式呈现多元化趋势，实现了多元主体利益均衡。长期照护服务的供给能力提升应当建立在老年人需求和失能等级差异的精确定位的基础上，实现服务提供体系与实际需求的高度匹配。

一 优化长期照护服务供给，培育多元化长期照护服务协同治理模式

（一）激励长期照护供给资源的整合优化

长期照护供给资源的碎片化是中国当前医养资源配置的主要问题。面对这种状况，我们应当建立相关的激励措施，积极推动拥有丰富医疗保健资源的医疗机构和社区及养老资源机构的协作，实现长期照护资源的整合优化配置。具体来说，首先是长期照护供给资源的整合方式问

题，即"社区居家""医办养"还是"养办医"问题。除了医疗部门与社区协作的"社区居家"方式，对于照护机构模式的选择，我们认为应当鼓励更多的医疗机构采取直接进驻养老机构或新设长期照护项目等方式整合长期照护供给资源，因为医疗机构的主导可以首先确保为老年人获得优质高效的医疗保健服务，其次也可以不断提升日常照料服务的规范性。另外，应当扩大吸纳和整合长期照护服务相关行业的资源，例如与康复协会合作或者整合康复相关企业相关资源，为机构和居家照护提供康复辅具技术以及相关资源支持。又如可以联合相关信息智能化企业开发适合长期照护机构使用的信息化管理系统，探索依托物联网、智能硬件使机构照护能力延伸到居家，形成广泛的人群覆盖。在吸纳相关行业资源时，政府可以制定相关激励措施，比如给予相关行业和企业以补贴或减免税收等方面的优惠政策等。最后，医疗保健与日常照料专业人力资源的整合，也是长期照护供给资源整合的重要方面。这方面除了涉及医疗护理人力资源的重新优化配置以外，还应考虑专业性日常照料人力资源的积累和培养。

（二）推动多元化长期照护服务协同治理模式的合理并存

第五章案例分析我们总结了江苏省 A 医院长期照护服务协同治理模式，根据实际需要、特定条件、点面结合，江苏省 A 医院发展出了"无缝连接模式""医康护养一体化模式"以及"城乡联动模式"等多种协同治理模式。不同模式各有特点，"无缝连接模式"实现了医疗资源在养老机构的有效介入与融合，"医康护养一体化"形成了医疗保健与日常照料服务融合、老年康复、安宁疗护、失能失智护理、慢性病管理的综合性一体化服务模式，"城乡联动模式"则弥补了城市基层老年群体对长期照护服务的需求，是农村地区提供规范化长期照护服务的一种有益尝试。案例分析表明各种长期照护服务模式可以根据不同的发展条件合理并存，因此推动多元化的协同治理模式应当是中国长期照护服务体系建设的可行路径和重要方面。

除此之外，社区居家照护也应当积极探索政府主导下的多元化协同治理模式。具体来说，社区居家照护服务应当考虑纳入医保、社区和服务提供者等多元主体，构建社区配合、医保保障、专业服务支持的多样化协同治理模式。服务提供方面，根据我们对社区老年人的调查结果，可以采用政府购买服务等多种方式，以社区为依托通过协同所辖社区卫生服务中心、家政中心等提供日常照料服务、健康管理服务、医疗护理、心理疏导以及临终关怀等当前社区紧缺的长期照护服务项目。

（三）依据地区经济社会发展状况培育适宜协同服务模式

由于中国不同地区的经济、文化发展不平衡，长期照护服务行业发展可能不能用统一的尺度来标准化。就我们对长三角地区长期照护行业的调查来看，不同生活背景和文化程度的老年人对长期照护服务的感受与认知有差异。此外，不同地区的老年人对长期照护服务需求和质量预期也存在明显的差异。因此，应当坚持因地制宜，根据人口老龄变化和经济发展情况、医疗体系、财政能力，构建适应当地经济社会发展状况的长期照护适宜协同服务模式。另外，推动多元化的协同治理模式并存，应当进一步优化医疗保健资源和养老资源的合理布局，形成不同长期照护服务模式功能和优势互补的格局，进而推动长期照护行业的健康发展。最后，应当进一步提升长期照护服务在城乡的覆盖率。本书的研究重点是城市老年人群，虽然城乡联动等模式的服务提供地在农村地区，但是目标人群还是城市老年人。农村老年人对长期照护服务也存在巨大的需求，然而由于农村基础设施、照护资源配置等方面存在明显不足，进而长期照护服务提供与城乡相比明显不足[1]。因此应当进一步提高长期照护服务在农村的覆盖率，切实惠及城乡老年人群。

二　完善基于老年人需求与失能等级差异的长期照护服务提供方案

（一）加强老年人慢性病管理，注重易发生失能的老年群体

社区调查发现，90%的老年人患有一种及以上慢性病。单独患某种慢性病不会增加老年人发生失能的可能性，但慢性病数量的增加会提高老年人发生失能失智的可能性[2]。因此，应当深化开展社区老年健康管理服务，尤其是老年慢性病患者的健康管理。可以将家庭医生签约服务与老年社区居家照护有机融合，充分发挥基层卫生保健资源在慢性病管理中的作用。同时根据我们的调查结果，在干预过程中，需要格外关注

① 胡晓蔓：《农村老年失能程度与长期照护模式选择——基于 2014 年 CLHLS 数据的实证研究》，《中南财经政法大学研究生学报》2019 年第 6 期。
② 江海霞、郑翮翮：《老年长期照护需求评估工具国际比较及启示》，《人口与发展》2018 年第 3 期。

一些容易发生失能的老年群体，如高龄、女性、教育程度低、中低收入水平、视力状况差的老年人等。

另外，针对长期照护机构的失能老人，我们调查发现虽然机构会根据老人失能状态调整照护方案，但是还应当从主动预防视角进一步加强慢性病管理，从而降低老人失能失智的概率和延缓慢性病发展。

（二）积极响应老年人长期照护服务多元需求，优化主体参与

老年人对长期照护服务需求根据其自身的健康状况不同而存在差异。因此，长期照护服务提供者在提供相关服务时一定要关注这种基于健康状况差异的需求差异性，同时也要关注需求内容在不同失能等级老年人之间的演变，及时调整所提供服务的种类和侧重点。从社区和照护机构老年人长期照护服务需求与利用结果来看，老年人多种长期照护服务需求并未满足，还存在服务需求与利用不能完全匹配的情况。不同服务提供主体所覆盖的服务类型不同，各照护服务提供主体应充分发挥自身在照护服务供给上的优势，通过相互整合、补充，形成协同化、融合化的服务递送链，以满足老年人多元化的照护需求。

应当引导老年人长期照护服务需求进一步合理化。如我们调查发现，社区内轻度失能老人对医护人员定期家庭访视和上门诊治服务有着较高的需求，但针对轻度失能老人来说这些服务实际上并不是十分必要，特别是在社区基层医护人员配备不足的情况下，医护人员定期家庭访视和上门诊治服务应优先保证失能程度高的老年人，也就是说老年人长期照护服务的供给需优先满足不同失能等级的老年人最主要、最基本的服务需求。当然，长期照护服务的提供也不能完全脱离老年人自身需求，如社区内老年人都需要的健康体检和生活照料服务应得到充分的保证。这既可以让服务沉得下去，也可以让老年人能切实感受到政策的好处。在实际服务提供过程中，要平衡好提供标准和需求之间的关系，从而高质量地满足老年人的多元化需求。

本书课题组调查还发现无论是社区失能老人，还是护理院失能老人对心理咨询、心理疏导以及心理状况监测与干预的相关需求均较低。然而，心理疏导对失能老人来说是非常必要的服务项目。随着老年人失能程度的提高，老年人思想、心理问题会越加凸显，而老年人自我心理调节能力有限，又往往不愿意表达出对这方面的需求，同时有研究表明心

理疾病会导致身体机能的退化，特别是失能导致的心理问题会引发疾病的同时，造成失能状况恶化①。因此，无论是社区还是长期照护机构，都应当将心理健康评估纳入照护需求评估，不断提高心理健康诊断能力。最后需要指出的是，我们发现专业康复服务也是容易被失能老年人所忽视的服务项目。一些发达国家的长期照护评估体系规定，轻度照护需求的老年人首先要进行康复训练，强化失能预防的重要性②。因此，在我们的长期照护服务体系中也应该引导老年人加强康复相关项目的需求。

（三）优化提供方案，提高基于不同失能等级的长期照护服务重点内容可及性和匹配度

优化长期照护服务提供方案，应当保证不同失能等级的老年人长期照护服务重点、服务内容的可及性。本书的研究表明老年人长期照护服务利用与提供存在基于失能等级差异的不匹配性。社区轻度失能老年人和失能程度高的老年人存在基于失能程度需要的社会照料、术后康复训练/治疗、药物配送、上门诊治等服务利用不足和不匹配的情况，照护机构老年人则存在专业护理和康复等服务提供和利用不足的情况。因此，老年人长期照护服务提供方案应当基于其失能程度进一步的优化。具体来说，社区组织需提高轻度失能老年人社会照料服务的可及性，社区卫生服务中心（站）需加强对社区中度、重度失能术后康复训练/治疗服务的供给以及提高针对社区极重度失能老年人所需的药物配送、上门诊治服务可及性。长期照护机构需提高对轻度失能老年人健康管理服务和专业康复服务的可及性，加强中度失能老年人专业康复服务和社会心理支持服务的提供以及提高中度、极重度失能老人护理服务的可及性。长期照护机构除了发挥在日常生活照料服务、健康管理服务、医疗服务上的功能，还应充分发挥其专业护理服务和康复服务的功能。

在提高重点服务项目匹配度和可及性的具体措施上，一是完善相应

---

① 龚达、宁君：《居家养老模式下的失能老年人心理健康状况分析——以北京市汽南社区为例》，《老龄化研究》2017 年第 4 期。

② 张莹：《我国老年长期照护保障制度构建的几点思考——以照护需求评估为焦点》，《中国医疗保险》2016 年第 9 期。

服务的配套措施，如完善设备建设、人员配备等，以及提高照护服务主体的服务水平，以保证失能老人获得服务的供方能力。二是在长期照护补贴政策上，优先补贴基于失能程度差异的长期照护重点服务，以确保失能老年人所需的重点服务的经济可及性。

三 夯实老年社区居家长期照护基础，完善基层供给协同治理体系

（一）优化社区居家长期照护供给协同治理体系

长期照护服务的在地化发展趋势是国内外学者共识的发展路径。因此，居家照护作为基础、社区照护作为依托、机构照护作为补充的发展理念也成为中国长期照护行业发展的主要思路。例如，各地政府也纷纷制定了9073（9064）的长期照护模式，即90%的老人依托家庭、6%—7%的老人依托社区，3%—4%的老人依托长期照护机构。总体上看，如何优化社区居家长期照护供给协同治理体系是当前中国长期照护服务"在地化"发展的关键。

我们认为，首先，应当形成连续的社区家庭长期照护服务体系，即设计从失能预防、失能失智照护到临终关怀连续型社区长期照护服务体系，社区内各供给主体衔接性地提供适用性的服务项目。具体来说，应当实现健康教育与养生锻炼、日常照料与医疗康复服务到临终关怀服务的连续性整合。连续性长期照护服务体系需要社区福利部门、卫生服务部门、生活照料服务部门形成相互衔接、协同合作的社区长期照护供给治理体系。其次，统筹社区资源和优化机构协同分工。充分利用社区资源，包括卫生服务中心、社区福利组织，甚至辖区企业资源，优化社区部门和机构分工，特别应当提升社区小型照护机构的服务能力，发挥其中间载体功能，进而实现社区—居家连续型照护服务全覆盖。需要指出的是，优化机构协同分工需要对社区长期照护管理机构进行重新定位和设置。当前，江苏和长三角地区的做法是设置社区长期照护管理站，但是这个服务站与社区服务中心关系以及功能定位都不是特别清晰。我们认为应当设置相对独立的社区长期照护服务管理中心，主动与社区福利组织、志愿者组织、卫生服务中心、生活照料服务部门等形成协同合作，有权负责长期照护服务社区规划、资源整合与管理，从而主导形成高效的社区居家照护供给协同治理体系。

（二）构建适配性与可操作性兼备的社区居家长期照护服务提供方案

夯实老年社区居家长期照护基础，形成可操作的服务提供方案，首先，需要社区老年人及其家庭的详细数据库监测。特别是针对社区60岁以上老人及家庭情况数据的收集，这些数据主要包括老年人健康与失能状况、家庭提供照料情况、家庭及个人经济状况等指标。通过分析这些指标和数据，可以为精确核算老年人长期照护成本费用提供科学依据。

其次，构建适配性与可操作性方案的前提是准确测算失能老人的长期照护成本费用。根据监测数据可以精确测算出社区老年人不同健康状况、失能程度下所需要的长期照护的构成和成本。在考虑家庭提供照护、收入水平等因素的情况下，核算出老人所需的照护水平。此外也可以测算出整个社区长期照护的资金需求。

最后，在精确测算的基础上，社区可以为老年人根据健康状况和失能程度设计适配性的照护服务方案。具体来说，对于轻度失能老人社区应当提倡其到日照中心接受服务，主动参与社区活动，加强锻炼从而维持身体机能；对于中度失能老人社区应当与其家庭照护相配合，提供适宜性的上门照护服务；对于重度失能老人应当提供社区机构照护服务。同时，应当根据老年人失能状况的变化及时调整社区照护方案，从而形成一套社区—居家连续型、适配性的老年长期照护计划。

第三节　完善专业人才培养与激励，提升长期照护服务质量

前面章节分析表明，专业长期照护人才的缺乏和老年人旺盛的长期照护服务需求之间的矛盾是当前长期照护行业发展关键瓶颈。案例分析也表明，江苏省 A 医院长期照护项目专业照护人才不足，医护专业人员和生活照料服务人员管理激励差异是日常照料与医疗保健服务整合协同过程中的主要矛盾之一。专业人才资源是长期照护服务模式协同创新的关键条件，加强人才培养以及建立有效的人员激励机制是提升长期照

护服务质量的重要保障。

一　完善长期照护专业人才培养体系

（一）建立长期照护从业人员的教育培训系统

长期照护服务专业人才应当建立职业化的发展方向[①]。从业人员的教育培训应当采用短期集训和长期培养相结合的方式。具体来讲，首先，应当建立长期照护从业人员教育培训的管理框架体系。该框架体系应当由教育部门牵头，卫健委、民政、社保等部门以及相关领域的专家参与设计，共同协作完成。其次，各部门应当分工协作。教育部门应当根据人口老龄化现状，重新调整现有老龄化服务和卫生保健相关院校资源，布局专业设置、课程体系以及专业招生规模等；人社部门应当承担长期照护专业人才的资质审核和相关的待遇标准的制定等；民政和卫健委是长期照护的直接管理部门，应当参加长期照护人才培养方案的设计，或者应当负责长期照护人员的短期培训项目。

具体政策衔接方面，首先，长期照护从业人员技能培训应当纳入城乡就业培训体系。对从事长期照护服务或者在照护机构就业的专业人员应当考虑执行与医疗机构、福利机构同等执业资格、注册考核政策。护理专业人才持证上岗、加强平时培训和再教育、制定照护等级评价，培育真正能够与长期照护服务需求相匹配的护理专业人才梯队。其次，针对当前专业护理人才匮乏的现实，强化社会培训的力量，短期高效地培养紧缺人才。最后，应当积极充分利用社会志愿者资源，面向全社会培养志愿者队伍，充实长期照护服务人才队伍，进而可以降低整个社会的照护成本，推动建立全社会资源共同参与长期照护服务行业的良好状态。

（二）创新长期照护专业人才培养模式

在鼓励高校和职业院校设置长期照护服务类专业基础上，应当对专业设置进行分类指导，将老年护理、老年服务与管理、康复等专业列入重点扶持专业，创新长期照护专业人才培养模式。

第一，加强长期照护服务类相关专业的贯通培养，创新培养路径。

---

① 李芳、姜日进：《我国长期照护人力资源的短缺及其制度应对》，《东方论坛》2019年第5期。

搭建长期照护类技术技能人才培养平台，完善长期照护服务类护士的教育培训体系，形成长期照护类专业人才中职—高职—应用本科—专业学位硕士的培养路径。第二，深化产教融合。推动产教融合，明确长期照护服务岗位类型及职业能力要求，精细化人才培养规格和目标，推进院校专业课程内容与长期照护人员的职业标准对接，创新专业课程教学改革，加强长期照护人才专业实训基地建设，提升人才竞争力。第三，创新社会培训模式。向社会开放长期照护服务特色技能实训模块并开展相关技能培训，拓展社会培训新模式，提升从业人员专业技能水平。在条件允许的情况下，可以考虑整合国内外相关培训资源，提升长期照护服务人才的国际专业水平，缩小与发达国家长期照护人才素养的差距，丰富长期照护服务人才资源库。第四，应该鼓励高校、职教院校整合系统和各类社会资源，建立机构从业人员培训联盟或实训基地，主要面向社会人员开展高水平的长期照护服务职业培训，包括专业知识、医学常识、日常照料护理等专业技能的培训。第五，政府应当加大对长期照护服务人才队伍建设的财政支持力度，特别是推动长期照护社区平台人才队伍建设，例如财政补助资金向全科等专业倾斜，将日常照料服务人员的培训纳入政府培训补贴范围等。充足的财政投入可以保证长期照护专业队伍建设和职业化发展稳定性，从而推动长期照护服务行业的健康成长[①]。

二 强化长期照护从业人员管理激励机制

（一）明确生活照料从业人员的职业规划

长期照护从业人员主要包括日常照料人员和医疗保健专业人员，分为正式和非正式照护人员两大类。前面案例分析中，医护专业人员和生活照料从业人员管理激励存在差异。医护人员的激励机制可以基于职称、服务数量和质量来设计，但是生活照料从业人员的激励较为困难，其中一个重要的原因是生活照料从业人员的职业发展和规划不明确。

课题组前期的调研发现，生活照料从业人员除了照护机构长聘之外，大多是由劳务输出和家政公司管理和提供，知识层次较低、年龄偏大、管理不到位。这样就会产生两个负面结果：一是老年人需求与服务质量的不匹配，只能为老人生存需求提供最低层面的帮助。二是服务的

---

① 文太林、孔金平：《中国长期照护筹资与公共财政转型》，《行政论坛》2020 年第 27 期。

积极性欠缺，任务目标不够明确。因此，政府部门应当将长期照护服务人员，特别是生活照料人员职业发展问题纳入政府发展规划，规范生活照料人员管理，调动社会力量和市场资源，建立生活照料人员的职业发展规划。例如，可以设立长期生活照料人员职业发展专项，完善生活照料人才的培养、使用和激励政策，吸引更多的年轻人、具备一定教育水平的人从事长期照护行业。

（二）完善照护机构收入分配和绩效激励机制

当前中国长期照护行业的激励更多地体现为如何更好地为失能老人提供更好的服务，反而缺乏对照护从业人员自身的激励①。第五章的案例分析中，江苏省 A 医院管理的长期照护机构更多考虑的是其提供医护人员的激励问题，而对护理院内部其他从业者的激励明显不足，在谈到人员激励时，负责人更多提到的是人员培训和再教育问题。

长期照护机构应当进一步创新和完善收入分配以及绩效激励制度。首先，应当优化薪酬制度。包含两个层面的内容：一是不断地提升长期照护从业人员，特别是日常照料服务从业者的收入水平，建立正常的增长机制。二是应当根据所照护的老人的失能等级和健康状况增设或者差异化津贴的形式来建立有效的激励性薪酬机制。其次，引入目标管理制度。照护机构的从业者应当先建立自己的工作目标，可以与自身的职称职位晋升相联系，也可以与具体的工作任务达成相关。目标管理可以调动照护从业人员的主动性和创造性，产生强大的激励效果。工作目标的实现会激发员工的满足感，如果制度的设计能够将机构目标和个人目标相衔接，将有利于长期照护机构的健康发展。再次，应当重视长期照护从业人员的心理健康和职业压力。适当降低工作强度，加强沟通交流，考虑建立独立的社会工作部门向从业人员提供心理咨询、建立压力宣泄的渠道。最后，政府应当提供相应激励保障措施。例如制订当地的长期照护人员的工资标准下限，给予优秀的照护人员津贴和奖励。设计其他配套支持措施，比如可以将城市住房、子女教育等相关优惠政策纳入长期照护人才激励措施等。

---

① 陈伟、黄洪：《长期照护结构性制度中的"绩效—风险"双轴效应研究——一个"协同治理"的理论框架》，《河北学刊》2017 年第 4 期。

（三）强化社区居家照护服务从业激励机制

社区居家照护主要包括医疗保健护理、康复、生活照料、社会活动和娱乐、心理健康等方面的内容。这种照护服务类型主要针对的是健康的或者轻度失能的老年人，目的是为了老年人享有便利化的长期照护服务，相对于照护机构而言，社区居家照护从业人员身份更为复杂，对其有效激励是社区照护服务发展的重要制度保障。

具体来说，应当从以下两个方面构建社区居家照护从业人员的激励机制。首先，财政资金支持措施。各地区可以根据经济发展水平等，采用社区长期照护专项资金等方式支持照护服务设施建设，特别是应当支持社区养老康复等机构的建设，为社区居家照护服务提供良好的设施基础。其次，设计合理适用的社区照护从业人员激励与提升措施。除了稳定提升薪酬待遇外，应当加强从业人员教育培训，建立适宜的社区照护服务职业资格认证体系，并且将认证资格与从业人员收入、待遇等挂钩。此外，还应当加强对社区长期照护从业人员的服务考核，激励从业人员服务过程感情投入的价值与意义。

三 基于多元主体视角下的长期照护服务质量提升策略

第六章对照护服务多维视角的评估表明，协同治理模式有效提升了长期照护服务质量，表现为推动服务的科学性和规范性，缩小了服务提供者与接受服务的老人质量期望之间的差距，降低了质量承诺与老人实际获得服务之间的差距。与之相对应，协同治理框架下长期照护服务质量提升策略集应当考虑，包括管理者、服务提供者以及接受服务老年人在内的多层面影响。

（一）长期照护服务管理者层面的质量提升策略

从管理者层面而言，提升长期照护服务质量。首先，应当激励该行业形成良性竞争，政府应当鼓励更多的民营资本进入长期照护服务行业，从政策上给予优惠，促进行业形成健康竞争态势，从而为提升服务质量奠定基础。

其次，政府对长期照护服务的资质应当严格审批。无论公办还是民营照护机构，或者社区照护服务机构都应当在严格的资质审批的前提下提供服务。政府可以根据资质审批情况给予长期照护服务提供机构运营经费补贴，从而激励提供者提供高质量的服务。

再次，应当尽快建立和发展长期照护保险制度。长期照护保险基金是长期照护行业发展的重要筹资来源，是失能老人享受高质量照护服务的资金保障。长期照护保险的发展将更多的社会医疗负担分散吸纳到长期照护服务体系，可以有效降低医疗保险基金风险[①]。当前中国已经在部分省市开展了试点工作，应当根据不同地区经济发展状况，加快推进长期照护保险制度建设，确保不同地区的老年人获得同等质量的长期照护服务。

最后，从管理者层面来看，应当进一步完善长期照护服务的监督和评估制度。比如，对于机构长期照护质量的综合评估，对长期照护收费标准的监管，接受服务老年人对照护服务的监督机制、投诉反馈机制的建立等。严格的监管和评估机制是长期照护服务质量提升重要的制度基础。

（二）长期照护服务提供者层面的质量提升策略

从服务提供者视角来看，长期照护服务质量提升应当首先考虑与社会资源的协同合作，吸收社会组织如志愿者组织、慈善组织等资源，一方面可以补充自身资源不足的现状；另一方面可以通过社会组织的介入，提升照护服务的质量，因为一些社会组织在提供心理慰籍、社交活动等方面更具有专业性。

其次，灵活调整医疗保健服务和日常照料服务有机整合模式，提升多层次照护服务质量。社区居家照护层面，应当充分发挥社区医疗机构的专业技术优势，与社区老年生活照料资源相结合，根据需要和现实条件形成紧密型或松散型社区长期照护服务组织，服务社区居家老年人群。机构照护应当积极探索长期照护服务创新管理模式。第五章案例分析中，江苏省 A 医院根据不同照护机构自身医疗养老硬件条件以及管理制度差异探索形成了"无缝连接""医康养护一体化"以及"城乡联动"服务有机整合模式。江苏省 A 医院主导的协同管理模式创新的核心目标是长期照护服务的科学化、规范化。服务管理模式创新是机构长期照护服务质量提升的重要策略。

---

① 李元、邓琪钰：《基于模糊综合评价法的老年长期照护保险制度实施效果分析》，《人口与经济》2019 年第 6 期。

最后，优化专业人力资源配置。当前长期照护人力资源配置存在医疗保健人才资源不足、生活照料从业人员专业素质不高的情况。提升长期照护服务质量最根本的在于专业人力资源优化和积累，具体来说应当做好两个方面的策略改进：一是优化长期照护专业人员的学历结构，促进专业素养提升。特别要提升生活照料人员的学历结构，使之具备基本的生活照料专业知识，有能力为今后的提升提供基本知识储备。二是加强入职后的培训和再教育。定期或不定期对长期照护从业人员进行全面性或针对性的培训，不断提升照护从业人员的专业技能。三是鼓励外部专业人才积累和吸纳，建立配套激励措施。优化照护专业人才配置不能仅靠将卫生领域资源直接转入长期照护行业，因为卫生保健人力资源本身就不足，应当结合长期照护专业人才培养体系的建立。

（三）基于老年人需求差异的个性化服务质量提升策略

长期照护服务质量提升的一个重要方面是满足老年人的差异化需求。要因人、因地、因时而异，充分考虑到不同的影响因素对其长期照护服务选择偏好影响，从而制定个性化服务内容。第四章对社区老年人和第五章对机构老人的需求调研均表明，老年人是否患有慢性病、是否独居、收入层次、文化程度、婚姻状态、性别、失能程度以及服务价格等因素会导致长期照护需求的差异。第五章江苏省 A 医院的案例分析江苏省南京市 C 护理院根据老人身体状况设计了差异化的医疗保健和日常照料整合服务组合，为失能失智老年人制定了个性化的长期照护服务包，这种措施将有效地促进老年人对照护服务质量的满意度的提升。

差异化、个性化服务质量提升应当考虑一个系统性的策略集。首先，建立一个分等级的长期照护服务全覆盖体系，不同等级的服务团队（社区、基层照护机构、专业护理院等）为老年人提供差异化的照护服务方案。其次，设计长期照护服务包的层次性，例如可以设立一个基本的标准服务包，在此基础上可以进一步升级为个性化与细节化的精细服务包。再次，服务质量的提升应该体现在接受服务的老年人服务满意度提升、长期照护服务团队工作满意度提升以及其他家庭成员满意度提升三个层面的改进。最后，基于老年人健康和失能状况、个人需求差异构建长期照护个性化服务匹配机制，进一步提升照护方案的契合性。

附　　录

1. 城市社区和长期照护机构老年人长期照护
服务需求调查问卷
城市社区老年人长期照护需求调查

尊敬的女士/先生：

您好！非常感谢您能抽出宝贵的时间，协助我们完成这份问卷！本项研究的目的在于了解老年人对长期照护服务的需求特征和社区长期照护服务的供给情况，为科学研究、老龄工作与卫生健康政策提供信息依据。我们承诺对您所提供的资料予以保密，所有内容仅用作科学研究。感谢您的支持与配合！

回答者：（1）老人本人；（2）老人亲属（请根据老人情况并结合亲属意愿作答）

地点：_____市_____区_____镇/街道

调查时间：_____调查员姓名：_____复核人姓名：_____

A 个人与家庭基本情况

序号	问题及选项	回答
A1	您的性别： （1）男　　　　（2）女	
A2	您的年龄：_____周岁	

序号	问题及选项	回答
A3	您的文化程度： （1）未受过教育（文盲）　　　　（2）小学　　　　（3）初中 （4）高中/技校/中专　　　　（5）大专　　　　（6）本科及以上	
A4	您的婚姻状况： （1）未婚　　　　（2）已婚/同居　　　　（3）离婚/分居　　　　（4）丧偶	
A5	您的工作状态： （1）在职　　　　（2）失业/无业　　　　（3）离退休	
A6	您的职业/退休前职业： （1）机关事业单位　　　　（2）公有制企业　　　　（3）非公有制企业 （4）个体工商户　　　　（5）自由职业　　　　（6）农民 （7）其他_____（请注明）	
A7	您的医保类型是（可多选）： （1）城镇居民医保/城乡居民医疗保险　　　　（2）城镇职工医保 （3）新型农村合作医疗制度　　　　（4）商业医疗保险 （5）公费医疗　　　　（6）无任何医疗保险（全自费） （7）其他_____（请注明）	
A8	您的月平均收入：_____元（自填具体数额）	
A9	您的经济来源： （1）退休金/工资　　　　（2）子女亲属提供 （3）个人储蓄　　　　（4）房租、股份或其他经营收入 （5）政府/他人捐助　　　　（6）养老保险 （7）其他_____（请注明）	
A10	您的家庭所在地为：（1）城市　　　（2）县城　　　（3）乡镇　　　（4）农村	
A11	现有子女数：_____人（具体数额），其中现在居住在本市的子女数：_____人（具体数额）	
A12	您现在跟谁居住在一起？ （1）与配偶同住　　　　（2）与子女同住　　　　（3）与配偶及子女同住 （4）独居　　　　（5）其他_____（请注明）	

B 躯体功能与日常活动能力

序号	问题及选项	回答
B1	近6个月内，您在听力方面属于下列的哪种情况？（戴助听器者，回答戴助听器时情况） （1）良好　　　　（2）下降不影响生活 （3）下降影响生活　　　　（4）完全失聪	

续表

序号	问题及选项	回答
B2	近6个月内，您在视力方面属于下列的哪种情况？（戴眼镜者，回答戴眼镜时的情况） （1）良好　　　　　　（2）下降不影响生活 （3）下降影响生活　　（4）完全失明	
B3	您连续直走4米需要_____？ （1）5秒及以下　　　（2）5秒以上	
B4	身高_____（cm），体重_____（kg）	
序号	日常生活活动能力表（根据实际情况填写）	回答
B5	您洗澡时是否需要他人帮助（包括擦洗上身或下身）？ 1. 不需要任何帮助　　2. 某一部位需要帮助　　3. 两个部位以上需要帮助	
B6	您穿衣时是否需要他人帮助（包括找衣和穿衣）？ 1. 自己能找到并穿上衣服，无须任何帮助 2. 能找到并穿上衣服，但自己不能穿鞋 3. 需要他人帮助找衣或穿衣	
B7	您上厕所大小便时是否需要他人帮助（包括便后洗手、解衣穿衣，包括在房间中用马桶大小便）？ 1. 完全能独立，无须帮助　　　　2. 能自己料理，但需要他人帮助 3. 卧床不起，只能在床上由他人帮助使用便盆等	
B8	在室内活动时您是否需要他人帮助（室内活动指上下床、坐在椅子或凳子上或从椅子或凳子上站起来）？ 1. 无须帮助，可用辅助设施　　　2. 需要帮助　　　3. 卧床不起	
B9	您是否能控制大小便？ 1. 能控制大小便　　2. 偶尔/有时失禁　　3. 使用导管等协助控制或不能控制	
B10	您吃饭时是否需要他人帮助（吃饭无须帮助是指吃饭时不需要他人帮助，自己能独立进餐）？ 1. 吃饭无须帮助　　2. 能自己吃饭，但需要一些帮助　　3. 完全由他人喂食	
序号	老人工具性日常生活活动能力（以最近一个月的表现为准）	回答
B11	上街购物 □3. 独立完成所有购物需求。　　　　□2. 能独立购买日常生活用品。 □1. 每一次上街购物都需要有人陪。　□0. 完全不会上街购物。	
B12	外出活动（较远的地方） □4. 能够自己开车、骑车。　　　　　□3. 能够自己坐公交车。 □2. 能够自己坐出租车但不能坐公交车。 □1. 当有人陪同可搭乘出租车或公交车。　□0. 完全不能出门。	

序号	问题及选项	回答
B13	食物烹调 □3. 能独立计划、做好一顿适当的饭菜。 □2. 如果帮助准备好一切材料，会做一顿适当的饭菜。 □1. 会将已做好的饭菜加热。 □0. 需要别人把饭菜煮好、摆好。	
B14	做家务 □4. 能做较复杂的家务或偶尔需要协助（如搬动沙发、擦地板、擦窗户）。 □3. 能做较简单的家务，如洗碗、铺床、叠被。 □2. 能做家务，但不能达到可接受的整洁程度。 □1. 所有的家务都需要别人帮助。 □0. 完全不会做家务。	
B15	洗衣服 □2. 自己清洗所有衣物。　　□1. 只清洗小件衣物。　　□0. 完全依赖他人。	
B16	使用电话的能力 □3. 独立使用电话，含查电话号码、拨号等。 □2. 仅可拨熟悉的电话号码。 □1. 仅会接电话，不会打电话。 □0. 完全不会使用电话。	
B17	服用药物 □3. 能自己负责，正确服用药物。 □2. 需要提醒或少量帮助。 □1. 如果事先准备好药物的分量，可自行服用。 □0. 不能自己服用药物。 □9. 平时不服用药物。	
B18	处理财务能力 □2. 可以独立处理所有财务。 □1. 可以处理日常的购买，但需要别人协助办理银行业务或其他大笔业务。 □0. 不能处理钱财。	

C 慢性病及卫生服务利用

序号	问题及选项	回答
C1	您是否有经医生诊断的慢性疾病？ （1）无（跳问 C3）　　　（2）有 1 种　　　（3）有 2 种 （4）有 3 种　　　　　　（5）有 4 种及以上	

序号	问题及选项	回答
C2	您患的是下列哪种慢性疾病？（可多选） （1）高血压　　　　　　　　（2）糖尿病 （3）心脏病　　　　　　　　（4）脑血管病 （5）骨关节病　　　　　　　（6）胃病 （7）癫痫　　　　　　　　　（8）慢性阻塞性肺病 （9）白内障　　　　　　　　（10）老年性痴呆 （11）瘫痪　　　　　　　　　（12）抑郁症 （13）精神病　　　　　　　　（14）恶性肿瘤 （15）其他_____（请注明）	
C3	目前您（老人）身体状况是怎样的？ （1）很好　　（2）好　　　（3）一般　　　（4）不好　　　（5）非常不好	
C4	调查前一年内您是否有住院的情况？ （1）否（跳问 C6）　　（2）是	
C5	所在住院机构（可多选）： （1）社区卫生服务中心　　　　（2）县级或区级医院 （3）省/市级医院　　　　　　　（4）其他_____（请注明）	
C6	一个月内您是否因伤病去过门诊？ （1）否（跳问 C8）　　（2）是	
C7	就诊医疗单位（多选）： （1）私人诊所　　　　　　　　（2）社区卫生服务中心（站） （3）县级或区级医院　　　　　（4）省/市级医院 （5）在家接受上门服务　　　　（6）其他_____（请注明）	
C8	您目前的用药情况： （1）近一年不用药　　　　　　（2）偶尔吃药 （3）经常吃药　　　　　　　　（4）有慢性病需要一直服药	
C9	您是否在社区卫生服务机构建立过健康档案？ （1）是　　（2）否　　（3）不知道	
C10	您是否接受过社区卫生服务机构提供的健康体检服务（血压、血糖、体重、身高等健康指标测定）？ （1）是　　（2）否　　（3）不知道	
C11	您是否接受过社区卫生服务机构提供的定期随访服务？ （1）是　　（2）否　　（3）不知道	
C12	您是否接受过社区卫生服务机构提供的转诊服务？ （1）是　　（2）否　　（3）不知道	
C13	您是否接受过社区卫生服务机构提供的健康教育与健康促进服务（慢性病防治知识讲座/宣传材料/视频）？ （1）是　　（2）否　　（3）不知道	

续表

序号	问题及选项	回答
C14	您是否参加过社区慢性病俱乐部或患者自我管理小组组织的活动？ （1）是　　　（2）否　　　（3）不知道	

D 长期照护服务需求与利用情况

序号	问题及选项	回答
D1	当您生活不能自理的时候，您会选择下列哪种形式的照护： （1）住养老机构接受 24 小时护理 （2）居家，白天在社区日间照护中心接受照护和参与活动，晚上回家享受家庭生活 （3）居家，喘息式/短期照护服务（大部分时间在家中接受家人照顾，当家人需要休息、休假或者外出办事时为老人提供短期照护） （4）居家，请保姆照护 （5）居家，完全由家人照护 （6）其他_____（请注明）	

根据您自身健康情况，勾选以下您所需要的服务项目

序号	服务项目	需要情况	
		是	否
	社会服务类		
D2	事务代办（代办医院挂号、取药、日用品购买等）		
D3	就医或购物陪同		
D4	无障碍交通接送服务（满足老年人能够非常方便地往返医院、单位、学校、社交场所以及旅游的需要，提供固定路线、电召服务、连载服务和穿梭巴士）		
D5	家庭设施改造（加装电梯、安装安全扶手、改建轮椅通道、地面防滑处理等）		
	生活照护类		
D6	社区老年食堂就餐或送餐		
D7	个体照顾（如洗澡、穿衣、喂饭等）		
D8	家政服务（如打扫卫生、洗衣做饭、整理房间等）		
	医疗护理类		
D9	医务人员定期家庭访视（健康评估、居家环境评估、基础护理、饮食或用药指导）		
D10	健康体检（量血压、血糖、心电图、肺功能、骨密度测定等）		

序号	服务项目	需要情况
D11	中医保健（推拿、按摩、针灸、火罐、理疗等）	
D12	紧急救援（在紧急情况下能及时联系到相关医生进行紧急治疗）	
D13	药物配送（定期将药物配送至社区医院、家庭医生或老人家里）	
D14	上门巡诊（上门服务：老年病普查，常见病、多发病诊疗，发放健康处方等）	
D15	家庭病床（以家庭作为治疗护理场所而设计的有利于辅助病人恢复的床）	
D16	医疗护理（鼻饲管、尿管插换、褥疮换药等）	
D17	协助转诊	
D18	临终关怀	
	康复指导类	
D19	老年人互助组织活动（患者自我管理小组、俱乐部等）	
D20	术后康复训练/康复治疗	
D21	家庭教育（帮助照顾者掌握照顾老人所需的护理和康复技能）	
D22	健康教育与健康促进（宣传疾病防治知识、培养疾病防控技能支持性环境，比如健身场所、健康教育活动室）	
	精神慰藉类	
D23	陪同聊天读报	
D24	心理疏导、心理咨询	
D25	老年人文化娱乐活动	
D26	近2个月内，您是否在家中或者在社区接受过以下服务？	提供方

	社区卫生服务机构	社区老年照护机构	社区组织	家人、朋友	其他
□社会支持服务（事务代办、陪同就医、购物、交通接送）	□	□	□	□	_____
□社区环境支持性服务（设施改造、辅助设施）	□	□	□	□	_____
□个体照顾（帮助洗澡、穿衣、上厕所等）	□	□	□	□	_____
□就餐服务	□	□	□	□	_____
□家政服务（打扫卫生、洗衣、整理房间等）	□	□	□	□	_____
□精神慰藉（陪聊天读报、心理疏导、临终关怀、文娱活动等）	□	□	□	□	_____

续表

序号	服务项目					需要情况
		社区 卫生 服务 机构	社区 老年 照护 机构	社区 组织	家人、 朋友	其他
	□中医保健（推拿、按摩、针灸、拔罐等）	□	□	□	□	＿＿＿
	□家庭访视	□	□	□	□	＿＿＿
	□上门巡诊	□	□	□	□	＿＿＿
	□药物配送	□	□	□	□	＿＿＿
	□紧急救援	□	□	□	□	＿＿＿
	□家庭病床	□	□	□	□	＿＿＿
	□康复训练/治疗	□	□	□	□	＿＿＿
D27	您接受以上服务，每月大概花费＿＿＿＿元（请填写具体金额）					
D28	您接受以上服务的资金，主要来源是？ （1）自费　　　　　　　（2）政府或社会补助　　　　　（3）长期照护保险 （4）社区无偿提供　　　（5）其他＿＿＿＿（请注明）					

护理院老年人长期照护需求调查

尊敬的女士/先生：

　　您好！非常感谢您能抽出宝贵的时间，协助我们完成这份问卷！本项研究的目的在于了解老年人对长期照护服务的需求特征和护理院长期照护服务的供给情况，为科学研究、老龄工作与卫生健康政策提供信息依据。我们承诺对您所提供的资料予以保密，所有内容仅用作科学研究。感谢您的支持与配合！

　　地点：＿＿＿＿市＿＿＿＿区＿＿＿＿镇/街道

　　调查时间：＿＿＿＿调查员姓名：＿＿＿＿复核人姓名：＿＿＿＿

A 个人与家庭基本情况

序号	问题及选项	回答
A1	您的性别： （1）男　　　　（2）女	
A2	您的年龄：＿＿＿＿周岁	

序号	问题及选项	回答
A3	您的文化程度： （1）未受过教育（文盲）　　　　（2）小学　　　　（3）初中 （4）高中/技校/中专　　　　（5）大专　　　　（6）本科及以上	
A4	您的婚姻状况： （1）未婚　　　（2）已婚/同居　　　（3）离婚/分居　　　（4）丧偶	
A5	您的职业/退休前职业： （1）机关事业单位　　　（2）公有制企业　　　（3）非公有制企业 （4）个体工商户　　　（5）自由职业　　　（6）农民 （7）其他_____（请注明）	
A6	您的医保类型是（可多选）： （1）城镇居民医保/城乡居民医疗保险　　　（2）城镇职工医保 （3）新型农村合作医疗制度　　　（4）商业医疗保险 （5）公费医疗　　　（6）无任何医疗保险（全自费） （7）其他_____（请注明）	
A7	您的月平均收入：_____元（请填写具体金额）	
A8	您最主要的经济来源是： （1）退休金/工资　　　（2）子女亲属提供 （3）个人储蓄　　　（4）房租、股份或其他经营收入 （5）政府/他人捐助　　　（6）养老保险 （7）其他_____（请注明）	
A9	您的家庭所在地为： （1）城市　　　（2）县城　　　（3）乡镇　　　（4）农村	
A10	现有子女数：_____人（具体数额）	
A11	您选择护理院的主要原因？ （1）没有子女或者子女无法在身边照顾自己 （2）不想麻烦子女 （3）没有自己的房子，但想与子女分开住 （4）可以和其他老人多交流 （5）可以得到更好的照料 （6）其他_____（请注明）	
A12	您在这机构中，现在的每月费用平均为_____元（请填写具体金额）	
A13	您在该护理机构支付费用的主要来源是？ （1）自己存款或退休金　　　（2）由子女支付 （3）老人和子女共同支付　　　（4）公费医疗 （5）政府或社会福利　　　（6）商业保险 （7）长期照护社会保险　　　（8）其他_____（请注明）	

B 身体状况与日常活动能力

序号	问题及选项	回答
B1	近6个月内，您在听力方面属于下列的哪种情况？（戴助听器者，回答戴助听器时情况） （1）良好　　　　　　　　（2）下降不影响生活 （3）下降影响生活　　　　（4）完全失聪	
B2	近6个月内，您在视力方面属于下列的哪种情况？（戴眼镜者，回答戴眼镜时的情况） （1）良好　　　　　　　　（2）下降不影响生活 （3）下降影响生活　　　　（4）完全失明	
B3	您连续直走4米需要_____？ （1）5秒及以下　　　　（2）5秒以上	
B4	您的身高_____（cm），体重_____（kg）	
B5	您是否有经医生诊断的慢性疾病？ （1）无（跳转C7）　　　（2）有1种　　　（3）有2种 （4）有3种　　　　　　　（5）有4种及以上	
B6	您患的是下列哪种慢性疾病？（可多选） （1）高血压　　　（2）糖尿病　　　（3）心脏病 （4）脑血管病　　（5）骨关节病　　（6）胃病 （7）癫痫　　　　（8）慢性阻塞性肺病　（9）白内障 （10）老年性痴呆　（11）瘫痪　　　（12）抑郁症 （13）精神病　　　（14）恶性肿瘤　　（15）其他_____（请注明）	
B7	目前您（老人）身体状况是怎样的？ （1）很好　　（2）好　　（3）一般　　（4）不好　　（5）非常不好	
序号	日常生活活动能力量表（根据实际情况填写）	回答
B8	您洗澡时是否需要他人帮助（包括擦洗上身或下身）？ 1. 不需要任何帮助　　2. 某一部位需要帮助　　3. 两个部位以上需要帮助	
B9	您穿衣时是否需要他人帮助（包括找衣和穿衣）？ 1. 自己能找到并穿上衣服，无须任何帮助 2. 能找到并穿上衣服，但自己不能穿鞋 3. 需要他人帮助找衣或穿衣	
B10	您上厕所大小便时是否需要他人帮助（包括便后洗手、解衣穿衣，包括在房间中用马桶大小便）？ 1. 完全能独立，无须帮助 2. 能自己料理，但需要他人帮助 3. 卧床不起，只能在床上由他人帮助使用便盆等	
B11	在室内活动时您是否需要他人帮助（室内活动指上下床、坐在椅子或凳子上或从椅子或凳子上站起来）？ 1. 无须帮助，可用辅助设施　　2. 需要帮助　　3. 卧床不起	

续表

序号	问题及选项	回答
B12	您是否能控制大小便？ 1. 能控制大小便　　2. 偶尔/有时失禁　　3. 使用导管等协助控制或不能控制	
B13	您吃饭时是否需要他人帮助（吃饭无须帮助是指吃饭时不需他人帮助，自己能独立进餐）？ 1. 吃饭无须帮助　　2. 能自己吃饭，但需要一些帮助　　3. 完全由他人喂食	
序号	老人工具性日常生活活动能力（以最近一个月的表现为准）	回答
B14	上街购物 □3. 独立完成所有购物需求。　　　　　□2. 能独立购买日常生活用品。 □1. 每一次上街购物都需要有人陪。　　□0. 完全不会上街购物。	
B15	外出活动（较远的地方） □4. 能够自己开车、骑车。　　　　　　□3. 能够自己坐公交车。 □2. 能够自己坐出租车但不能坐公交车。 □1. 当有人陪同可搭乘出租车或公交车。　□0. 完全不能出门。	
B16	食物烹调 □3. 能独立计划、做好一顿适当的饭菜。 □2. 如果帮助准备好一切材料，会做一顿适当的饭菜。 □1. 会将已做好的饭菜加热。 □0. 需要别人把饭菜煮好、摆好。	
B17	做家务 □4. 能做较复杂的家务或偶尔需要协助（如搬动沙发、擦地板、擦窗户）。 □3. 能做较简单的家务，如洗碗、铺床、叠被。 □2. 能做家务，但不能达到可接受的整洁程度。 □1. 所有的家务都需别人帮助。　　□0. 完全不会做家务。	
B18	洗衣服 □2. 自己清洗所有衣物。　□1. 只清洗小件衣物。　□0. 完全依赖他人。	
B19	使用电话的能力 □3. 独立使用电话，含查电话号码、拨号等。　□2. 仅可拨熟悉的电话号码。 □1. 仅会接电话，不会打电话。　　　　　□0. 完全不会使用电话。	
B20	服用药物 □3. 能自己负责，正确服用药物。　　　　□2. 需要提醒或少量帮助。 □1. 如果事先准备好药物的分量，可自行服用。　□0. 不能自己服用药物。 □9. 平时不服用药物。	
B21	处理财务能力 □2. 可以独立处理所有财务。 □1. 可以处理日常的购买，但需要别人协助办理银行业务或其他大笔业务。 □0. 不能处理钱财。	

C 认知功能
简易操作智力状态问卷

序号	问题及选项	正确	错误	回答
C1	今天是几年几月几日（可错一天）？	0	1	
C2	今天是星期几？	0	1	
C3	这个地方是哪里？	0	1	
C4	您的电话号码是多少？	0	1	
C5	您今年几岁？	0	1	
C6	您生肖为何？	0	1	
C7	谁是中国的现任主席？	0	1	
C8	谁是中国的前任主席？	0	1	
C9	您母亲姓什么？	0	1	
C10	$20-3=?$ $-3=?$ $-3=?$ $-3=?$ $-3=?$	0	1	

D 长期照护服务需求与利用情况
根据您自身健康情况，勾选以下您所需要的服务项目

序号	服务项目	需要情况
D1	个体照护（穿衣、吃饭、个人清洁、上厕所和室内外活动）	
D2	后勤保障（提供日用品、防滑、防跌倒设施、协助清扫房间、整理物品、洗衣等）	
D3	事务代办（代办医院挂号、取药、日用品购买等）	
D4	个性化的膳食服务	
D5	全面健康评估	
D6	健康指导（营养饮食、运动、睡眠、常见病预防指导、慢性病行为改善指导）	
D7	定期健康体检（血压、体温、脉搏、血糖、血脂、尿常规、心电图等）	
D8	用药服务（督促、协助老年人服药以及药房、送药服务）	
D9	紧急救治（在紧急情况下能及时联系到相关医生进行紧急治疗或转诊）	
D10	日常诊疗	
D11	主管医生定期访视	
D12	24 小时护理	
D13	医疗护理（营养支持、呼吸道护理、鼻饲管、尿管插换、褥疮换药等）	

续表

序号	服务项目	需要情况
D14	临终护理（心灵呵护，心理疏导）	
D15	现代康复治疗（物理治疗/作业治疗/运动治疗/言语治疗，配备专业康复器材）	
D16	传统康复治疗（推拿、按摩、针灸、火罐、刮痧等）	
D17	协调朋友、亲人探望陪伴	
D18	陪同聊天、读报	
D19	心理状况监测与干预（配备专业心理咨询师、心理咨询、个案辅导、团体辅导）	
D20	组织社会活动（志愿、娱乐休闲活动等）	

序号	您近一个月是否利用过以下服务？	服务未利用的原因是：
D21	日常生活照料 （1）是（跳转 D22） （2）否	（1）不需要　　　　　　（2）机构未提供 （3）经济条件不允许　　（4）服务态度不好 （5）医护人员能力不足　（6）没有作用 （7）其他：_____
D22	健康管理服务 （1）是（跳转 D23） （2）否	（1）不需要　　　　　　（2）机构未提供 （3）经济条件不允许　　（4）服务态度不好 （5）医护人员能力不足　（6）没有作用 （7）其他：_____
D23	医疗服务 （1）是（跳转 D24） （2）否	（1）不需要　　　　　　（2）机构未提供 （3）经济条件不允许　　（4）服务态度不好 （5）医护人员能力不足　（6）没有作用 （7）其他：_____
D24	护理服务 （1）是（跳转 D25） （2）否	（1）不需要　　　　　　（2）机构未提供 （3）经济条件不允许　　（4）服务态度不好 （5）医护人员能力不足　（6）没有作用 （7）其他：_____
D25	专业康复服务 （1）是（跳转 D26） （2）否	（1）不需要　　　　　　（2）机构未提供 （3）经济条件不允许　　（4）服务态度不好 （5）医护人员能力不足　（6）没有作用 （7）其他：_____
D26	社会心理支持 （1）是（跳转 D27） （2）否	（1）不需要　　　　　　（2）机构未提供 （3）经济条件不允许　　（4）服务态度不好 （5）医护人员能力不足　（6）没有作用 （7）其他：_____

续表

序号	您近一个月是否利用过以下服务？	服务未利用的原因是：
D27	如果您之前所在的社区能够提供基本的日托服务/日间照料/喘息式照护服务，您是否愿意选择留在社区接受照护服务？ （1）是　　　　　　　（2）否	

2. 长期照护服务体系协同治理过程访谈提纲
长期照护机构管理者深度访谈提纲

您好，首先感谢您的参与，本项目组就该院长期照护服务多种模式的诞生背景、协同治理过程中遇到的困境以及是如何解决的相关问题访谈您一下，以便为理论和政策实践提供借鉴。

（1）江苏省A医院分别推进江苏省B养老机构（A医院分院）、江宁区C护理院、D村助老服务中心等多种形式长期照护模式的当初想法与诞生背景是什么，作为一家老年医院开拓长期照护项目的动机是什么？

（2）这三种模式或项目是如何一步步具体协同推进（过程？历程？），在推进过程中遇到了哪些具体的难题？如何突破这些难题？

（3）在政府部门、A医院、其他社会组织、相关企业以及接受服务的老人等众多的参与主体中，您认为谁在长期照护协同治理体系中发挥主导作用？发挥了怎样的领导力作用？你怎样理解这些主体间的相互依赖关系？

（4）长期照护服务协同治理体系包含了很多参与者，作为照护机构，您觉得如何保证最大可能地参与主体的多元化？对于像失能老人和其家庭等相对弱势群体，如何保证其参与决策的公平性和透明性？

（5）长期照护服务规划的跨部门协同过程中有没有遇到什么障碍和难题？如何解决的？A医院是如何和其他部门建立信任，推动医疗保健服务和日常生活照料服务的有机整合的？

（6）您觉得A医院和卫生、民政等政府部门之间在长期照护服务协作方面有哪些共同价值和动机？A医院是如何充分利用外部资源，包括资金、技术、知识信息资源等来实现长期照护服务项目发展的？

（7）A 医院是如何实现医疗保健和日常照料服务有机协同整合的？包括医疗服务资源、服务项目整合、人力资源整合等。请结合具体三种照护模式详细谈一下。

（8）你认为目前长期照护服务模式可持续发展最大的困难和矛盾是什么？日常照料与医疗保健服务整合协同过程中还存在哪些问题？A 医院在长期照护服务质量监管方面具体措施有哪些？存在什么问题？

长期照护机构从业人员深度访谈提纲

您好，首先感谢您的参与，本项目组就该院长期照护服务模式、照护服务有机协同整合过程中遇到的问题以及解决措施等访谈您一下，以便为理论和政策实践提供借鉴。

（1）您在 A 医院的主要业务范围是什么？到该长期照护机构工作，您主要服务什么业务？A 医院对您工作方面有没有什么激励措施？

（2）您所在的长期照护机构是如何实现医疗保健服务和日常照料服务有机整合的？具体有哪些做法？

（3）作为 A 医院的医护人员，您和您的团队是如何提升照护机构内部原有从业人员的专业知识和技能的？具体有哪些做法？（专业医护人员回答）

（4）作为照护机构的从业人员，A 医院的医护专业人员的进驻对您的工作有哪些影响？您还有哪些关于工作方面需要改进的地方？（照护机构从业人员回答）

（5）您觉得当前长期照护机构在服务项目提供、人力资源配置以及不同服务类型有机整合方面还存在哪些问题？应该如何解决？

（6）您觉得民政、卫生等行政主管部门在 A 医院长期照护项目运行中发挥怎样的作用？基于从业人员角度您觉得 A 医院和卫生、民政等政府部门的协作还存在哪些问题？

（7）您在提供长期照护服务时，接受服务的老年人是否可以参与服务方案的设定？如果有，具体是如何实施的？

政府管理部门深度访谈提纲

您好，首先感谢您的参与，本项目组就中国长期照护行业发展，江苏省 A 医院的长期照护服务项目协同治理过程中政府部门作用与政策措施等访谈您一下，以便为理论和政策实践提供借鉴。

（1）江苏省在推进长期照护服务行业发展方面有什么具体的政策措施？您是如何看待这个行业发展前景的？

（2）当初选择江苏省 A 医院负责经营管理相关长期照护服务项目的依据是什么？A 医院开办长期照护项目起初也遇到了一些困难，您作为主管部门是如何帮助协调解决的？

（3）你是如何理解医疗保健和日常照料服务的跨部门协同的？在医疗保健服务和日常照料服务有机整合的过程中，您觉得政府部门发挥了怎样的作用？还存在什么问题？

（4）C 护理院是江苏省示范养老照护机构，您觉得护理院在医疗保健和日常照料服务深度融合方面有哪些值得推广的经验？作为主管部门如何从制度和政策上推进长期照护服务的深度融合？

（5）您觉得 D 村城乡联动长期照护创新模式"新"在什么地方？这种模式实现了长期照护服务跨部门协同吗？为什么？

（6）您觉得制约当前长期照护服务体系发展的政策因素是什么？您认为长期照护服务体系跨部门的管理协调还存在哪些问题？如何解决？

接受长期照护服务的老年人访谈提纲

您好，首先感谢您的参与，本项目组就当前照护服务模式和您获得的服务项目内容、质量与满意度等相关问题对您进行访谈，以便为理论和政策实践提供借鉴。

（1）您在照护机构目前接受的长期照护服务项目有哪些？你觉得这些服务项目有没有满足您的需要？

（2）您在入住后，护理院提供的照护方案有没有征求过您的意见？

具体在哪些服务提供方面会与您协商？能举个例子吗？

（3）你对护理院提供的照护服务标准是否了解？您入住的这段时间护理院有没有根据你的身体状况或者要求调整服务方案？具体调整哪些服务项目？

（4）你对护理院提供的照护服务满意吗？还有哪些方面需要进一步的改善？

3. 长期照护服务质量评价调查问卷
老年人感知照护服务质量差距调查表

Part A 基本信息

A1. 姓名：_____

A2. 性别：_____

（1）男　　　　　　　　　　　（2）女

A3. 您的年龄为：_____岁

A4. 婚姻状况：_____

（1）未婚　　　　　　　　　　（2）已婚/同居

（3）离婚/分居　　　　　　　　（4）丧偶

A5. 您的文化程度：_____

（1）文盲　　　　　　　　　　（2）小学

（3）初中　　　　　　　　　　（4）高中/中专

（5）大专　　　　　　　　　　（6）本科及以上

A6. 您的主要医疗保障形式：_____

（1）新型农村合作医疗　　　　（2）城镇职工基本医疗保险

（3）城镇居民基本医疗保险　　（4）公费医疗

（5）商业医疗保险　　　　　　（6）城乡居民基本医疗保险

（7）无任何医疗保险（全自费）

A7. 您的子女数：_____人，其中居住在本地的子女数：_____人

A8. 过去一年您家庭工资性收入：_____元；您的退休金：_____元；儿女给生活费：_____元。您家过去一年的总收入：_____元

A9. 过去一年您接受长期照护服务总支出：_____元。您家过去一年的总消费支出：_____元

A10. 您目前患的综合负担（包括疾病严重程度、经济、照护负担等）最重的慢性疾病是_____，该病确诊了_____年；其次的慢性疾病是_____，该病确诊了_____年；再次的慢性疾病是_____，该病确诊了_____年。

（例如高血压、慢性阻塞性肺病 COPD、糖尿病、终末期肾脏病、慢性胃肠炎、类风湿关节炎、消化性溃疡、椎间盘疾病、胆石症、胆囊炎等）

Part B 服务质量调查

填写说明：

【感受】栏是为了解您实际感受到的长期照护服务质量，若认为某项服务做得好，请给其打高分；如果您对某项服务不满意，请给其打低分。此部分采用 1—5 打分制：1 分表示"您认为该项服务做得非常差（或您非常不同意这项说法）"、2 分表示"您认为该项服务做得比较差（或您不太同意这项说法）"、3 分表示"一般"、4 分表示"您认为该项服务做得比较好（或您比较同意这项说法）"、5 分表示"您认为该项服务做得非常好（或您非常同意这项说法）"。请您根据真实感受进行打分。

【期望】栏是为了解您希望长期照护服务质量能够达到什么程度，并非是实际感受到的服务质量，若对您对某项内容期望较高（或者认为该项内容比较重要），请给其打高分；如果您对某项内容期望并不高（或者认为该项内容不太重要），请给其打低分。此部分采用 1—5 打分制：1 分表示"您对该项内容没什么期望（或认为该项内容非常不重要）"、2 分表示"您对该项内容没太大期望（或认为该项内容不太重要）"、3 分表示"一般"、4 分表示"您对该项内容比较期望（或认为该项内容比较重要）"、5 分表示"您对该项内容非常期望（或认为该项内容非常重要）"。请您根据真实想法进行打分。

维度与条目		感受值					期望值				
可获得性	1. 当您需要生活照料服务时，机构能及时提供日常照料服务	5	4	3	2	1	5	4	3	2	1
	2. 当您生病或身体不适时，能够及时得到机构医护人员的诊治	5	4	3	2	1	5	4	3	2	1
	3. 机构能在您需要健康评估与指导服务时及时提供	5	4	3	2	1	5	4	3	2	1
	4. 机构提供的康复治疗服务等待时间可接受	5	4	3	2	1	5	4	3	2	1
	5. 机构提供的心理支持与干预服务等待时间可接受	5	4	3	2	1	5	4	3	2	1
项目全面性	6. 机构提供了您所需要的全部照护服务项目	5	4	3	2	1	5	4	3	2	1
	7. 机构提供的日常照料服务项目能够满足您的需要	5	4	3	2	1	5	4	3	2	1
	8. 机构提供的医疗保健服务项目能够满足您的需要	5	4	3	2	1	5	4	3	2	1
	9. 机构能够很好地提供心理监测与干预服务，组织社会活动	5	4	3	2	1	5	4	3	2	1
服务有机整合与连续性	10. 机构能够实现医疗保健服务很好地融入日常生活照料服务	5	4	3	2	1	5	4	3	2	1
	11. 机构能够根据身体状况设计差异化的医疗保健和日常照料整合服务方案	5	4	3	2	1	5	4	3	2	1
	12. 医疗保健和日常照料整合方案能提升您的生活质量	5	4	3	2	1	5	4	3	2	1
	13. 医疗保健和日常照料整合方案能改善您的身体机能，提升健康水平	5	4	3	2	1	5	4	3	2	1
	14. 机构能够根据您身体状况的动态变化调整服务方案	5	4	3	2	1	5	4	3	2	1
	15. 医疗团队提供诊疗服务后，后续能够继续提供健康指导、康复训练等服务	5	4	3	2	1	5	4	3	2	1
	16. 护理团队提供专业护理服务的同时，能够指导日常生活照料服务与康复训练等	5	4	3	2	1	5	4	3	2	1
	17. 机构与其他高级别医院建立急救绿色通道，能够提供突发危急重症救治	5	4	3	2	1	5	4	3	2	1
	18. 能够提供慢性病预防保健、干预与日常生活照料融合性服务	5	4	3	2	1	5	4	3	2	1
	19. 专业医疗护理服务能够与社会心理支持相结合	5	4	3	2	1	5	4	3	2	1

维度与条目	感受值					期望值				
20. 机构医疗团队在检查、诊治、康复方面具备良好	5	4	3	2	1	5	4	3	2	1
21. 机构医疗团队能够提供良好的健康指导和用药服务	5	4	3	2	1	5	4	3	2	1
22. 机构护理团队提供的护理服务专业规范	5	4	3	2	1	5	4	3	2	1
23. 机构日常照料服务人员能够按照规范标准提供良好的生活照料服务	5	4	3	2	1	5	4	3	2	1

(左侧竖排：专业技术水平)

管理者和服务提供者感知照护服务质量差距调查表

Part A 基本情况

1. 您的性别：_____

（1）男　　　　　　　　　　（2）女

2. 您的年龄：_____周岁

3. 您的文化程度：_____

（1）初中及以下　　　　　　（2）高中（中专）

（3）大专　　　　　　　　　（4）本科

（5）硕士及以上

4. 职务类型：_____（可多选）

（1）卫生健康委/局人员　　　（2）乡镇卫生院分管院长

（3）家庭医生团队长　　　　（4）其他家庭医生团队成员

5. 职称：_____

（1）无　　　　　　　　　　（2）初级

（3）中级　　　　　　　　　（4）副高

（5）高级

6. 您从事本岗位工作的年限_____年

Part B 您认为接受长期照护服务的老年人对以下服务项目的期望程度有多高？（5－"非常期望"、4－"比较期望"、3－"一般"、2－"比较不期望"、1－"不期望"）

	维度与条目	您认为的接受服务老人的期望程度				
可获得性	1. 当老人需要生活照料服务时，机构能及时提供日常照料服务	5	4	3	2	1
	2. 当老人生病或身体不适时，能够及时得到机构医护人员的诊治	5	4	3	2	1
	3. 机构能在老人需要健康评估与指导服务时及时提供	5	4	3	2	1
	4. 机构提供的康复治疗服务等待时间可接受	5	4	3	2	1
	5. 机构提供的心理支持与干预服务等待时间可接受	5	4	3	2	1
项目全面性	6. 机构提供了老人所需要的全部照护服务项目	5	4	3	2	1
	7. 机构提供的日常照料服务项目能够满足老人的需要	5	4	3	2	1
	8. 机构提供的医疗保健服务项目能够满足老人的需要	5	4	3	2	1
	9. 机构能够很好地提供心理监测与干预服务，组织社会活动	5	4	3	2	1
服务有机整合与连续性	10. 机构能够实现医疗保健服务很好地融入日常生活照料服务	5	4	3	2	1
	11. 机构能够根据老人身体状况设计差异化的医疗保健和日常照料整合服务方案	5	4	3	2	1
	12. 医疗保健和日常照料整合方案能提升老人的生活质量	5	4	3	2	1
	13. 医疗保健和日常照料整合方案能改善老人的身体机能，提升健康水平	5	4	3	2	1
	14. 机构能够根据老人身体状况的动态变化调整服务方案	5	4	3	2	1
	15. 医疗团队提供诊疗服务后，后续能够继续提供健康指导、康复训练等服务	5	4	3	2	1
	16. 护理团队提供专业护理服务的同时，能够指导日常生活照料服务与康复训练等	5	4	3	2	1
	17. 机构与其他高级别医院建立急救绿色通道，能够提供突发危急重症救治	5	4	3	2	1
	18. 能够提供慢性病预防保健、干预与日常生活照料融合性服务	5	4	3	2	1
	19. 专业医疗护理服务能够与社会心理支持相结合					
专业技术水平	20. 机构医疗团队在检查、诊治、康复方面具备良好的医疗技术水平	5	4	3	2	1
	21. 机构医疗团队能够提供良好的健康指导和用药服务	5	4	3	2	1
	22. 机构护理团队提供的护理服务专业规范	5	4	3	2	1
	23. 机构日常照料服务人员能够按照规范标准提供良好的生活照料服务	5	4	3	2	1

4. 长期照护服务有机协同整合质量评价访谈提纲 管理者和服务提供者访谈提纲

您好，首先感谢您的参与，本项目组就 A 医院主导下的长期照护服务有机协同整合对服务质量的影响以及如何提升长期照护服务质量等相关问题对您进行访谈，以便为理论和政策实践提供借鉴。

（1）您觉得长期照护服务协同整合特点和优势有哪些？这些对提升服务质量将会有哪些帮助？

（2）您觉得老年医院主导下的长期照护服务的协同整合有没有提升服务标准的科学性与规范性？从哪些方面有所体现？

（3）结合您的管理经验或者工作经验，您认为医疗保健服务与生活照料服务的有机整合有没有缩小服务提供与老人质量期望之间的差距？可以具体谈谈吗？

（4）您觉得老年医院的医疗保健资源的介入有没有提升该地区的长期照护服务能力？从哪些方面有所体现，请结合您的工作实践谈谈。

（5）对进一步提升照护服务的能力与绩效性激励您有什么看法？可行的措施有哪些？

（6）您觉得长期照护服务承诺的落实程度如何？在缩小服务提供方的服务质量承诺与老人实际获得服务之间的差距方面贵机构有哪些可行的措施？效果如何？

（7）作为管理方或服务提供方，你认为在提升长期照护服务质量方面还需要做哪些努力？可行的措施有哪些？

接受服务老年人访谈提纲

您好，首先感谢您的参与，本项目组就您接受的长期照护服务内容、形式与满意度，以及如何提升长期照护服务质量等相关问题对您进行访谈，以便为理论和政策实践提供借鉴。

（1）您对医疗保健服务和日常生活照料服务有机协同整合了解吗？您觉得针对您的照护服务方案承诺有没有落实，还存在哪些问题？

（2）与之相比，您觉得 A 医院的入驻给照护服务带来哪些变化？你对这些变化的看法是什么？您是否满意现在的照护服务模式？

（3）与您对长期照护服务的期望相比，您觉得现在的服务模式还存在哪些差距？您对进一步提升服务质量还有哪些建议？

（4）您所在的机构有没有赋予您对长期照护服务监督和评价的权利？具体做法是什么？

（5）您实际获得的照护服务与当初照护机构承诺的服务内容（例如标准服务合同）在质量上是否存在差距？谈谈您的看法？

参考文献

中文文献

埃莉诺·奥斯特罗姆：《公共事物的治理之道：集体行动制度的演进》，上海三联书店 2000 年版。

操小娟、李佳维：《环境治理跨部门协同的演进——基于政策文献量化的分析》，《社会主义研究》2019 年第 3 期。

曹培叶等：《护理院失能老年人长期照护需求评估指标的研究》，《中华护理杂志》2017 年第 8 期。

陈晶晶：《五位一体：老年人长期照护服务供给体系研究》，硕士学位论文，上海师范大学，2016 年。

陈萍萍：《政府与社会组织的合作：资源依赖理论的分析》，《商》2014 年第 41 期。

陈伟、黄洪：《长期照护结构性制度中的"绩效—风险"双轴效应研究——一个"协同治理"的理论框架》，《河北学刊》2017 年第 4 期。

陈西川：《新时期我国区域经济格局发展变化及其研究》，《管理世界》2015 年第 2 期。

陈亚平等：《我国"医养结合"养老模式现状及问题研究》，《经济研究导刊》2018 年第 4 期。

代水平：《立法公众参与困境的解决——以埃莉诺·奥斯特罗姆的集体行动理论为视角》，《西北大学学报》（哲学社会科学版）2013 年第 1 期。

戴卫东：《老年长期护理需求及其影响因素分析——基于苏皖两省

调查的比较研究》，《人口研究》2011 年第 4 期。

戴悦等：《基于协同治理的县域医疗卫生服务体系整合模式研究——以福建省建阳"三体一盟"为例》，《中国医院管理》2019 年第 8 期。

邓大松、李玉娇：《失能老人长照服务体系构建与政策精准整合》，《西北大学学报》（哲学社会科学版）2017 年第 6 期。

翟文雅、鲁翔：《养老机构长期照护服务供给侧改革的研究》，《南京医科大学学报》（社会科学版）2019 年第 3 期。

丁一、吕学静：《发达国家（地区）老年人长期照护制度研究综述——兼论中国老年人长期照护制度的对策》，《学术论坛》2013 年第 12 期。

董彭滔：《中国养老机构公建民营政策演进研究》，《中国物价》2019 年第 3 期。

杜鹏等：《中国人口老龄化百年发展趋势》，《人口研究》2005 年第 6 期。

杜鹏、董亭月：《老龄化背景下失智老年人的长期照护现状与政策应对》，《河北学刊》2018 年第 3 期。

杜鹏、纪竞垚：《久病床前无孝子：传统观念与现实看法》，《人口与发展》2017 年第 5 期。

杜鹏、纪竞垚：《中国长期照护政策体系建设的进展、挑战与发展方向》，《中国卫生政策研究》2019 年第 1 期。

房莉杰：《理解我国现阶段的长期照护政策》，《北京工业大学学报》（社会科学版）2015 年第 5 期。

冯巨章：《西方集体行动理论的演化与进展》，《财经问题研究》2006 年第 8 期。

冯振伟：《体医融合的多元主体协同治理研究》，博士学位论文，山东大学，2019 年。

高传胜：《"老有所养"，中国该如何养？——基于养老服务与保障关系及发展的思考》，《兰州学刊》2016 年第 11 期。

高晓路：《城市居民对养老机构的偏好特征及社区差异》，《中国软科学》2013 年第 1 期。

葛玮钰、郝飞飞：《社会多元协同治理的构建原则及其实现路径探析》，《山西高等学校社会科学学报》2019 年第 4 期。

龚达、宁君：《居家养老模式下的失能老年人心理健康状况分析——以北京市汽南社区为例》，《老龄化研究》2017 年第 4 期。

古彩兰：《协同护理模式对社区慢性病患者的管理研究》，《中国医药科学》2019 年第 5 期。

顾国爱：《我国医疗机构与养老机构合作机制的概念性框架及其政策建议》，《商业经济研究》2016 年第 14 期。

郭冰清、王虎峰：《基于资源依赖理论的医疗联合体组建动因与模式选择》，《中国医院管理》2019 年第 8 期。

郭鹏等：《共享单车：互联网技术与公共服务中的协同治理》，《公共管理学报》2017 年第 3 期。

郭鹏：《民政部为"一老一小"设专门机构》，《民生周刊》2019 年第 3 期。

国家统计局：《2022 年国民经济和社会发展统计公报》，http：//www. gov. cn/xinwen/2023-02/28/content_5743623. htm。

何玮等：《粤港澳大湾区水污染治理中政府跨界协作机制研究》，《知与行》2018 年第 4 期。

何燕华：《健康老龄化战略下我国长期照护制度的反思与重构》，《湖湘论坛》2018 年第 5 期。

赫尔曼·哈肯：《高等协同学》，科学出版社 1989 年版。

胡晓蔓：《农村老年失能程度与长期照护模式选择——基于 2014 年 CLHLS 数据的实证研究》，《中南财经政法大学研究生学报》2019 年第 6 期。

胡兴球等：《集体行动的逻辑奥尔森与奥斯特罗姆之比较》，《商业时代》2014 年第 34 期。

胡钊源：《我国社会协同治理理论研究现状与评价》，《领导科学》2014 年第 8 期。

黄石松、纪竞垚：《深化养老服务供给侧结构性改革》，《前线》2019 年第 7 期。

姬翠梅：《协同学视野下环境治理主体建设》，《山西大同大学学报》（社会科学版）2018 年第 3 期。

健康中国行动推进委员会：《健康中国行动（2019—2030）》，ht-tp：//www.gov.cn/xinwen/2019-07/15/content_5409694.htm。

江海霞、郑翩翩：《老年长期照护需求评估工具国际比较及启示》，《人口与发展》2018 年第 3 期。

江苏省统计局：《我省民办养老机构发展的现状及对策》，http：//tj.jiangsu.gov.cn。

界面新闻：《卫健委：中国人均预期寿命 77 岁，健康预期寿命仅 68.7 岁》，https：//baijiahao.baidu.com/s？id=1640388767817325227&wfr=spider&for=pc。

柯坚：《当代环境问题的法律回应——从部门性反应、部门化应对到跨部门协同的演进》，《中国地质大学学报》（社会科学版）2011 年第 11 期。

李彬：《管理系统的协同机理及方法研究》，天津大学出版社 2008 年版。

李芳、姜日进：《我国长期照护人力资源的短缺及其制度应对》，《东方论坛》2019 年第 5 期。

李海峰：《论加拿大政府部门间协作的经验及其启示》，《经济与社会发展》2011 年第 9 期。

李汉卿：《协同治理理论探析》，《理论月刊》2014 年第 1 期。

李君：《我国长期护理保险试点政策比较》，《企业改革与管理》2019 年第 9 期。

李明、李士雪：《福利多元主义视角下老年长期照护服务体系的构建》，《东岳论丛》2013 年第 10 期。

李明、李士雪：《中国失能老年人口长期照护服务体系的发展策略》，《山东社会科学》2014 年第 5 期。

李妮：《"协同治理"的产生与范式竞争综述》，《云南行政学院学报》2015 年第 3 期。

李伟峰、原翠娇：《老年人长期照护需求及影响因素研究》，《山东社会科学》2015 年第 12 期。

李元、邓琪钰：《基于模糊综合评价法的老年长期照护保险制度实施效果分析》，《人口与经济》2019 年第 6 期。

梁平、律磊：《京津冀协同立法：立法技术、机制构建与模式创新》，《河北大学学报》（哲学社会科学版）2019 年第 2 期。

梁振瀚：《协同治理视角下完善共享单车监管研究》，硕士学位论文，广西大学，2018 年。

刘光容：《政府协同治理：机制、实施与效率分析》，博士学位论文，华中师范大学，2008 年。

刘继霞等：《以慢性病管理学校为抓手，探索"5+1"医患协同高血压管理模式》，《中国健康教育》2019 年第 3 期。

刘卫平：《论社会治理协同机制的基本要素、实现形态与构建原则》，《邵阳学院学报》（社会科学版）2015 年第 3 期。

刘西国、刘晓慧：《基于家庭禀赋的失能老人照护模式偏好研究》，《人口与经济》2018 年第 3 期。

刘迅：《"新三论"介绍——二、协同理论及其意义》，《经济理论与经济管理》1986 年第 4 期。

刘晔翔等：《普陀区老年人长期照护服务需求及其影响因素分析》，《中国卫生资源》2016 年第 1 期。

刘尹：《协同理论在企业管理系统中的应用》，《安徽科技》2013 年第 9 期。

陆杰华、刘柯琪：《长寿时代我国百岁老人健康指标变化趋势探究——基于 CLHLS 数据的验证》，《人口与社会》2019 年第 3 期。

陆杰华、张莉：《中国老年人的照料需求模式及其影响因素研究——基于中国老年社会追踪调查数据的验证》，《人口学刊》2018 年第 2 期。

陆世宏：《协同治理与和谐社会的构建》，《广西民族大学学报》（哲学社会科学版）2006 年第 6 期。

鹿斌：《关于现阶段我国协同治理研究的反思》，《四川行政学院学报》2014 年第 4 期。

鹿斌、周定财：《国内协同治理问题研究述评与展望》，行政论坛 2014 年第 1 期。

罗盛等：《基于对应分析的城市社区不同类型老年人健康服务项目

需求研究》，《中国卫生统计》2016 年第 5 期。

马伟杭等：《美国管理型、整合型医疗卫生保健服务模式初探》，《中国卫生人才》2012 年第 1 期。

马迎贤：《资源依赖理论的发展和贡献评析》，《甘肃社会科学》2005 年第 1 期。

满文萍：《城市社区养老服务供给碎片化及其协同治理路径研究》，硕士学位论文，浙江财经大学，2018 年。

尼科·斯赫雷弗：《可持续发展在国际法中的演进：起源、涵义及地位》，社会科学文献出版社 2010 年版。

欧黎明、朱秦：《社会协同治理：信任关系与平台建设》，《中国行政管理》2009 年第 5 期。

彭华涛等：《共享经济创业的异常模仿行为及其协同治理》，《科学学研究》2018 年第 7 期。

彭希哲等：《中国失能老人长期照护服务使用的影响因素分析——基于安德森健康行为模型的实证研究》，《人口研究》2017 年第 4 期。

钱文华：《新型政党制度两大主体政治协同的意蕴探析》，《上海市社会主义学院学报》2019 年第 2 期。

任泽涛：《社会协同治理中的社会成长、实现机制及制度保障》，博士学位论文，浙江大学，2013 年。

萨支红等：《北京市失能老人长期照护意愿及其影响因素研究》，《社会治理》2019 年第 11 期。

沈萍：《复合型长期照护人才协同培养模式的探讨》，《职教通讯》2018 年第 24 期。

沈其新、王明安：《区域经济一体化背景下的区域政治协同发展》，《中州学刊》2016 年第 5 期。

世界卫生组织：《建立老年人长期照顾的政策的国际共识》，http//www.who.int/publications/list/WHO-HSC-AHE-00-1/zh/index.htm。

孙金明、张国禄：《精准扶贫背景下中国失能老人多维贫困研究——基于 2014 年中国老年健康影响因素跟踪调查》，《调研世界》2018 年第 12 期。

孙萍、闫亭豫：《我国协同治理理论研究述评》，《理论月刊》2013

年第 3 期。

孙迎春：《澳大利亚整体政府改革与跨部门协同机制》，《中国行政管理》2013 年第 11 期。

孙迎春：《现代政府治理新趋势：整体政府跨界协同治理》，《中国发展观察》2014 年第 9 期。

谭萍：《治理维度下的政策网络理论探究》，硕士学位论文，山东大学，2008 年。

汤梦玲、李仙：《世界区域经济协同发展经验及其对中国的启示》，《中国软科学》2016 年第 10 期。

唐钧：《关于医养结合和长期照护服务的系统思考》，《党政研究》2016 年第 3 期。

唐钧、赵玉峰：《失能老人长期照护的政策思路》，《中国党政干部论坛》2014 年第 4 期。

唐钧：《"最基本的养老服务"就是长期照护》，《中国人力资源社会保障》2019 年第 5 期。

田培杰：《协同治理概念考辨》，《上海大学学报》（社会科学版）2014 年第 1 期。

田培杰：《协同治理：理论研究框架与分析模型》，博士学位论文，上海交通大学，2013 年。

汪群龙、金卉：《城市失能老人照护需求、偏好及长期照护服务体系建设》，《中国老年学杂志》2017 年第 11 期。

王莉莉等：《现阶段我国公办养老机构转制政策现状与发展方向》，《老龄科学研究》2019 年第 2 期。

王莉、王冬：《老人非正式照护与支持政策——中国情境下的反思与重构》，《人口与经济》2019 年第 5 期。

王生博：《西方集体行动理论研究的演化及发展》，《河南理工大学学报》（社会科学版）2009 年第 2 期。

王硕等：《美国养老机构老年人服务需求评估现状及对我国的启示》，《护理学杂志》2016 年第 4 期。

王晓峰等：《城市社区养老服务需求及影响分析——以长春市的调查为例》，《人口学刊》2012 年第 6 期。

王震：《我国长期照护服务供给的现状、问题及建议》，《中国医疗保险》2018 年第 9 期。

魏来、刘岚：《医疗服务纵向整合的理论基础研究》，《医学与哲学（A）》2014 年第 8 期。

文太林、孔金平：《中国长期照护筹资与公共财政转型》，《行政论坛》2020 年第 27 期。

乌丹星：《医养结合与老年长期照护的中国思考》，《中国社会工作》2017 年第 26 期。

吴蓓、徐勤：《城市社区长期照料体系的现状与问题——以上海为例》，《人口研究》2007 年第 3 期。

吴芳、李晓敏：《代际支持及人口学特征对社区老年人老化态度的影响》，《护理学杂志》2019 年第 12 期。

吴为：《北京：营利性与非营利性养老机构享受同等运营补贴政策》，《家庭服务》2019 年第 1 期。

习近平：《高举中国特色社会主义伟大旗帜为全面建设社会主义现代化国家而团结奋斗——在中国共产党第二十次全国代表大会上的报告》，http：//www. news. cn/politics/cpc20/2022-10/25/c_1129079429. htm。

席恒：《经济政策与社会保障政策协同机理研究》，《社会保障评论》2018 年第 1 期。

肖宏燕：《中国人口非均衡老龄化条件下的老年长期照护服务 ICT 模式研究》，《老龄科学研究》2016 年第 1 期。

肖云：《中国失能老人长期照护服务问题研究》，中国社会科学出版社 2017 年版。

谢新水：《协同治理中"合作不成"的理论缘由：以"他在性"为视角》，《学术界》2018 年第 6 期。

新华社：《全国老龄办：4 年后我国失能老人将达 4200 万 80 岁以上高龄老人 2900 万》，http：//www. xinhuanet. com/politics/2016-10/26/c_1119794196. htm。

徐宏等：《PPP 视阈下老年残疾人长期照护服务供给模式创新研究》，《齐鲁师范学院学报》2017 年第 1 期。

徐宏、岳乾月：《新时代背景下长期照护服务 PPP 供给模式研究》，

《山东社会科学》2018 年第 8 期。

徐玲、孟群：《第五次国家卫生服务调查结果之二——卫生服务需要、需求和利用》，《中国卫生信息管理杂志》2014 年第 3 期。

徐萍等：《社区居家失能老人长期照护服务需求问卷的编制》，《中国老年学杂志》2017 年第 6 期。

徐润雅：《我国城市社区协同治理模型与运行机制研究》，硕士学位论文，中国科学技术大学，2016 年。

徐艳红、伍小乐：《大数据时代的社会协同治理框架再造——基于"主体—机制—目标"的分析》，《理论导刊》2018 年第 1 期。

许豪勤：《人口老龄化视域下老年健康服务体系建设——以失能失智老人长期照护体系建设为例》，《唯实》2020 年第 5 期。

闫亭豫：《国外协同治理研究及对我国的启示》，《江西社会科学》2015 年第 7 期。

杨晖、贾海丽：《京津冀协同立法存在的问题及对策思考——以环境立法为视角》，《河北法学》2017 年第 7 期。

杨拓、张德辉：《英国伦敦雾霾治理经验及启示》，《当代经济管理》2014 年第 4 期。

杨团：《中国长期照护的政策选择》，《中国社会科学》2016 年第 11 期。

杨团：《中国"长照"困局》，《中国房地产》2017 年第 5 期。

杨颖：《地方治理：协同治理机制探究》，《山东行政学院学报》2013 年第 1 期。

姚鹏：《京津冀区域发展历程、成效及协同路径》，《社会科学辑刊》2019 年第 2 期。

易承志：《以整体意识推进区域环境协同治理》，《学习时报》2019 年 7 月 15 日第 5 版。

易婧等：《公共政策执行视域下养老服务产业与经济发展协同分析——基于四川省的实证研究》，《老龄科学研究》2018 年第 2 期。

尹尚菁、杜鹏：《老年人长期照护需求现状及趋势研究》，《人口学刊》2012 年第 2 期。

于飞：《多主体协同治理机制探析》，《学理论》2015 年第 1 期。

于戈、杨刚：《加拿大的长期照护》，《社会福利》2009 年第 5 期。

俞可平：《治理与善治》，社会科学文献出版社 2000 年版。

虞浔：《立法协同推动区域协调发展》，《浙江人大》2019 年第 Z1 期。

郁建兴、任泽涛：《当代中国社会建设中的协同治理——一个分析框架》，《学术月刊》2012 年第 8 期。

张倍倍等：《长期照护护理人才培养的现状》，《中华护理教育》2017 年第 7 期。

张斌等：《社区失能老年人长期照护服务体系的探索》，《中国全科医学》2013 年第 29 期。

张贵玉等：《长期照护制度发展中相关问题分析》，《劳动保障世界》2019 年第 24 期。

张康之：《合作治理是社会治理变革的归宿》，《社会科学研究》2012 年第 3 期。

张良文等：《基于 Andersen 模型的"医养结合"型机构养老需求的影响因素研究》，《中国卫生统计》2019 年第 3 期。

张天勇、韩璞庚：《多元协同：走向现代治理的主体建构》，《学习与探索》2014 年第 12 期。

张旭升、牟来娣：《中国老年服务政策的演进历史与完善路径》，《江汉论坛》2011 年第 8 期。

张莹：《评估老年长期照护需求是长护制度的基础》，《中国医疗保险》2015 年第 11 期。

张莹：《日本医疗机构双向转诊补偿制度的经验与启示》，《中国卫生经济》2013 年第 4 期。

张莹：《我国老年长期照护保障制度构建的几点思考——以照护需求评估为焦点》，《中国医疗保险》2016 年第 9 期。

张振波：《多元协同：区域生态文明建设的路径选择》，《山东行政学院学报》2013 年第 5 期。

赵鼎新：《西方社会运动与革命理论发展之述评》，《社会学研究》2005 年第 1 期。

赵曦：《协同发展背景下的公共管理创新与经济发展研究》，《经济研究导刊》2019 年第 9 期。

赵玉洁：《当代中国改革进程中的利益冲突与协调问题研究》，博士学位论文，中共中央党校，2011 年。

郑雄飞：《一种伙伴关系的建构：我国老年人长期照护问题研究》，《华东师范大学学报》（哲学社会科学版）2012 年第 3 期。

中华人民共和国民政部：《2021 年民政事业发展统计公报》，https：//images3. mca. gov. cn/www2017/file/202208/2021mzsyfztjgb. pdf，2022 年 8 月 26 日。

中华人民共和国人力资源和社会保障部：《长期护理保险试点进展顺利》，http：//www. mohrss. gov. cn/yiliaobxs/YILIAOBXSgongzuodongtai/201805/t20180502_293342. html，2018 年 5 月 2 日。

周瑶等：《基层糖尿病健康管理协同服务的现况及需求研究》，《中国全科医学》2019 年第 11 期。

朱薇、应燕萍：《我国协同护理模式在慢性病管理中应用》，《重庆医学》2017 年第 29 期。

朱亚鹏：《西方政策网络分析：源流、发展与理论构建》，《公共管理研究》2006 年第 00 期。

朱震宇：《我国长期照护服务体系建设刍议》，《中国民政》2019 年第 22 期。

总报告起草组、李志宏：《国家应对人口老龄化战略研究总报告》，《老龄科学研究》2015 年第 3 期。

英文文献

Ansell，et al. ，"Collaborative Governance in Theory and Practice"，*Journal of Public Administration Research and Theory*，Vol. 18，No. 4，2008，pp. 543-571.

Biermann，R. ，et al. ，*Resource Dependence Theory*，2016，pp. 278-298.

Bingham，Lisa Blomgren，"Legal Frameworks for Collaboration in Governance and Public Management"，*Big Ideas in Collaborative Public Management*，Armonk，NY：M. E. Sharpe，2008，pp. 247-269.

Bryson，et al. ，"The Design and Implementation of Cross-sector Collaborations: Propositions from the Literature", *Public Administration Review*, Vol. 66, No. s1, December 2006, pp. 44–55.

Castell M. V. , et al. , "Frailty Prevalence and Slow Walking Speed in Persons Age 65 and Older: Implications for Primary Care", *BMC Family Practice*, Vol. 14, No. 1, 2013, p. 86.

Christensen, T. , P. Legrid. , "Rebalancing the State: Reregulation and the Reassertion of the Centre", *Autonomy and Regulation. Coping with Agencies in the Modern State*, Edward Elgar, 2016, pp. 145–148.

Davies B. , Challis D. , *Matching Resources to Needs in Community Care: An Evaluated Demonstration of a Long–term Care Model*, Routledge, 2018, pp. 356–378.

De Meijer, et al. , "The Role of Disability in Explaining Long–term Care Utilization", *Medical Care*, Vol. 47, No. 11, November 2009, pp. 1156–1163.

Dowding K. , "Model or Metaphor? A Critical Review of the Policy Network Approach", *Political Studies*, Vol. 43, No. 1, 1995, pp. 136–158.

Emerson, et al. , *Collaborative Governance and Climate Change: Opportunities for Public Administration*, Washington, DC: Georgetown Univ. , 2010, pp. 141–153.

Emerson K. , Nabatchi T. , *Collaborative Governance Regimes*, Georgetown University Press, 2015, pp. 25–27.

Emerson R. M. , "Power–Dependence Relations: Two Experiments", *Sociometry*, Vol. 27, No. 3, 1964, pp. 282–298.

Eom, et al. , "Effect of Caregiving Relationship and Formal Long–term Care Service Use on Caregiver Well–being", *Geriatrics & Gerontology International*, Vol. 17, No. 10, 2017, pp. 1714–1721.

Futrell, Robert, "Technical Adversarialism and Participatory Collaboration in the U. S. Chemical Weapons Disposal Program", *Science, Technology & Human Values*, Vol. 3, 2003, pp. 451–482.

Garcia–Gomez, et al. , "Inequity in Long–term Care Use and Unmet

Need: Two Sides of the Same Coin", *Journal of Health Economics*, Vol. 39, January 2015, pp. 147−158.

Gash, A. , "Cohering Collaborative Governance", *Journal of Public Administration Research and Theory*, Vol. 27, No. 1, 2017, pp. 213−216.

Gray Barbara, *Collaborating: Finding Common Ground for Multi−party Problems*, New York: Jossey−Bass, 1989, pp. 134−136.

Gunton, et al. , "The Theory and Practice of Collaborative Planning in Resource and Environmental Management", *Environments*, Vol. 31, No. 2, 2003, pp. 5−19.

Heikkila, et al. , "The Formation of Large − scale Collaborative Resource Management Institutions: Clarifying the Roles of Stakeholders, Science, and Institutions", *Policy Studies Journal*, Vol. 33, 2005, pp. 583−612.

Huxhamt, Chris, "Theorizing Collaboration Practice", *Public Management Review*, Vol. 5, No. 3, 2003, pp. 401−423.

Imperial, Mark, "Using Collaboration as a Governance Strategy: Lessons from Six Watershed Management Programs", *Administration & Society*, Vol. 37, 2005, pp. 281−320.

Jordan G. , "Policy Communities and Networks: Refilling the Old Bottles?", *Sub−Governments*, Vol. 2, 1990, pp. 319−338.

Kettle, D. F. , "Managing Boundaries in American Administration: The Collaboration Imperative", *Public Administration Review*, Vol. 66, No. s1, December 2006, pp. 10−19.

Kirk, Emerson, "Collaborative Governance of Public Health in Low − and Middle−income Countries: Lessons from Research in Public Administration", *BMJ Global Health*, Vol. 3, October 2018, p. e000381.

Klijn, E. Hans, "Analyzing and Managing Policy Processes in Complex Networks", *Administration & Society*, Vol. 28, No. 1, 1996, pp. 90−119.

Koontz, et al. , "What do We Know and Need to Know about the Environmental Outcomes of Collaborative Management?", *Public Administration Review*, Vol. 66, 2006, pp. 111−121.

Kossmann, et al. , "Action and Inertia in Collaborative Governance", *Marine Policy*, Vol. 72, October 2016, pp. 21-30.

K. Emerson, et al. , "An Integrative Framework for Collaborative Governance", *Journal of Public Administration Research and Theory*, Vol. 22, No. 1, 2012, pp. 1-29.

Lasker, et al. , "Broadening Participation in Community Problem-solving: A Multidisciplinary Model to Support Collaborative Practice and Research", *Journal of Urban Health: Bulletin of the New York Academy of Medicine*, Vol. 80, 2003, pp. 14-60.

Lee Y. C. , et al. , "Applying Revised Gap Analysis Model in Measuring Hotel Service Quality", *Springer Plus*, Vol. 5, No. 1, 2016, p. 1191.

Lippi Bruni, et al. , "Delegating Home Care for the Elderly to External Caregivers? An Empirical Study on Italian Data", *Review of Economics of the Household*, Vol. 14, No. 1, 2016, pp. 155-183.

Lott, et al. , "Patient Participation in Health Care: An Underused Resource", *Nursing Clinics of North America*, Vol. 27, No. 1, 1992, pp. 61-76.

Marengoni A. , et al. , "Aging with Multimorbidity: A Systematic Review of the Literature", *Ageing Research Reviews*, Vol. 10, No. 4, 2011, pp. 430-439.

Matzke, et al. , "Improving Health of At - risk Rural Patients Project: A Collaborative Care Model", *American Journal of Health-system Pharmacy: AJHP*, Vol. 73, No. 21, November 2016, pp. 1760-1768.

Mur-Veeman, et al. , "Development of Integrated Care in England and the Netherlands: Managing Across Public-private Boundaries", *Health Policy*, Vol. 65, No. 3, 2003, pp. 227-241.

OECD, "Long-term Care for Older People", *The OECD Health Project*, 2005.

Olson Mancur, *The Logic of Collective Action*, Cambridge, MA: Harvard University Press, 1965, pp. 156-189.

Pablo, et al. , "Do Long-term Care Services Match Population Needs? A Spatial Analysis of Nursing Homes in Chile", *PLoS ONE*, Vol. 13,

No. 6, June 2018.

Pfeffer J., Salancik G. R., "The External Control of Organizations: A Resource Dependency Perspective", *The Economic Journal*, Vol. 23, No. 2, 1979, pp. 612–613.

Purdy, J. M., "A Framework for Assessing Power in Collaborative Governance Processes", *Public Administration Review*, Vol. 73, No. 3, 2012, pp. 409–417.

Rhodes, et al., "Policy Networks in British Politics", *Policy Networks in British Government*, Vol. 16, 1992, pp. 1–26.

Rhodes R. A. W., "The New Governance: Governing without Government", *Political Studies*, Vol. 44, No. 4, 2006, pp. 652–667.

Rodrigues, et al., "Income–rich and Wealth–poor? The Impact of Measures of Socio–economic Status in the Analysis of the Distribution of Long–term Care Use Among Older People", *Health Economics*, Vol. 27, No. 3, March 2018, pp. 637–646.

Sanchez, K., et al., "Implementation of a Collaborative Care Model for the Treatment of Depression and Anxiety in a Community Health Center: Results from a Qualitative Case Study", *Journal of Multidisciplinary Healthcare*, Vol. 7, November 2014, pp. 503–513.

Steinbeisser K., et al., "Determinants for Utilization and Transitions of Long–Term Care in Adults 65+in Germany: Results from the Longitudinal KORA–Age Study", *BMC Geriatrics*, Vol. 18, No. 1, 2018, p. 172.

Stoker, G., "Governance as Theory: Five Propositions", *International Social Science Journal*, Vol. 50, No. 155, 2002, pp. 17–28.

Teerawichitchainan, et al., "Long–term Care Needs in the Context of Poverty and Population Aging: The Case of Older Persons in Myanmar", *Journal of Cross–Cultural Gerontology*, 2017.

Thompson, J. D., *Organizations in Action*, New York: McGraw–Hill, 1967, pp. 20–56.

Vedel, I., et al., "Diffusion of a Collaborative Care Model in Primary Care: A Longitudinal Qualitative Study", *BMC Family Practice*, Vol. 14,

中国老年长期照护服务体系协同治理研究

No. 1, January 2013.

Walter, et al., "A Template for Family Centered Interagency Collaboration", *Families in Society: The Journal of Contemporary Human Services*, Vol. 81, 2000, pp. 494-503.

Warner, Jeroen F., "More Sustainable Participation? Multi-stakeholder Platforms for Integrated Catchment Management", *Water Resources Development*, Vol. 22, No. 1, 2006, pp. 15-35.

Wee, et al., "Determinants of Long-term Care Needs of Community-dwelling Older People in Singapore", *Journal of the American Geriatrics Society*, Vol. 62, No. 12, 2014, p. 2453.

WHO, "Home-based and Long-term Care, Report of a WHO Study Group (R)", *WHO Technical Report Series* 898, 2000, pp. 1-5.

Wiles, J. L., et al., "The Meaning of 'Aging in Place' to Older People", *The Gerontologist*, Vol. 52, No. 3, 2012, pp. 357-366.

258